卫生部"十二五"规划教材
全国高等医药教材建设研究会"十二五"规划教材
全国高职高专教材　供五年一贯制护理学专业用

U0880139

生 理 学

第2版

主　编　潘丽萍
副主编　罗小玲　胡　敏
编　者（按姓氏笔画为序）
朱洁平（皖西卫生职业学院）
苏莉芬（大庆医学高等专科学校）
杨汎雯（云南大理卫生学校）
杨祎新（安徽阜阳卫生学校）
罗小玲（湖南永州职业技术学院）
郑向红（福建卫生职业技术学院）
胡　敏（江西护理职业技术学院）
柳海滨（首都铁路卫校）
徐筱跃（四川乐山职业技术学院）
郭　兵（重庆医药高等专科学校）
黄霞丽（襄樊职业技术学院）
韩玉霞（山东滨州职业学院）
潘丽萍（浙江省丽水学院医学院）
编写秘书　王丹丽（浙江省丽水学院医学院）

人民卫生出版社

图书在版编目（CIP）数据

生理学 / 潘丽萍主编 .—2 版 .—北京：人民卫生出版社，2011.8
ISBN 978-7-117-14606-7

Ⅰ. ①生… Ⅱ. ①潘… Ⅲ. ①人体生理学 – 医学院校 – 教材 Ⅳ. ①R33

中国版本图书馆 CIP 数据核字（2011）第 132826 号

生 理 学
第 2 版

主　　编：潘丽萍
出版发行：人民卫生出版社（中继线 010-59780011）
地　　址：北京市朝阳区潘家园南里 19 号
邮　　编：100021
E - mail：pmph @ pmph.com
购书热线：010-59787592　010-59787584　010-65264830
印　　刷：北京市艺辉印刷有限公司
经　　销：新华书店
开　　本：787 × 1092　1/16　　印张：18
字　　数：448 千字
版　　次：2004 年 6 月第 1 版　2024 年 7 月第 2 版第 27 次印刷
标准书号：ISBN 978-7-117-14606-7
定　　价：28.00 元
打击盗版举报电话：010-59787491　E-mail：WQ @ pmph.com
质量问题联系电话：010-59787234　E-mail：zhiliang @ pmph.com
数字融合服务电话：4001118166　E-mail：zengzhi @ pmph.com

第二轮全国高职高专五年一贯制护理学专业卫生部规划教材

修订说明

第一轮全国高职高专五年一贯制护理学专业卫生部规划教材是由全国护理学教材评审委员会和卫生部教材办公室 2004 年规划并组织编写的，在我国高职高专五年一贯制护理学专业教育的起步阶段起到了非常积极的作用，很好地促进了该层次护理学专业教育和教材建设的发展和规范化。

全国高等医药教材建设研究会、全国卫生职业教育护理学专业教材评审委员会在对我国高职高专护理学专业教育现状（专业种类、课程设置、教学要求）和第一轮教材使用意见调查的基础上，按照《教育部关于加强高职高专教育人才培养工作的意见》等相关文件的精神，组织了第二轮教材的修订工作。

本轮修订的基本原则为：①体现"三基五性"的教材编写基本原则：基本理论和基本知识以"必须、够用"为度，可适当扩展，强调基本技能的培养。在保证教材思想性和科学性的基础上，特别强调教材的适用性与先进性。同时，教材融传授知识、培养能力、提高素质为一体，重视培养学生的创新能力、获取信息的能力、终身学习的能力，突出教材的启发性。②符合和满足高职高专教育的培养目标和技能要求：本套教材以高职高专护理学专业培养目标为导向，以护士执业技能的培养为根本，力求达到学生通过学习本套教材具有基础理论知识适度、技术应用能力强、知识面较宽、综合素质良好等特点。③注意与本科教育和中等职业教育的区别。④注意体现护理学专业的特色：本套教材的编写体现对"人"的整体护理观，使用护理程序的工作方法，并加强对学生人文素质的培养。⑤注意修订与新编的区别：本轮修订是在上版教材的基础上进行的修改、完善，力求做到去粗存精，更新知识，保证教材的生命力和教学活动的良好延续。⑥注意全套教材的整体优化：本套教材注重不同教材内容的联系与衔接，避免遗漏和不必要的重复。⑦注意在达到整体要求的基础上凸显课程个性：全套教材有明确的整体要求。如每本教材均有实践指导、教学大纲、中英文名词对照索引、参考文献；每章设置学习目标、思考题、知识链接等内容，以帮助读者更好地使用本套教材。在此基础上，强调凸显各教材的特色，如技能型课程突出技能培训，人文课程增加知识拓展，专业课程增加案例导入或分析等。⑧注意包容性：本套教材供全国不同地区、不同层次的学校使用，因此教材的内容选择力求兼顾全国多数使用者的需求。

全套教材共 29 种，配套教材 15 种，配套光盘 12 种，于 2011 年 9 月前由人民卫生出版社出版，供全国高职高专五年一贯制护理学专业师生使用，也可供其他学制使用。

第二轮教材目录

序号	教材名称	配套教材	配套光盘	主编	指导评委
1	人体结构学	√	√	杨壮来　牟兆新	赵汉英
2	病理学与病理生理学	√	√	陈命家	姜渭强
3	生物化学			赵汉芬	黄　刚
4	生理学			潘丽萍	陈命家
5	病原生物与免疫学	√		许正敏	金中杰
6	护理药理学	√	√	徐　红	姚　宏
7	护理学导论	√	√	王瑞敏	杨　红
8	基础护理技术	√	√	李晓松	刘登蕉
9	健康评估	√		薛宏伟	李晓松
10	护理伦理学			曹志平	秦敬民
11	护理心理学		√	蒋继国	李乐之
12	护理管理与科研基础	√		殷　翠	姜丽萍
13	营养与膳食			林　杰	路喜存
14	人际沟通			王　斌	李　莘
15	护理礼仪		√	刘桂瑛	程瑞峰
16	内科护理学	√	√	马秀芬　张　展	云　琳
17	外科护理学	√	√	党世民	熊云新
18	妇产科护理学	√	√	程瑞峰	夏海鸥
19	儿科护理学	√		黄力毅　张玉兰	梅国建
20	社区护理学			周亚林	高三度
21	中医护理学	√		陈文松	杨　军
22	老年护理学	√		罗悦性	尚少梅
23	康复护理学			潘　敏	尚少梅
24	精神科护理学		√	周意丹	李乐之
25	眼耳鼻咽喉口腔科护理学			李　敏	姜丽萍
26	急危重症护理学	√		谭　进	党世民
27	社会学基础			关振华	路喜存
28	护理美学基础		√	朱　红	高贤波
29	卫生法律法规			李建光	王　瑾

第一届全国卫生职业教育护理学专业教材

评审委员会名单

尚少梅　北京大学护理学院
王　瑾　天津医学高等专科学校
杨　红　重庆医药高等专科学校
杨　军　江汉大学卫生技术学院
姚　宏　本溪卫生学校
云　琳　河南职工医学院
赵汉英　云南医学高等专科学校

秘　书：皮雪花　人民卫生出版社

前　言

本教材是在 2010 年 10 月于北京召开的“全国卫生职业教育护理学专业教材评审委员会成立会议及第一次工作会议”的指导下，根据“第二轮全国高职高专五年一贯制护理学专业卫生部规划教材主编人会议”的精神和要求，坚持“必须、够用”的原则，结合高职教育特色，以力求满足社会、学生和教师需求为目的来进行编写的。教材编写在继承白波主编的第一版《生理学》传统的基础上，紧紧围绕五年一贯制护理专业的培养目标，以“基本理论、基本知识、基本技能”为核心，内容上充分体现科学性、思想性、启发性和应用性。

修订的主要特点是：教材编写参照《国家职业护士资格考试大纲》，力求与国家职业护士资格考试要求接轨；在章节编写上着重突出护理特色，每一章都制订了学习目标；在章节讲授中插入了生理学与临床护理紧密相关的知识链接；为指导护理学生对同一疾病不同年龄阶段的患者选择不同的护理方法，章节安排中增加了其他各年龄段生理的相关内容。教材叙述深入浅出，语言表达尽量简明，教材配图力求形象直观。

教材附有“生理学实验指导”，其中列出 27 个可以选做的实验项目，注重培养学生的动手操作能力。每个实验后都编写了思考题，以针对实验结果激发学生深入思考。

各位编者老师都是长期从事生理学教学一线具有丰富教学经验的骨干教师，工作认真负责，态度精益求精，为保证教材质量作出了重要贡献。尤其是湖南永州职业技术学院罗小玲教授、安徽阜阳卫生学校杨祎新高级讲师对多个章节的修改提出了许多宝贵意见，在此一并表示衷心的感谢。

由于编写时间仓促，编者水平有限，教材中难免有不足之处，恳请广大师生和读者在使用过程中提出宝贵意见，以便再版时修订。

潘丽萍
2011.06

目 录

第一章　绪　　论

学习目标

1. 掌握兴奋性、内环境、稳态的概念和内环境稳态的意义；负反馈、正反馈的概念。

2. 熟悉生命活动的基本特征和兴奋、抑制、刺激、阈值、反射的概念；人体功能活动的主要调节方式；比较神经调节、体液调节、自身调节的特点。

3. 了解生理学的研究对象和任务、生理学研究的方法和研究的三个水平。

生理学（physiology）是生物科学的一个分支，是研究生物体生命活动及其规律的一门科学。生物体也称机体，是自然界中一切有生命物体的统称。根据具体研究对象的不同，生理学可分为植物生理学、动物生理学、人体生理学（human physiology）。通常情况下，人们把人体生理学简称为生理学。

人与高等动物是由不同的系统、器官、组织、细胞组成，从而实现不同的生理功能即生命活动，如：血液循环、呼吸、消化、排泄、肌肉收缩等。生理学的任务就是要阐明人体各种正常生命的活动现象、活动规律、产生条件和机制，研究不同系统、器官、细胞之间的相互作用关系，内、外环境变化对机体的影响及机体所进行的相应调节，从而揭示生命活动的规律，为防治疾病、增进人类健康提供理论依据。

人体的基本结构和功能单位是细胞，不同细胞构成不同的组织器官，相关器官有机地联系成不同的功能系统，各系统相互协调共同构成一个统一的整体。因此，学习生理学要从分子水平、细胞水平、器官和系统水平以及整体水平结合起来，相互补充，才能全面地、完整地掌握人体生理学的基本知识和技能，为更好地学习和掌握护理学专业知识和专业技能奠定良好的理论基础。

人体生理学是护理学专业重要的基础课程之一。在护理专业领域中，要求护理人员对护理对象提供照顾或与医师合作，从生理、心理、行为等各方面对护理对象采取积极的措施，维护或促进健康，评述护理品质与效果。因此要求专业护理人员必须有扎实的生理学知识。

知识链接

生理学的诞生

近代生理学的奠基人英国医生哈维（William Harvey，1578－1657 年）经过大量的动物活体解剖与反复多次实验观察后提出：心脏是循环的中心，血液由心脏射入动脉，再由静脉回流入心脏。右心室血液并非通过中间隔流入左心室，而是从右心室经过肺动脉，又通过肺组织，再由肺静脉流入左心室。这样右心室的静脉血通过肺变成了新鲜动脉血，回到左心房、左心室，血液周而复始地循环。这个观点称为“血液循环学说”。1628 年哈维所著的《论心与血的运动》标志着近代生理学的诞生。

第一节 生命的基本特征

生命（life）与非生命的本质区别是生命科学最基本的问题。从生物的化学元素构成和生物大分子的化学成分角度观察，不同物种之间有很大的同一性；观察生物的基本结构和活动，生物表现出严密的组织性和高度的秩序性；从进化论观点出发，生物又表现出明确的、不断演变和进化的趋势。我们从生理学角度分析和研究，人类生命活动的基本特征主要包括以下几个方面。

一、新陈代谢

生物系统是开放的系统，生物和周围环境不断进行着物质和能量的交换。机体不断自我更新，破坏和清除已经衰老的结构，重新构筑新结构的吐故纳新过程，称为新陈代谢（metabolism）。新陈代谢包括两个相辅相成的过程：①机体从环境中摄取营养物质，合成自身物质的过程叫做合成代谢（anabolism）；②机体分解自身成分并将其分解产物排出体外的过程称为分解代谢（catabolism）。物质合成需要摄取和利用能量，而物质分解又需要将蕴藏在化学键内的能量释放出来，用于维持体温和提供机体各种生理活动所需的能量。物质代谢和能量代谢是新陈代谢过程中两个密不可分的过程。新陈代谢是一切生物体最基本的生命特征，新陈代谢一旦停止，就意味着生命结束。

人体内各种物质的合成、分解、转化、利用等，都是各种生物分子在水溶液（体液）中进行的一系列生物化学反应。这些反应都是由生物催化剂——酶所催化的。体内绝大多数的酶是蛋白质，酶促反应既服从一般无机物化学变化的规律，又具有复杂的特殊表现形式。生物体内的新陈代谢实际上是一种复杂的物质运动形式，生命活动就是这种高级运动形式的表现。

二、兴奋性

兴奋性（excitability）是指机体对刺激产生反应的能力或特性。它是机体生命活动的基本特征之一。生理学中将能够引起机体发生一定反应的内、外环境条件的变化称为刺激（stimulus）。而将刺激引起的机体功能活动的变化称为反应（reaction）。按照刺激性质的不同可以将刺激划分为：物理性刺激、化学性刺激、生物性刺激和社会心理性刺激等。机体的反应有两种表现形式，即兴奋（excitation）和抑制（inhibition）。组织和细胞由相对静止状态转化为活动状态或活动状态加强称为兴奋。组织和细胞由活动状态转化为相对静止状态或活动状态减弱则称为抑制。

(一) 兴奋性的指标

刺激引起机体反应需要具备三个基本条件，分别是刺激强度、刺激作用的时间和刺激强度-时间变化率。刺激必须达到一定的强度才能引起组织或细胞的兴奋。但是如果刺激作用时间过于短促，即便刺激强度足够大也不能引起组织的兴奋。因此，刺激作用于可兴奋组织的时间是引起兴奋的必要条件。除了刺激强度和刺激时间以外，强度-时间变化率也是引起组织兴奋必不可少的基本条件之一，没有一定的强度-时间变化率，也不能引起组织兴奋。

单位时间内，在刺激强度-时间变化率不变的条件下，引起组织细胞产生反应的最小刺激强度称为阈强度，简称阈值（threshold）。我们把刺激强度高于阈强度的刺激称为阈上刺激，刺激强度低于阈强度的刺激称为阈下刺激。不同组织或同一组织在不同的功能状态下，有不同的阈值。要引起组织兴奋，一次刺激的强度必须大于或等于该组织的阈值。

阈值的大小和组织兴奋性的高低呈反变关系，引起组织兴奋的阈值越大说明其兴奋性越低。相反，阈值越小说明该组织的兴奋性越高。神经组织、肌肉组织和腺体组织的兴奋性较高，对刺激产生的反应迅速而明显，生理学中习惯上将这些组织称为可兴奋组织。

(二) 兴奋性的周期性变化

如上所述，可以用阈值作为衡量组织、细胞兴奋性的指标。当组织、细胞受到一次刺激发生兴奋时，其兴奋性将产生一系列有规律的周期性变化。组织、细胞兴奋过程中兴奋性的周期性变化可依次分为绝对不应期（absolute refractory period，ARP）、相对不应期（relative refractory period，RRP）、超常期（supernormal period，SNP）和低常期（subnormal period）。

组织、细胞的这一特性决定着细胞在接受连续刺激时，能否对每一个刺激都发生反应而产生动作电位（见第二章）。由于大多数组织、细胞受刺激时可在细胞膜上产生动作电位，因此在近代生理学中，将组织或细胞接受刺激产生动作电位的能力，称为该组织或细胞的兴奋性。

需要指出的是，在外界环境变化（刺激）时，完整机体不断地调整其内部各部分的功能活动和相互关系，以适应环境的变化，一般生理学把这个过程称为适应，机体的这种适应环境变化的能力或特性称为适应性（adaptability）。机体的适应包括行为性适应和生理性适应。行为性适应是生物界普遍存在的本能。但是人类的行为性适应更主动。生理性适应是指身体内部的协调性反应，以体内各器官、系统的协调活动和功能变化为主。

三、生 殖

生物体发育成熟后，能生产出与自己相似的个体，这种过程称为生殖（reproduction）。生物个体的生命是有限的，终究会面临消亡。但通过生殖，生命得以延续，生命永存。所以生殖是生物体繁衍后代、延续种系的基本生命特征。

第二节 内环境及其稳态

一、内 环 境

人体生活在环境之中，当环境发生改变时，人体的功能活动会随之受到影响。人体生活的环境包括外环境和内环境。外环境（external environment）是指人生活的自然环境和社会环境。人体所处的外环境不断变化着，如光照、气压、温度、湿度等的变化，变化形成刺激，不断作用于人体，引起人体产生适应性反应，以维持正常生命活动。

组成人体的细胞，绝大多数并不直接与外界环境接触，而是生活在细胞外液之中。生理学中常将机体细胞所直接生存的环境——细胞外液，称为内环境（internal environment）。细胞外液主要包括组织液、血浆和淋巴液。分布在细胞内的液体称为细胞内液。细胞外液和细胞内液共同组成体液，体液总量约占成人体重的60%（表1-1）。

表1-1 人体内体液分布

	占成年人体重（%）	占新生儿体重（%）
体液	60	75
细胞内液	40	40
细胞外液	20	35
血浆	4	5
组织液	16	30

内环境是细胞直接进行新陈代谢的场所，既能为细胞代谢提供所需要的氧和营养物质，又能接受细胞代谢产生的二氧化碳等代谢产物，通过血液的运输，由排泄器官排出体外。因此内环境对细胞生存和正常生理功能的维持起着十分重要的作用。

二、稳 态

内环境与外环境明显不同的是机体内环境的各项物理、化学因素（如温度、酸碱度、渗透压、各种离子和营养成分浓度等）在一个非常小的范围内波动，我们把内环境的理化性质保持相对稳定的状态称为稳态（homeostasis）。也称自稳态。

内环境稳态一方面是指细胞外液的理化特性在一定范围内保持相对稳定，不随外环境的变化而发生明显的改变；另一方面，内环境稳态并不是说内环境的理化因素完全静止不变；相反，细胞在时刻不停地进行新陈代谢，不断和内环境进行物质交换，破坏或打乱内环境稳态。此外，外环境的变化也会干扰内环境稳态。例如，气温升高或降低会影响内环境的温度；机体则通过改变内部功能活动、调整产热和散热来维持体温。再如改变呼吸活动可以调节氧气吸入和二氧化碳的排出，维持细胞外液氧和二氧化碳的相对恒定；通过肾的排泄，进入机体的药物、毒素和各种代谢产物会被排出体外，以维持细胞外液营养物质和代谢产物浓度的相对恒定等。所以，内环境其理化性质保持相对稳定状态是通过机体各器官、系统、组织的功能活动调节来实现的，是一个复杂的生理过程，人体的生命活动就是在内环境的稳态不断被破坏和恢复的动态平衡中进行。

稳态具有十分重要的生理意义。因为细胞的各种代谢活动都是酶促反应，因此，细胞外液中需要足够的营养物质、氧、水分以及适宜的温度、酸碱度、离子浓度和渗透压等。如果内环境稳态遭到严重破坏，甚至超过机体的调节能力，将会影响人体细胞的正常功能活动，并导致细胞功能严重损害，引起疾病甚至危及生命。因此，稳态是细胞进行正常生命活动的必要条件。

知识链接

稳态概念的扩展

目前，稳态的概念已大大扩展，不再局限于内环境的理化性质，而是扩大到泛指体内从细胞和分子水平、器官和系统水平到整体水平的各种生理功能活动，在神经和体液等因素调节下保持相对稳定的状态。维持各种生理功能活动的稳态主要依靠体内的负反馈控制系统。

第三节 人体功能的调节

组成人体的各种组织、器官和系统，是一个有序的整体，具有较完备的调节系统和控制系统。在机体的内、外环境发生变化时，组织、器官能够做出相应的功能改变，使机体适应环境变化，保持内环境稳态。机体这种对内、外环境变化的适应性反应和内部各器官系统间的协调统一，都是通过机体的调节系统来实现的。

一、人体生理功能的调节方式

内、外环境发生改变时，机体各种功能活动发生相应变化来维持内环境的相对稳定的过程，称为人体生理功能的调节。

人体生理功能调节的方式有三种，分别为神经调节（nervous regulation）、体液调节（humoral regulation）和自身调节（autoregulation）。

（一）神经调节

神经调节是体内最重要的调节方式，是通过神经系统活动来实现的。神经调节最基本的方式是反射。所谓反射（reflex）是指在中枢神经系统参与下，机体对刺激产生的规律性应答反应。反射活动的结构基础是反射弧（reflex arc）。反射弧由五个部分组成，即感受器、传入神经、中枢、传出神经和效应器。感受器感受内、外环境变化的刺激，并将各种刺激的能量转化为神经冲动，沿传入神经传向中枢。中枢是反射弧的整合部分，对传入神经信息进行分析、处理、综合，并发出传出信号，沿传出神经到达效应器，改变效应器的功能状态。例如：当肢体皮肤受到外界伤害性刺激时，皮肤感受器将信息通过传入神经到达中枢，中枢经过综合、分析和整合后发出神经冲动，沿传出神经到达效应器，即相关肌群，使屈肌收缩产生逃避反应。因此，只有保证反射弧各部分结构和功能的完整性，反射活动才能完成。反射弧任何一个部分的结构或功能受到破坏，反射活动都不能进行（图1-1）。

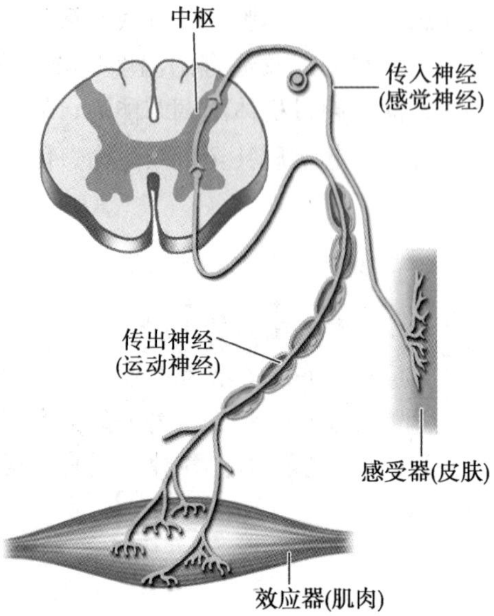

图 1-1 反射弧模式图

人和其他高等动物的反射可分为非条件反射和条件反射两大类。非条件反射（unconditioned reflex）是先天遗传的，其反射弧和反射活动都比较固定，数量有限，是一种原始的、初级的神经活动，多与维持人或其他动物生命的本能活动有关。例如，食物刺激口腔引起唾液分泌，肢体被火灼时的迅速回缩动作等。条件反射（conditioned reflex）是建立在非条件反射的基础上，经过后天学习训练获得的反射，是一种高级神经活动。如“望梅止渴”、“谈虎色变”等就属于条件反射。条件反射数量无限，具有预见性，大大扩展了人类适应环境变化的范围，但在刺激与反应的因果关系上，又具有不固定、灵活可变的特点。前苏联生理学家巴甫洛夫在这一领域的研究中作出了杰出贡献。

神经调节的特点是反应迅速、准确，作用部位局限和作用时间短暂，具有高度的协调和整合功能。

（二）体液调节

体液调节是指某些化学物质通过体液途径对人体细胞、组织器官的功能活动进行的调节。体液调节的化学物质主要是指内分泌细胞分泌的激素，如生长素、肾上腺皮质激素、性激素等。另一方面还包括人体某些组织细胞产生的特殊化学物质或代谢产物，如组胺、细胞因子、二氧化碳、腺苷等。随着现代生物技术的发展，发现调节机体活动的化学物质的种类越来越多（如心房钠尿肽、一氧化氮等），也越来越复杂。体液调节的方式主要有：远距分泌、旁分泌、自分泌和神经分泌。各种化学物质对人体功能的作用和作用机制将在今后各章的体液调节和内分泌章节中详细讨论。

体液调节的特点是作用缓慢、范围广、持续时间长等，对调节机体的代谢、生长、发育和生殖等生理过程具有重要意义。

人体内的神经调节和体液调节这两种调节方式很难截然分开，因为人体的内分泌腺大多数是直接或间接接受神经系统支配，从某种意义上讲，体液调节实际上成为神经调节的一部分，是反射传出通路的延长。这种以神经为主导，有体液调节参加的复合调节方式称为神经-体液调节（nervous-humoral regulation）。人体内的功能调节大多数是这种复合式调节。如肾上腺髓质受交感神经节前纤维的支配，交感神经兴奋时，可引起肾上腺髓质释放肾上腺素和去甲肾上腺素，因而使神经系统与体液因素共同参与机体的调节（图 1-2）。

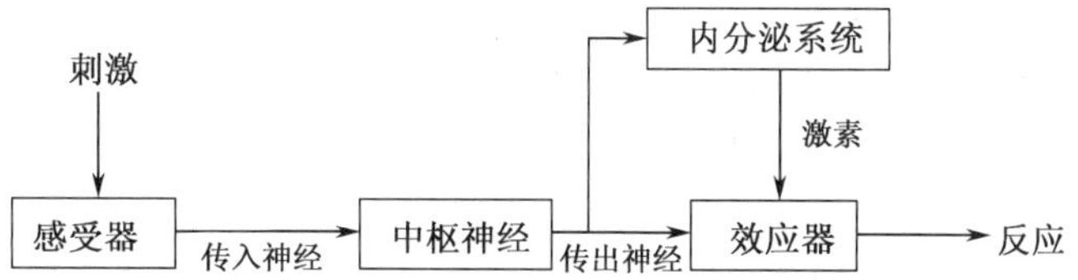

图 1-2 神经-体液调节图

（三）自身调节

自身调节是指细胞和组织器官不依赖于神经和体液因素的作用，只靠自身特性对刺激产生适应性反应的过程。这种调节方式目前只在为数不多的组织和器官内发现。例如，在一定范围内增加骨骼肌的初长度可增加肌肉的收缩力；当动脉血压在一定范围内变动时，脑血管会发生收缩或舒张，以保证脑血流量的相对稳定。

自身调节的特点是调节方式较简单、影响范围相对局限、调节幅度小和灵敏度低，但对某些组织器官生理活动的维持具有一定的意义。

通过神经调节、体液调节和自身调节的相互配合，机体的生理功能活动更趋完善。

二、人体功能调节的反馈控制系统

利用控制论理论来研究和分析人体功能的调节机制，发现人体从分子、细胞水平到器官、系统、整体功能，存在各种各样的“控制系统”。生理学常借用工程技术中控制论的术语来解释人体功能调节的控制调节系统。控制系统由控制部分和受控部分组成。多数情况下，控制部分和受控部分之间并不是单向信息联系。按照它们的作用方式和作用机制可以将控制系统分为反馈控制系统、非自动控制系统、前馈控制系统。其中，反馈控制系统最为重要。反馈控制系统属于自动控制系统，该系统的基本特点是控制部分与受控制部分之间存在着往返的双向联系，形成一个闭环（图 1-3）。由控制部分发送到受控部分的信息称为控制信息；由受控部分返送到控制部分的信息称为反馈信息。对机体而言，可将反射中枢或内分泌腺看作控制部分，将其支配的效应器或靶器官看作受控部分。把受控部分发出信息影响并调整控制部分功能活动的过程称为反馈（feedback）。

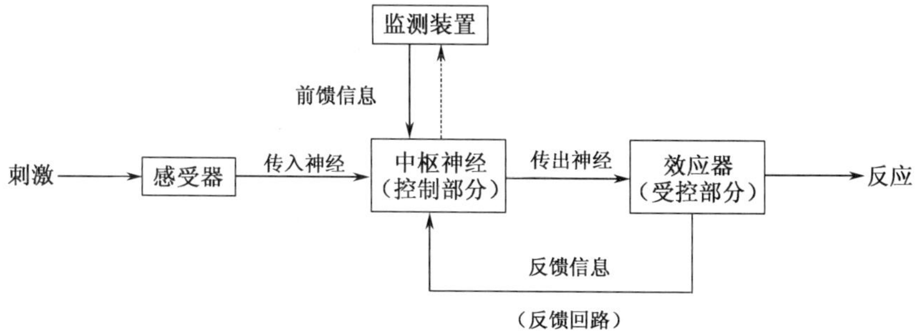

图 1-3 自动控制系统模式图

根据反馈信息的作用性质不同，可将反馈分为负反馈和正反馈两类。

（一）负反馈

负反馈（negative feedback）是指受控部分的信息与控制部分的信息作用相反的反馈。例如，人受到刺激后动脉血压升高，通过反馈回路将血压升高的信息传至心血管中枢，再由心血管中枢发出指令调整心脏和血管功能，使心跳减慢减弱、血管舒张，使升高的血压逐渐降低，恢复到变化前的正常水平；相反，当动脉血压降低时，又可通过负反馈增强心血管活动使血压升高，从而维持血压的稳定。

负反馈控制都有一个调定点。调定点是指自动控制系统所设定的一个工作点，使受控部分的活动只能在调定点附近一个狭小的范围内变动。因此，负反馈的生理意义在于使机体的某种生理功能不至发生过大波动，从而维持机体生理功能活动的相对稳定。在机体功能调节中，负反馈最为多见。

（二）正反馈

正反馈（positive feedback）是指受控部分的信息与控制部分的信息作用相同的反馈。血液凝固、排尿反射和分娩过程都是正反馈。这些过程一旦被启动，就会通过正反馈调节得到加强加快，直到全部过程完成为止。因此，正反馈的生理意义在于使机体的某种生理功能逐步加强并迅速完成。正反馈在体内生理调节过程中比较少见。

总之，机体正是由于存在着反馈控制系统，对刺激的反应才能及时、准确、适度，维持人体与外环境的统一和内环境的相对稳定。

（徐筱跃）

思考题

1. 何谓兴奋性与阈值？两者之间有何关系？
2. 简述内环境稳态的重要意义。
3. 说出人体生理功能活动反馈调节的主要方式及意义。

第二章　细胞的基本功能

学习目标

1. 掌握细胞膜的物质转运方式，静息电位、动作电位的概念，受体的概念。

2. 熟悉静息电位、动作电位的产生原理，受体的功能，兴奋-收缩耦联的概念，神经-肌肉接头的兴奋传递过程。

3. 了解细胞的信号转导功能，骨骼肌的收缩机制及形式。

细胞是构成人体最基本的结构和功能单位。细胞活动是人体生命活动的基础，因此了解细胞的基本功能，有助于深刻认识和理解机体各系统、器官生命活动的规律，对于机体各系统生理功能的学习有着重要意义。

第一节　细胞膜的基本功能

细胞膜是一种具有特殊结构和功能的生物膜，可将细胞内外成分分隔开来，使细胞成为相对独立的功能单位。

细胞膜主要由脂质、蛋白质和极少量的糖类等物质组成。关于细胞膜的基本结构目前普遍公认的是液态镶嵌模型：即细胞膜以液态脂质双分子层为基架，其间镶嵌有多种蛋白质（图 2-1）。两层脂质分子的亲水端分别朝向细胞膜内表面和外表面，而疏水端朝向细胞膜内部，共同构成细胞的屏障，支持和保护细胞。镶嵌在脂质双分子层中的蛋白质具有不同的结构和功能，细胞膜所具有的各种功能主要取决于膜蛋白的功能。

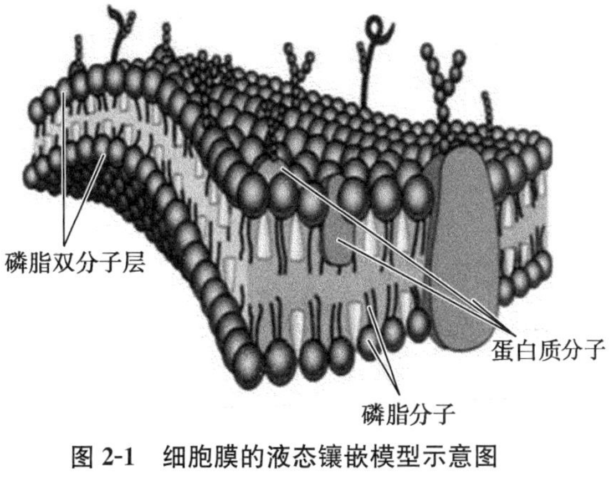

图 2-1　细胞膜的液态镶嵌模型示意图

一、细胞膜的物质转运功能

细胞的新陈代谢需要多种营养物质，同时也会产生许多代谢产物。细胞外营养物质的进入以及细胞内代谢产物的排出，都要经过细胞膜的物质转运才能实现。细胞膜的特殊结构决定了它对物质的通过有严格的选择性，以保持细胞正常代谢所需的理化环境的相对稳定。

细胞膜主要是由脂质双分子层构成，理论上只有脂溶性的物质才可能通过。但实际上，细胞在进行新陈代谢时，不断有各种各样的物质进出。这些物质中除极少数脂溶性的物质能够直接通过脂质双分子层进出细胞外，大多数物质分子或离子的跨膜转运，都与镶嵌在膜上的各种特殊的蛋白质有关。一些大分子物质或物质团块的进出，则与细胞膜更复杂的生物学过程有关。因此，不同的物质通过细胞膜的方式是不同的。

（一）单纯扩散

单纯扩散（simple diffusion）是指脂溶性物质从细胞膜的高浓度一侧向低浓度一侧转运的过程。单纯扩散是物质跨膜转运方式中最简单的一种，是单纯的物理扩散，不需膜蛋白的帮助，也不需要消耗细胞本身的能量。但细胞内外脂溶性物质的种类并不多，因而依靠单纯扩散方式进出细胞的物质有限，比较肯定的是氧、二氧化碳、类固醇激素等。

影响单纯扩散速度的因素主要有：①细胞膜两侧浓度差；②细胞膜对该物质的通透性（通透性是指物质通过细胞膜的难易程度）。

（二）易化扩散

水溶性或脂溶性很小的小分子物质或离子，借助细胞膜上特殊蛋白质的帮助，从细胞膜的高浓度一侧向低浓度一侧转运的过程称为易化扩散（facilitated diffusion）。与单纯扩散不同的是，易化扩散需要膜蛋白质的帮助。易化扩散分为载体转运和通道转运两种类型。

1. 载体转运（carrier transport）　载体蛋白分子上存在着能与某种物质相结合的位点，载体先在膜的高浓度一侧与某种物质选择性结合，然后通过载体蛋白构型的改变，使被结合的物质移向膜的低浓度一侧，随后载体恢复原有构型，再进行新一轮的转运。葡萄糖、氨基酸等进入细胞就是以载体转运方式进行的（图 2-2）。

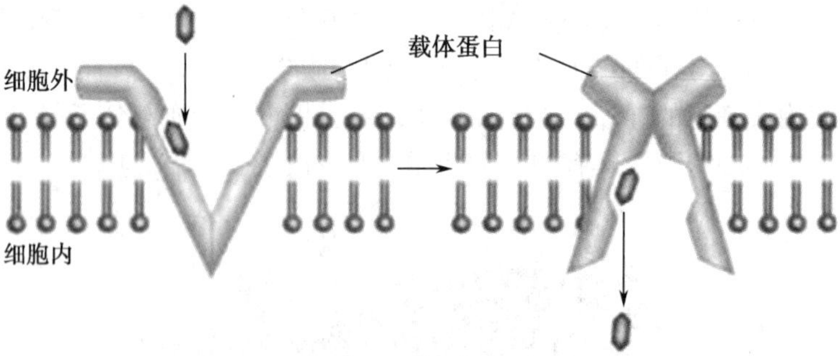

图 2-2　载体转运示意图

载体转运具有三个特点：①特异性：一种载体通常只能转运某种特定的物质，如葡萄糖载体只能转运葡萄糖而不能转运氨基酸。②饱和现象：被转运物质的浓度达一定数值时，转运量不再随浓度增加而增多，称为饱和现象。饱和现象是由于膜上载体的数量有限。③竞争性抑制：某些特异性不高的载体，当同时转运两种以上的物质时，一种物质细胞膜两侧的浓度差增加使其转运量增多的同时，另一种物质的转运则减少，此为竞争性抑制。如一种载体既能转运 A 物质又能转运 B 物质，如果 A 物质细胞膜两侧的浓度差增加使 A 的转运增加时，B 物质转运就会减少，即 B 物质的转运受到抑制。

2. 通道转运（channel transport）　通道蛋白贯穿细胞膜，主要转运各种离子。当通道蛋白受到某种刺激而发生构型改变时，分子内部便形成允许某种离子通过的通道，即通道开放，相应的离子可以通过通道由膜的高浓度一侧转移到低浓度一侧（图 2-3）。细胞膜上有 20～40 种离子通道。

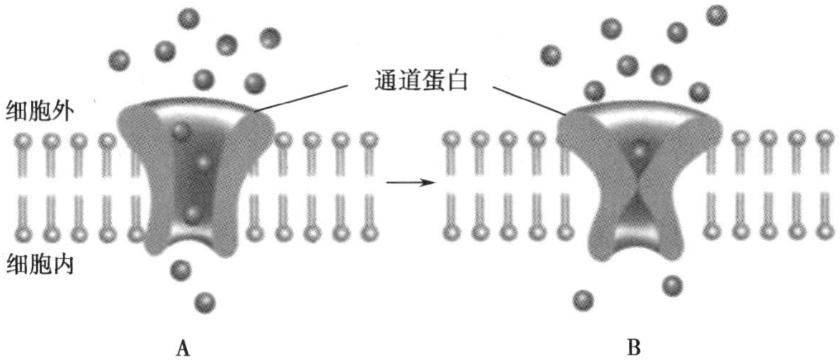

图 2-3　通道蛋白转运示意图

A. 通道开放；B. 通道关闭

根据通道开放所需要的条件不同，可将通道分为化学依从性通道（化学门控通道）和电压依从性通道（电压门控通道）等。化学依从性通道的开闭取决于某种化学物质的存在，例如 N_2 型乙酰胆碱通道；电压依从性通道的开闭取决于膜两侧的电位差，例如钠通道、钙通道。

单纯扩散和易化扩散的动力来源于细胞膜两侧物质的浓度差或电位差形成的势能，不需要细胞消耗自身的能量，故属于被动转运。

（三）主动转运

在“泵”蛋白的参与下，物质分子或离子逆浓度差或电位差的跨膜转运过程称为主动转运（active transport）。物质由低浓度区域向高浓度区域移动，如同将水从低处引向高处一样，需要消耗能量。

关于主动转运，目前研究最充分的是钠钾泵（sodium-potassium pump）。在哺乳类动物的细胞膜上，普遍存在着一种能够逆着浓度差同时转移 Na^+ 和 K^+ 的特殊蛋白质即钠钾泵，简称钠泵。因钠泵具有 ATP 酶的活性，也称钠钾 ATP 酶。钠泵能在膜外 K^+ 增多和膜内 Na^+ 增多的情况下被激活，分解 ATP 释放能量，逆浓度差将细胞内的 Na^+ 移出膜外，同时把细胞外的 K^+ 移入膜内，因而保持了膜内 K^+ 多和膜外 Na^+ 多的不均衡离子分布。一般情况下，每分解一个 ATP 分子，可以使 3 个 Na^+ 逆浓度差移到膜外，同时有 2 个 K^+ 逆浓度差移入膜内（图 2-4）。

上述细胞直接利用 ATP 分解提供的能量进行主动转运的方式属于原发性主动转运（primary active transport）。但有些情况下，某些物质逆浓度差进行转运时，所需的能量不是直接来自于 ATP 的分解，而是先由细胞膜上的钠泵活动造成细胞外 Na^+ 的浓度远高于膜内，当 Na^+ 顺浓度差进入细胞内时释放的势能将这些物质逆浓度差转运，即 Na^+ 的顺浓度差转运和某些物质的逆浓度差转运同时进行。这种主动转运间接利用了 ATP 分解提供的能量，故称继发性主动转运（secondary active transport）。被转运物质与 Na^+ 转运的方向相同称为同向转运，如小肠黏膜上皮细胞对葡萄糖、氨基酸的吸收以及肾小管上皮细胞对葡萄糖、氨基酸的重吸收过程；被转运物质与 Na^+ 转运的方向相反称为逆向转运，如肾小管上皮细胞的 Na^+-H^+ 交换，H^+ 的分泌与 Na^+ 的重吸收过程。

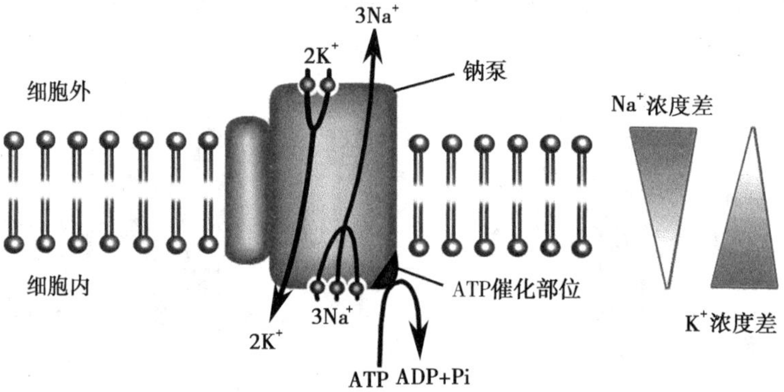

图 2-4 钠泵主动转运示意图

钠泵分解 ATP 供能，将 3 个 Na^+ 逆浓度差移出膜外，同时将 2 个 K^+ 逆浓度差移入膜内

主动转运是细胞膜十分重要的物质转运形式，除上述的钠泵外，还有钙泵、氢泵、碘泵、氯泵等。这些泵蛋白在功能上和钠泵相似，都以直接分解 ATP 为能量来源，使有关离子能够逆浓度差转运。

（四）入胞和出胞

1. 入胞 细胞外的大分子物质或物质团块进入细胞内的过程称为入胞（endocytosis）。液体物质进入细胞称为吞饮，固体物质进入细胞称为吞噬。如白细胞吞噬细菌就属于入胞作用。入胞时，首先是被吞噬的物质与细胞膜接触，引起该处的细胞膜发生内陷或伸出伪足，然后包裹被吞噬的物质，再出现膜结构的断离，被吞噬的物质连同包裹在外面的细胞膜一同进入细胞质形成吞噬小泡。吞噬小泡与细胞质中的溶酶体融合后，吞入的物质可被溶酶体中的蛋白水解酶消化分解（图 2-5）。

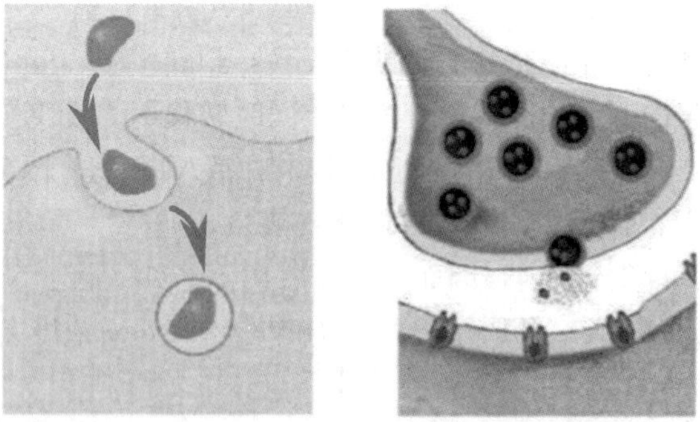

A B

图 2-5 入胞和出胞示意图

A. 入胞；B. 出胞

2. 出胞 细胞内的大分子物质或物质团块被排出细胞的过程称为出胞（exocytosis）。出胞主要见于腺细胞的分泌以及神经末梢递质的释放等。这类物质在细胞内形成后，被一层膜性结构包裹形成囊泡，囊泡向细胞膜移动，然后与细胞膜融合，融合部位破裂，囊泡内物质一次性全部排出细胞外（见图 2-5）。

现将细胞膜跨膜物质转运功能归纳见表 2-1。

表 2-1　细胞膜物质转运方式比较

物质转运方式		概　　念	特　　点	主要转运对象
单纯扩散		脂溶性物质 顺浓度差转运	直接进行 不耗能	O_2、CO_2、类固醇激素等
易化扩散	通道转运	非脂溶性物质 通道蛋白帮助 顺浓度差转运	蛋白质帮助 不耗能	K^+、Na^+、Ca^{2+} 等离子
	载体转运	非脂溶性物质 载体蛋白帮助 顺浓度差转运	特异性 饱和现象 竞争抑制	葡萄糖、氨基酸等分子
主动转运		泵蛋白参与 逆浓度差耗能转运	逆浓度差 耗能	离子、分子等
出胞、入胞		大分子物质或 物质团块的转运	通过细胞膜的运动	递质释放、白细胞吞噬等

二、细胞膜的信号转导功能

机体各器官、各组织和细胞的活动，通过神经和体液联系构成一个有机的整体，它们相对独立又密切联系，相互配合，相互协调，以适应内外环境的变化。但无论是神经调节还是体液调节，都要求细胞间有完善的信息联系。在细胞间传递信息的物质有数百种之多，如神经递质、激素等。由这些信号引发细胞分子活性的依次变化，以改变细胞功能的过程称为信号转导（signal transduction）。

大多数信息都是首先作用于细胞膜上的受体，才能引起细胞功能的相应改变。受体（rcccptor）是指存在于细胞膜上或细胞内，能识别并结合特异性化学信息，进而引起细胞产生特定生物学效应的特殊蛋白质。按照分布部位的不同，受体可分为膜受体、胞质受体和核受体，通常所说的受体主要指膜受体，膜受体在细胞的跨膜信号转导过程中起重要作用。根据膜受体结构和功能的不同，跨膜信号转导的路径大致可分为三类，即 G 蛋白耦联受体介导的信号转导、离子通道型受体介导的信号转导和酶联型受体介导的信号转导。

（一）G 蛋白耦联受体介导的信号转导

神经递质、激素等调节信息作用于效应细胞时（作用于效应细胞的调节信息又称第一信使，是细胞外的信号分子），多是先与细胞膜表面的特异性受体结合，再通过 G 蛋白才能发挥作用，故将这类受体称为 G 蛋白耦联受体。G 蛋白是连接膜受体与 G 蛋白效应器（酶或离子通道）的膜蛋白，受体与细胞外信号分子（激素、递质等）结合可激活 G 蛋白，再通过 G 蛋白激活不同的效应器酶，产生不同的第二信使（第一信使作用于细胞膜后产生的细胞内信号分子）。第二信使将细胞外信号分子携带的信息转导至细胞内，再通过蛋白激酶系统影响细胞内生理过程（图 2-6）。此外，G 蛋白也可直接或间接通过第二信使调控离子通道的活动。

G 蛋白耦联受体介导的信号转导中存在多种 G 蛋白效应器酶和第二信使，故可产生各种不同的生理效应。

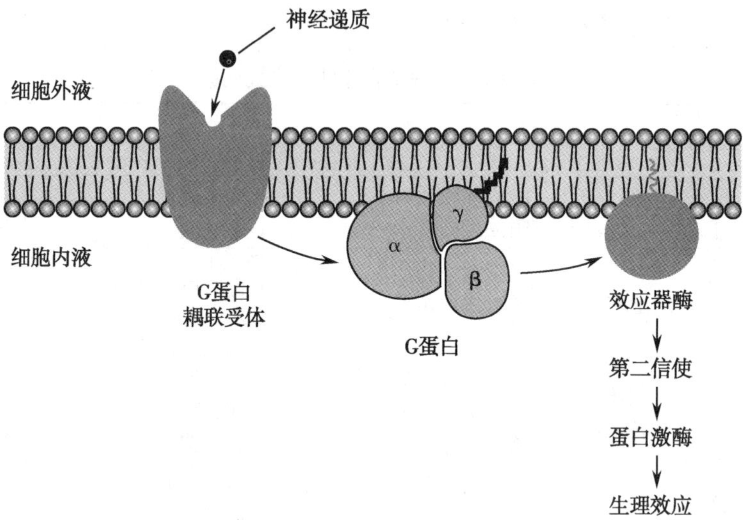

图 2-6　G 蛋白耦联受体介导的信号转导示意图

（二）离子通道型受体介导的信号转导

离子通道型受体是同时具有受体和离子通道双重功能的膜蛋白，属于化学门控通道。这类受体与某些特定的化学物质结合后，引起通道快速开放和离子的跨膜流动，导致效应细胞的膜电位变化，引发细胞的功能状态改变（生理效应），从而实现化学信号的跨膜转导。因而这一途径称为离子通道型受体介导的信号转导。属于这一类的通道蛋白质主要是终板膜上的乙酰胆碱受体。

电压门控通道不是通常意义上的受体，但事实上它们是接受电信号的“受体”，通过通道的开闭和离子的跨膜流动把信号转导到细胞内部。电压门控通道不仅是离子的跨膜转运通路，也在体内各种电信号的转导中起重要作用。

（三）酶联型受体介导的信号转导

酶联型受体是指细胞膜上一些既有受体作用又有酶活性的蛋白质，受体的膜外侧面有信号分子的结合位点，起受体作用；受体的膜内侧面具有催化酶的作用，通过这种双重作用来完成信号转导功能。

G 蛋白耦联受体、离子通道型受体、酶联型受体都是膜受体，以上三种信号转导都是通过膜受体介导实现的。

第二节　细胞的生物电现象

知识链接

生物电控制假手的奥秘

1958 年，在法国召开的国际自动控制会议上，一个没有手的 15 岁男孩，神态自若地走上讲台，利用他自身产生的生物电控制假手，在图板上写下了“向会议的参加者致敬”一排大字，与会者无不为之惊愕和赞叹。原来，当我们想做某一个动作时，大脑发出的指令可以引起相应的神经和肌肉相继产生生物电流，如果将断肢肌肉产生的生物电流引导出来，再通过仪器把电流放大，就可以控制假手的活动，这就是利用所在。

细胞在生命过程中始终伴有电现象，称为生物电现象。细胞的生物电现象主要有两种表现形式：一种是安静状态下的静息电位，另一种是活动状态下的动作电位。

一、静 息 电 位

（一）静息电位的概念

静息电位（resting potential，RP）是指细胞安静时存在于细胞膜两侧的电位差。由于这一电位差存在于安静细胞膜的两侧，又称跨膜静息电位，简称膜电位。大多数细胞的静息电位都表现为膜内电位低于膜外电位。生理学上把膜外电位规定为零，膜内电位即为负值，静息电位用膜内电位表示。大多数细胞的静息电位都在－100～－50mV 之间。例如，哺乳动物骨骼肌细胞的静息电位为－90mV，神经细胞的静息电位为－70mV，红细胞的静息电位为－10mV，心室肌细胞的静息电位为－90mV。

（二）静息电位产生机制

1. 产生条件　静息电位的产生有两个前提条件。①细胞内外某些离子的浓度和分布不均衡，细胞内的正电荷主要是 K^+，细胞内 K^+ 浓度比细胞外高 30 倍左右；细胞内的负电荷主要是蛋白质的有机负离子 A^-。②细胞膜在安静状态下对 K^+ 的通透性较大（K^+ 通道开放），对其他离子的通透性很小甚至几乎没有通透性。这为安静时 K^+ 向细胞外扩散提供了有利条件。

2. 形成过程　由于安静状态下细胞膜主要对 K^+ 有通透性，并且细胞内的 K^+ 浓度远远高于细胞膜外，K^+ 在浓度差的驱动下从细胞内向细胞外扩散（K^+ 外流）。此时，细胞内的 A^- 在 K^+ 的吸引下也有外流的趋势，但因细胞膜对其几乎没有通透性而被阻隔在膜的内表面，并牵制细胞外的 K^+ 不能远离细胞膜。K^+ 和 A^- 隔膜相对，钾离子带正电，使膜外电位升高；蛋白质带负电，使膜内电位下降，由此产生膜两侧电位差，该电位差对 K^+ 的继续外流构成阻力（膜内负电场吸引 K^+，膜外正电场排斥 K^+）。随着 K^+ 的外流，膜两侧 K^+ 浓度差（动力）逐渐减小，电位差（阻力）逐渐增大。当促使 K^+ 外流的浓度差与阻止 K^+ 外流电位差这两种相互拮抗的力量达到平衡时，K^+ 净外流停止，膜两侧电位差不再继续增大，而是稳定在一定数值，这一稳定的电位差称为 K^+ 平衡电位即静息电位（图 2-7）。简言之，静息电位主要是 K^+ 外流形成的电-化学平衡电位，又称 K^+ 平衡电位。

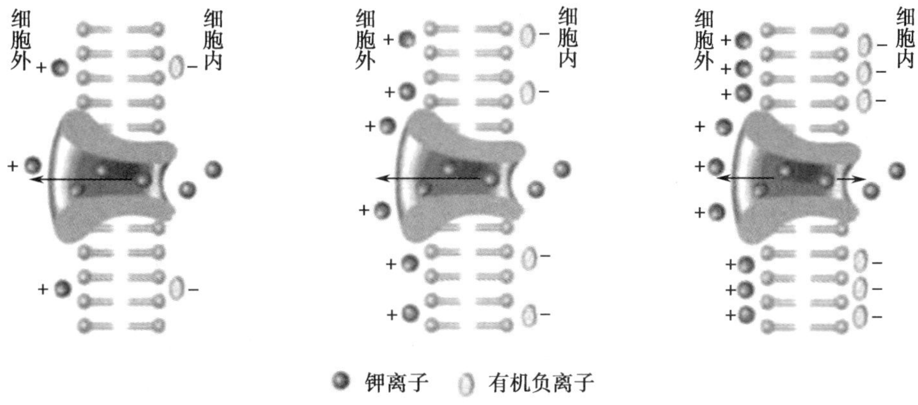

图 2-7　静息电位产生机制示意图

细胞在安静状态下，膜外带正电、膜内带负电的状态称为极化（polarization）。膜两侧电位差增大（膜内电位向着负值增大的方向变化，如从－80～－70mV），表明极化状态加强，称为超极化（hyperpolarization），超极化通常表示细胞发生抑制；膜两侧电位差减小（膜内电位向着负值减小的方向变化，如从－70～－60mV），表明极化状态减弱，称为去极化（depolarization），去极化通常表示细胞发生兴奋；膜两侧极化反转，由内负外正变为内正外负，称为反极化；细胞发生去极化或反极化后，向静息电位方向恢复，称为复极化（repolarization）。

极化状态与静息电位是一个现象的两种表述方式，它们都是细胞处于安静状态的标志。极化状态表达的是膜两侧电荷分布的情况，静息电位表达的是膜两侧的电位差。从电性上来说，细胞膜内带负电荷，细胞膜外带正电荷，即“内负外正”。

二、动 作 电 位

（一）动作电位的概念

细胞接受有效刺激时，在静息电位基础上产生的快速、可扩布的电位变化称为动作电位（action potential，AP）。本节以神经细胞为例，讨论动作电位的一些基本问题。

动作电位由上升支和下降支组成（图 2-8）。当神经细胞受到刺激兴奋时，膜内电位由－70mV 迅速升高到 0mV（去极化），进而由 0mV 升高到＋30mV（反极化），膜的带电状态由“内负外正”变为“内正外负”，构成动作电位的上升支。膜内电位升高到＋30mV 以后立即快速下降，由＋30mV 回到－70mV（复极化），膜的带电状态由“内正外负”又变为“内负外正”，构成动作电位的下降支。神经细胞动作电位快速的去极化和复极化表现为短促而尖锐的脉冲变化，称之为锋电位（spike potential）。

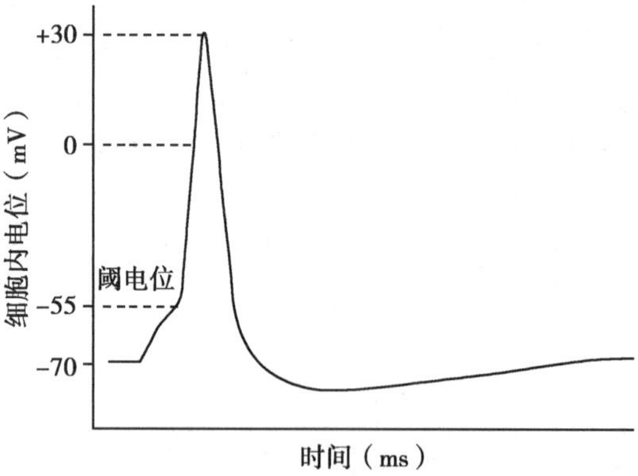

图 2-8 神经纤维动作电位示意图

各种细胞动作电位的持续时间可有很大差别。神经和骨骼肌细胞动作电位的持续时间仅为 1～2 毫秒，而心室肌细胞动作电位的持续时间可长达 300～500 毫秒。

（二）动作电位的形成原理

1. 产生条件 动作电位的产生也有两个前提条件：①细胞外的正电荷主要是 Na^+，细胞外 Na^+ 浓度比细胞内高 10 倍左右，因此 Na^+ 有从细胞外向细胞内扩散的趋势，而细胞外的负电荷主要是 Cl^-；②当细胞受到刺激时，膜对离子的通透性发生一系列的改变。

2. 形成过程 当细胞受到有效刺激后，动作电位的产生并不是一蹴而就的。刺激首先引起细胞膜上少量的钠通道开放，Na^+ 的通透性有所增大，Na^+ 少量内流，使膜轻度去极化。当膜去极化达到某一临界电位值时（膜内负电位减小约 10～20mV 时），就会导致细胞膜上钠通道突然大量开放，对 Na^+ 的通透性在短时间内突然增大，Na^+ 大量内流，从而触发动作电位。因此，把能够引起细胞膜上钠通道突然大量开放的临界膜电位数值称为阈电位（threshold potential，TP）。刺激必须使膜去极化达到阈电位水平，才能暴发动作电位。

细胞膜钠通道突然大量开放时，由于静息状态下内负外正的电场力的存在，再加上细胞膜外的 Na^+ 浓度远远高于细胞内，膜外的 Na^+ 借助于浓度差、电位差双重动力大量快速内流，细胞内正电荷迅速增加，膜内电位急剧升高至 0 电位，此时电位差消失，但浓度差继续推动 Na^+ 内流，使膜内电位由原来的内负外正变成了内正外负，形成反极化。反极化构成 Na^+ 内流的阻力，当促使 Na^+ 内流的浓度差和阻止 Na^+ 内流的电位差这两种相互拮抗的力量达到平衡时，Na^+ 净内流停止，膜内电位达到最高峰，形成动作电位的上升支。故动作电位上升相的峰值是 Na^+ 内流形成的电-化学平衡电位。

Na^+ 通道开放的时间很短，随后迅速关闭，与此同时 K^+ 通道开放，K^+ 借浓度差和电位差的双重动力大量快速外流，细胞内正电荷迅速减少，膜内电位急剧下降至 0 电位，此时电位差消失，但浓度差继续推动 K^+ 外流，当促使 K^+ 外流的浓度差和阻止 K^+ 外流的电位差这两种相互拮抗的力量达到平衡时，K^+ 净外流停止，膜电位基本恢复到静息水平，形成动作电位的下降支。简言之，动作电位的上升支主要由 Na^+ 大量、快速内流形成；下降支主要是由于 K^+ 大量、快速外流形成。

复极化结束后，细胞跨膜电位虽然基本恢复到静息状态，但上升相的 Na^+ 内流和下降相的 K^+ 外流使膜内 Na^+ 增多和膜外 K^+ 增多，这种离子分布变化导致细胞膜上的钠-钾泵被激活，钠-钾泵逆着浓度差将 3 个 Na^+ 转运到细胞外，将 2 个 K^+ 运回细胞内，从而使细胞膜内外的离子分布恢复到原来静息水平。

不同的细胞兴奋时有不同的外在表现形式，例如，肌细胞兴奋表现为收缩、腺细胞兴奋表现为分泌等，但是它们都有一个共同的、本质的内在变化，就是受到刺激后先产生动作电位，然后再引起收缩或分泌。细胞只有产生了动作电位，才能够说它发生了兴奋。因此，也可以把兴奋性的概念表述为细胞产生动作电位的能力。动作电位是细胞兴奋的客观标志。

知识链接

生物电的临床应用

生物电是一切活细胞普遍存在又十分重要的生命现象。人体许多生理活动都与生物电变化有密切关系，器官结构和功能的改变也可通过其生物电反映出来。临床上的心电图、脑电图、胃电图、肌电图等检查，就是借助于不同的仪器记录的器官电变化波形。它们对相关疾病的诊断、进程观察与治疗效果的评估有着重要的意义。

另外，通过对生物电的干预还能起到一定的治疗作用，如电击除颤对心脏骤停的抢救、残疾肢体特定部位埋藏电子芯片对促进患者的功能康复等，都已经获得了成功。甚至人的思维活动也会通过脑神经细胞的电活动表现出来，这对于探索人的心理变化有着重要的实用价值。

（三）动作电位的特征

1. 全或无　刺激强度低于阈值，不能引发动作电位，即为“无”；刺激强度达到阈值后，动作电位幅度不随刺激强度增大而增大，即为“全”。也就是说，动作电位要么不产生（无），一旦产生就达到最大幅度（全）。

2. 不衰减 动作电位幅度不因传导距离的增大而减小。

3. 脉冲式 连续刺激产生的多个动作电位之间总是有一定的间隔，不会发生融合，形成脉冲式。这是因为在一次动作电位的过程中，细胞的兴奋性依次经历绝对不应期、相对不应期、超常期、低常期，然后恢复正常。动作电位的整个锋电位过程中细胞兴奋性降低到零，处于绝对不应期，在这段时间里给任何强大的刺激，细胞不会再产生动作电位，所以动作电位总是各自分离。

知识链接

局部电位

单个阈下刺激不能引起动作电位，但它可以引起少量的 Na^+ 内流，产生一个较小的去极化，这种由阈下刺激引起的膜的局部去极化称为局部电位，又称为局部兴奋或局部反应。这种去极化不足以达到阈电位水平，不能引发动作电位。局部电位有以下特点：①仅限于受刺激局部：随传播距离的增大而迅速衰减以至消失；②不表现为“全或无”：随刺激强度增加而增大；③可以总和：多个局部反应如果在时间上（细胞膜的同一个部位先后接受多个阈下刺激）或空间上（一个细胞膜的相邻部位各自同时接受阈下刺激）叠加起来，就有可能导致膜去极化达阈电位，从而暴发动作电位。

（四）动作电位的传导

动作电位在同一细胞上的扩布称为传导（conduction）。动作电位一旦在细胞膜的某一点产生，兴奋部位的反极化状态与邻近未兴奋部位的极化状态之间就会产生电位差。由于膜两侧的溶液均为导电溶液，因此在兴奋部位和未兴奋部位之间将产生电荷移动，形成局部电流（图 2-9）。在细胞膜内，局部电流由兴奋部位流向未兴奋部位；在细胞膜外，局

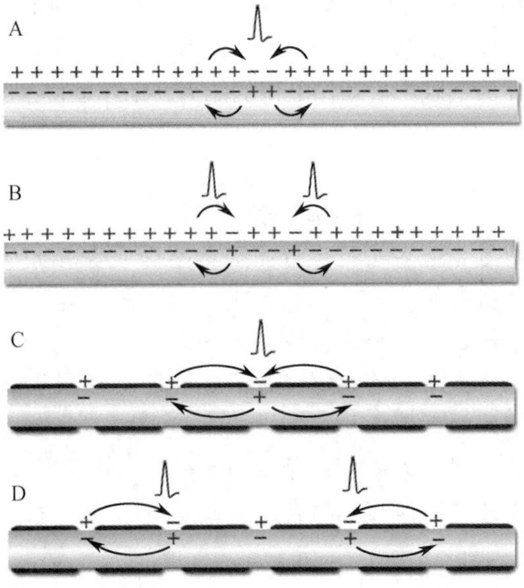

图 2-9 动作电位在神经纤维上的传导

A. B示动作电位在无髓神经纤维上的传导；

C. D示动作电位在有髓神经纤维的跳跃传导

部电流由未兴奋部位流向兴奋部位。这种局部电流形成对未兴奋部位的有效刺激，使未兴奋部位去极化，当去极化达到阈电位水平时，触发新的动作电位的产生，使它转变为新的兴奋部位。局部电流由近及远依次向周围扩布，就会使动作电位从受刺激的局部迅速地沿着整个细胞膜扩布，直到整个细胞膜都产生动作电位。在神经纤维上传导的动作电位称为神经冲动（nerve impulse）。

无髓神经纤维动作电位的传导是从兴奋点依次传遍整个细胞膜，故传导的速度较慢；而有髓神经纤维由于髓鞘具有绝缘性，局部电流只能在郎飞结之间发生，兴奋传导时，动作电位只能从一个郎飞结传到相邻的郎飞结，这种传导称为跳跃式传导（见图 2-9），速度较快。

第三节 肌细胞的收缩功能

人体各种形式的运动，主要是靠肌肉收缩来完成。肌肉包括骨骼肌、平滑肌和心肌。不同的肌肉组织虽然在结构上各有特点，但基本功能都是收缩，其收缩原理也基本相似。本节以骨骼肌为例讨论肌细胞的收缩功能。

一、神经-肌接头处的兴奋传递

兴奋在同一细胞上的扩布称为传导，而信息由一个细胞传给另一个细胞则称为传递。在完整的机体内，骨骼肌的收缩受躯体运动神经支配，但躯体运动神经与骨骼肌之间并没有直接接触。运动神经纤维在到达神经末梢处时失去髓鞘，以裸露的轴突末梢嵌入到肌细胞膜上的凹陷处，形成神经-肌接头进行信息传递。

（一）神经-肌接头的结构

神经-肌接头由接头前膜、接头后膜和接头间隙 3 部分构成（图 2-10）。

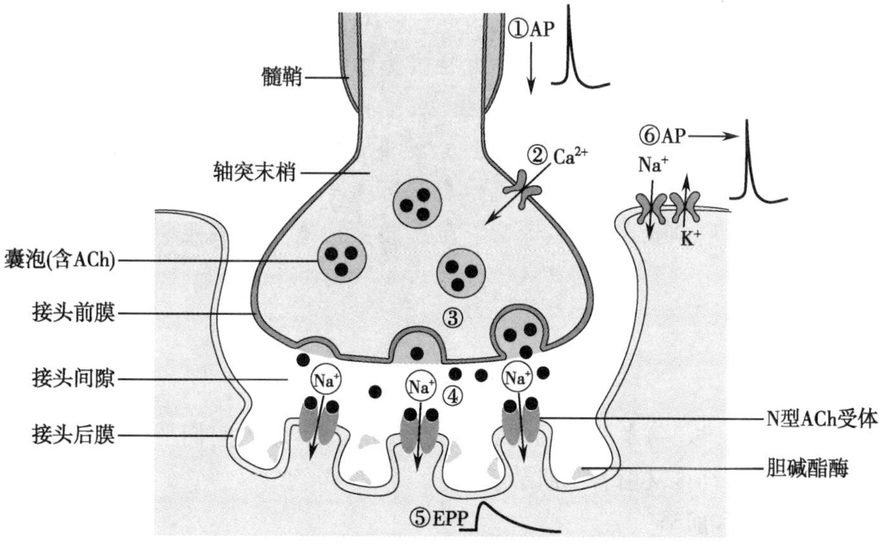

图 2-10 神经-肌接头结构示意图

AP：动作电位；EPP：终板电位

1. 接头前膜 贴近肌细胞膜的运动神经末梢的膜称为接头前膜。在神经末梢中含有大量的囊泡，称为接头小泡，每个囊泡内约含有 10 000 个乙酰胆碱（ACh）分子。乙酰胆碱是传递信息的化学物质。

2. 接头后膜 与接头前膜相对应的肌细胞膜为接头后膜，又称终板膜，由肌细胞膜增厚并向细胞内凹陷形成。在接头后膜上存在乙酰胆碱受体以及分解乙酰胆碱的胆碱酯酶。

3. 接头间隙 接头前膜与接头后膜之间的窄小空隙称为接头间隙，与细胞外液相通。

（二）神经-肌接头的兴奋传递过程

当神经冲动沿神经纤维传到轴突末梢时，引起接头前膜上钙通道开放，Ca^{2+} 从细胞外进入轴突末梢内，触发接头小泡向接头前膜移动，使接头小泡的膜与接头前膜发生融合，融合部位的膜随即破裂，通过出胞作用将 ACh 分子“倾囊”释放到接头间隙。一次动作电位大约能引起 200～300 个囊泡释放。ACh 通过接头间隙到达终板膜时，立即与终板膜上的 N 型胆碱受体结合，主要引起 Na^+ 通道开放和 Na^+ 内流，导致终板膜去极化，称为终板电位（end plate potential）。终板电位是一种局部电位，可以总和。当终板电位的总和足以引起邻近肌膜去极化达到阈电位时，肌膜暴发动作电位引起肌细胞兴奋，从而完成神经纤维和肌细胞之间的信息传递。ACh 发挥传递信息的作用后，很快即被终板膜上的胆碱酯酶分解而失去作用，从而保证了一次神经冲动只能引起一次肌细胞兴奋，因此神经-肌接头处的兴奋传递是一比一的。

神经-肌接头兴奋传递的过程可概括为电-化学-电传递。主要步骤如下：运动神经纤维兴奋→末梢释放乙酰胆碱→乙酰胆碱与胆碱能受体结合→Na^+ 通道开放→终板电位形成→肌膜动作电位形成（肌细胞兴奋）。

知识链接

影响神经-肌接头兴奋传递的因素

神经-肌接头的兴奋传递易受内环境变化的影响，许多药物可作用于传递过程中的不同环节，影响兴奋的正常传递和肌肉收缩。如箭毒能与乙酰胆碱竞争受体，致使接头后膜不能产生动作电位，故将箭毒称为胆碱受体的阻断剂，能起到松弛肌肉的作用；有机磷农药能与胆碱酯酶结合而使其失活，从而使得 ACh 在终板膜处堆积，导致骨骼肌持续兴奋和收缩，出现肌肉震颤，而药物解磷定能恢复胆碱酯酶的活性，是治疗有机磷农药中毒的特效解毒药；重症肌无力患者可能与终板膜的乙酰胆碱受体不足或功能障碍有关，而新斯的明抑制胆碱酯酶可增加接头间隙中乙酰胆碱的浓度，能改善患者症状。

二、骨骼肌细胞的微细结构

肌细胞又称肌纤维，每条肌纤维内含有大量的肌原纤维，它们平行排列，纵贯肌细胞的全长。而每条肌原纤维又由若干肌节组成。

（一）肌原纤维和肌节

在光学显微镜下观察，肌原纤维上呈现规则的明暗相间的节段，分别称为明带和暗带。暗带的中央有一条横线称为 M 线。明带的中央也有一条横线称为 Z 线。两条相邻 Z

线之间的节段称为肌节（图 2-11）。每一个肌节由两侧的各 1/2 明带和中间的暗带组成。肌节是肌肉进行收缩和舒张最基本的功能单位。

电子显微镜下进一步观察表明，肌节的明带和暗带由粗细不同的肌丝构成。暗带中主要含有粗肌丝，其长度与暗带相同，粗肌丝的中央固定于 M 线，两端游离伸向 Z 线。明带中的肌丝较细，称为细肌丝，细肌丝一端固定于 Z 线，游离端部分的伸入到暗带中间与粗肌丝重叠，因此暗带中央仅有粗肌丝，透光度相对较好，称为 H 带（见图 2-11）。

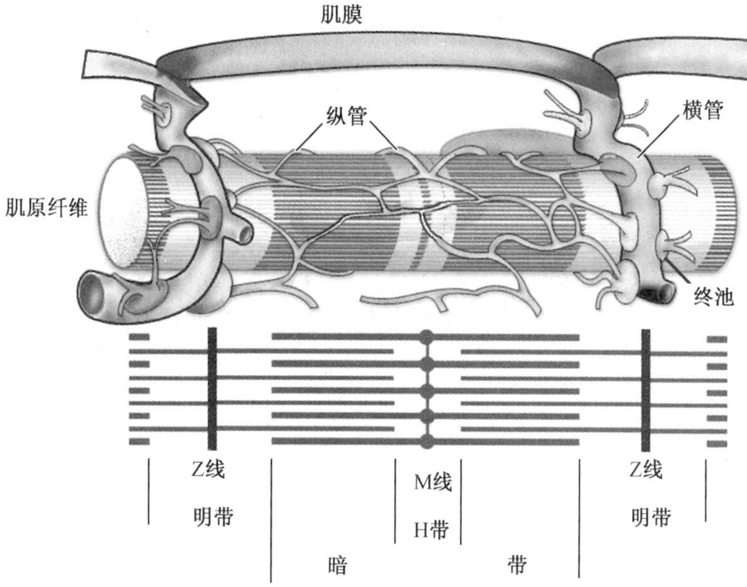

图 2-11 骨骼肌细胞肌原纤维和肌管系统模式图

（二）肌丝的分子结构

1. 粗肌丝 粗肌丝由肌球蛋白（肌凝蛋白）组成，一条粗肌丝大约含有 200～300 个肌球蛋白分子。肌球蛋白呈豆芽状，分为两个豆瓣状的头部和一个长的杆部。许多肌球蛋白杆部朝向 M 线聚合成束，形成粗肌丝的主干，头部有规律地裸露于主干表面形成横桥（图 2-12），头和杆的连接处类似关节，可以活动。当肌肉安静时，横桥与主干垂直。横桥有两个特性：①在一定条件下可以和细肌丝上的肌动蛋白分子呈可逆性结合；②具有 ATP 酶作用，可分解 ATP 提供能量，引起横桥向 M 线方向扭动，牵引细肌丝向 M 线方向滑行。

2. 细肌丝 细肌丝由 3 种蛋白质分子组成：①肌动蛋白（肌纤蛋白）：占 60%，其单体呈球形，许多肌动蛋白分子聚合成两条链形成双螺旋状，构成细肌丝的主干，直接参与肌丝滑行，故把肌球蛋白和肌动蛋白称为收缩蛋白。在肌动蛋白分子上有与横桥结合的位点。②原肌球蛋白（原肌凝蛋白）：呈长杆状，分子首尾相接，也聚合成双螺旋结构，与肌动蛋白的双螺旋并行。当肌肉舒张时，原肌球蛋白的位置正好介于肌动蛋白和横桥之间，遮盖肌动蛋白上与横桥结合的位点，阻碍横桥与肌动蛋白结合。③肌钙蛋白：呈球形，以一定间隔分布在原肌球蛋白的双螺旋结构上。对原肌球蛋白起固定作用，从而阻止肌动蛋白与横桥的结合（见图 2-12）。肌钙蛋白与 Ca^{2+} 有很强的亲和力，当肌钙蛋白与 Ca^{2+} 结合后，其构型发生改变，原肌球蛋白位移，暴露出肌动蛋白分子上与横桥结合的位点，使横桥与肌动蛋白上的位点结合。因为原肌球蛋白、肌钙蛋白不直接参与肌丝间的相互作用，但可以影响和控制收缩蛋白之间的相互作用，故称为调节蛋白。

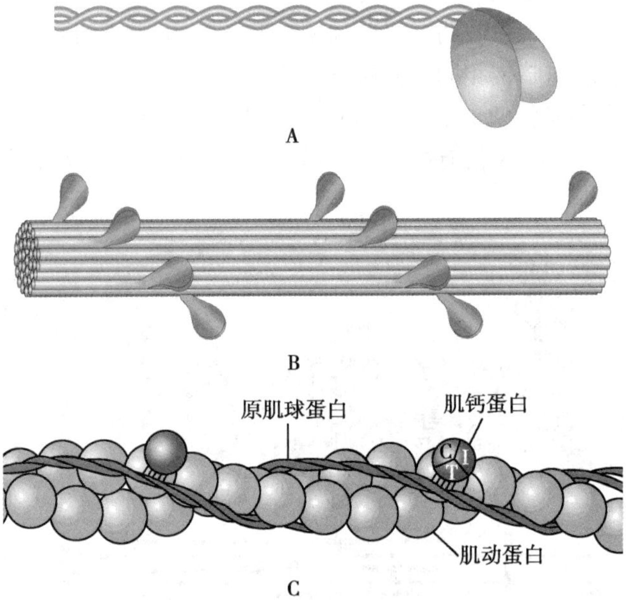

图 2-12 肌丝分子结构示意图

A. 肌球蛋白；B. 粗肌丝；C. 细肌丝

(三) 肌管系统

肌管系统是指包绕在肌原纤维周围的膜性囊管状结构，由横管和纵管两个独立的系统组成（见图 2-11)。

1. 横管系统 横管与肌原纤维垂直，是肌细胞膜在 Z 线部位向内凹陷而成。当动作电位沿肌细胞膜扩布时，可沿着横管将动作电位传导到肌细胞的内部。

2. 纵管系统 纵管与肌原纤维平行，也称肌浆网。在靠近横管处管腔膨大称为终池，内有大量的 Ca^{2+}，又称钙池。横管膜的动作电位可使钙池释放 Ca^{2+}；而终池膜上大量的钙泵，则能将肌浆中的 Ca^{2+} 泵入终池。

横管与两侧的终池共同构成的结构叫做三联管。三联管是把肌细胞膜的电位变化和细胞内的收缩过程耦联起来的关键部位。

三、骨骼肌的收缩原理

(一) 肌丝滑行的过程

肌细胞的收缩机制目前公认的是肌丝滑行学说。肌丝滑行学说的实验证据是：当肌细胞收缩变短时，暗带的长度不变，而明带长度缩短，同时暗带中央的 H 区也相应变窄。这种现象说明肌肉收缩时，粗肌丝和细肌丝本身并没有缩短、折叠或卷曲，只是细肌丝进一步伸入暗带中央，与粗肌丝发生了更大程度的重叠，导致肌节缩短。这种粗细肌丝之间的相对运动称为肌丝滑行。

肌丝滑行的基本过程：当终池内的 Ca^{2+} 进入肌浆后，Ca^{2+} 与细肌丝的肌钙蛋白结合，引起肌钙蛋白构型变化，牵拉原肌球蛋白发生位移，暴露出肌动蛋白分子上与横桥的结合位点，横桥与肌动蛋白结合，激活横桥 ATP 酶，分解 ATP 释放能量，引起横桥向 M 线方向扭动，牵引细肌丝向 M 线方向滑行（图 2-13)。每次横桥扭动引起的细肌丝位移很小，完成一次扭动后，横桥与肌动蛋白脱离，然后与肌动蛋白的下一个结合位点结合，多次重复“结合、扭动、解离、复位”这一过程，使细肌丝持续向M线方向滑行，肌节逐渐缩短，表现为肌肉收缩。

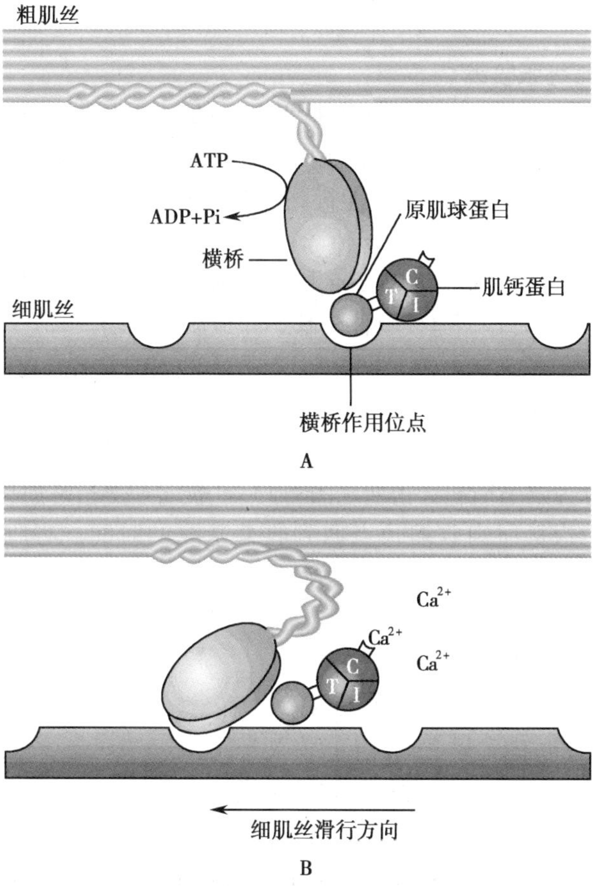

图 2-13 肌丝滑行机制示意图

A. 肌肉舒张；B. 肌肉收缩

当肌浆中的Ca^{2+}被泵回终池使肌浆内Ca^{2+}降低时，Ca^{2+}与肌钙蛋白分离，肌钙蛋白恢复原来构型，原肌球蛋白复位，肌动蛋白上与横桥结合的位点再次被原肌球蛋白掩盖，横桥便与肌动蛋白分离，细肌丝从肌节中央滑出，回到原来的位置，肌节恢复原有的长度，表现为肌肉舒张。

（二）兴奋-收缩耦联

肌细胞兴奋时，首先在肌细胞膜上产生动作电位，然后才出现肌细胞的收缩反应。将肌细胞兴奋的电变化与肌细胞收缩的机械变化联系起来的中间过程称为兴奋-收缩耦联(excitation contraction coupling)。

兴奋-收缩耦联过程有3个主要步骤：①动作电位经横管传导到肌细胞内部；②三联管的信息传递，纵管终池膜上的Ca^{2+}通道开放；③终池释放Ca^{2+}启动肌丝滑行，触发肌肉收缩。

由上可知，兴奋-收缩耦联的结构基础是三联管，起关键作用的物质是Ca^{2+}。

四、骨骼肌的收缩形式

肌肉收缩是指肌肉长度的缩短或肌张力的增加。根据张力和长度变化的不同，骨骼肌的收缩形式可分为等长收缩与等张收缩；根据刺激频率的不同，骨骼肌的收缩形式可分为单收缩与强直收缩。

（一）等长收缩与等张收缩

1. 等长收缩 肌肉收缩时长度不变而张力增加的收缩称为等长收缩（isometric contraction）。如提重物但没能提起时，上肢肌肉的收缩属于等长收缩。这时虽然横桥牵拉细肌丝，但由于阻力过大，没有发生肌丝滑行，因而肌肉的长度没有缩短，但肌肉产生了很大的张力。

2. 等张收缩 肌肉收缩时张力不变而长度缩短的收缩称为等张收缩（isotonic contraction）。等张收缩的主要作用是使物体位移，完成肌肉做功。

生活中绝大多数情况下，骨骼肌的收缩既有张力的增加又有长度的缩短。

（二）单收缩与强直收缩

1. 单收缩 肌肉受到一次有效刺激时，产生一次短促的收缩称为单收缩（single twitch）。单收缩可分为收缩期和舒张期（图 2-14），收缩期是指从肌肉开始收缩到达到顶点的时间，舒张期是指从肌肉收缩顶点回到收缩基线的时间。心肌的收缩是典型的单收缩。

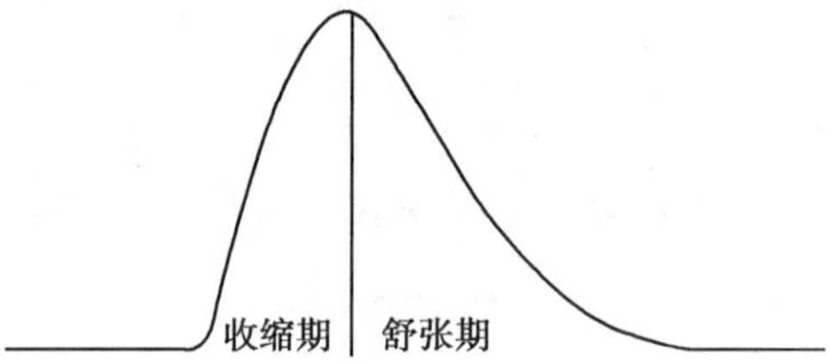

图 2-14 骨骼肌的单收缩曲线

2. 强直收缩 肌肉受到连续刺激时，呈现出持续收缩的状态称为强直收缩（tetanus）。依据刺激频率不同，强直收缩又分为不完全强直收缩和完全强直收缩（图 2-15）。

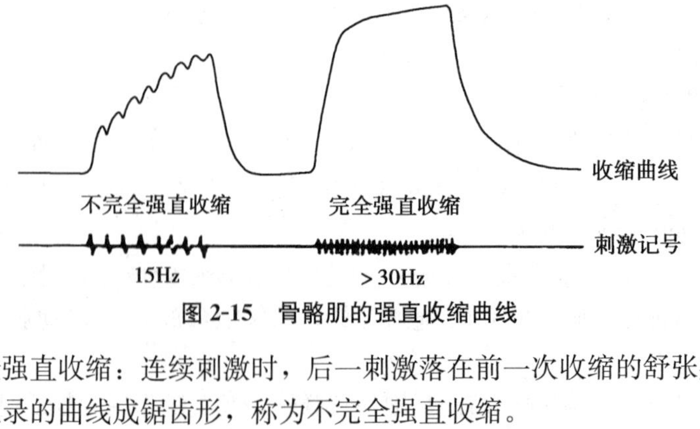

图 2-15 骨骼肌的强直收缩曲线

（1）不完全强直收缩：连续刺激时，后一刺激落在前一次收缩的舒张期内，则表现出舒张不完全，记录的曲线成锯齿形，称为不完全强直收缩。

（2）完全强直收缩：刺激达到一定频率时，后一刺激落在前一次收缩的收缩期内，则会出现各次收缩的张力或长度变化融合叠加，记录的曲线顶端呈一平线，称为完全强直收缩。

强直收缩产生的肌张力比单收缩要大 3～4 倍，因而有更强的收缩效果，体内骨骼肌收缩几乎都属于完全强直收缩，但强直收缩持续的时间有长有短。骨骼肌只有进行强直收缩才能保持一定的姿势或完成一定的运动。

五、影响肌肉收缩的因素

（一）前负荷

肌肉收缩之前（即舒张时）所承受的负荷称为前负荷（preload）。肌肉收缩之前的长度称为初长度。前负荷使肌肉在收缩前就处于被拉长状态而使肌肉的初长度增加。在一定范围内初长度增加，可使肌肉收缩力量增强；但超过一定范围，肌肉收缩力量反而减弱。这是因为肌肉初长度适当增加，横桥与细肌丝结合数目增多，肌肉收缩力量增强；但初长度过长时，细肌丝从粗肌丝之间滑出，横桥与细肌丝的结合数目反而减少，导致肌肉收缩力量减弱。

（二）后负荷

肌肉收缩过程中所承受的负荷称为后负荷（afterload），是肌肉收缩时遇到的阻力。由于后负荷阻碍肌肉缩短，所以肌肉收缩首先表现为增加张力以克服负荷，即首先进行等长收缩；当肌张力超过后负荷时，肌肉便开始缩短，而肌张力不再增加。因此，肌肉在有后负荷的条件下收缩时，总是张力变化在前，长度缩短在后。增加后负荷，肌肉开始缩短的时间推迟，缩短的速度减慢，肌肉缩短长度也减小。如后负荷过大，超过最大肌张力，则肌肉只能进行等长收缩。

（三）肌肉收缩能力

肌肉收缩能力（contractility）是指与前后负荷无关的、肌肉内在的收缩特性。在其他条件不变的情况下，肌肉收缩能力增强，可使肌肉收缩产生的张力增加，收缩速度加快，做功效率增加。肌肉收缩能力受神经体液因素、化学物质及机体代谢状况影响。如缺氧、酸中毒、低钙、能量供应不足、机械损伤等可使肌收缩能力下降；而咖啡因、Ca^{2+}、肾上腺素等可使肌肉收缩能力增强。此外，体育锻炼能够增强肌肉收缩能力。

肌肉收缩能力主要取决于兴奋-收缩耦联中，胞质内 Ca^{2+} 水平和横桥 ATP 酶的活性。许多神经递质、体液因子、病理因素和某些药物等都可以通过这两条途径影响肌肉收缩能力。

（杨祎新）

思考题

1. 细胞膜的物质转运方式有几种？各有何特点？
2. 载体、通道、泵蛋白、受体各有何生理作用？
3. 说出静息电位和动作电位的概念及其产生机制。

第三章　血　液

学习目标

1. 掌握血液的基本组成和功能；血细胞比容的概念；血量；血细胞的正常值；血浆渗透压的形成、正常值及意义；血小板的功能；血液凝固的概念、抗凝和促凝措施；ABO 血型系统的分型依据及输血原则。

2. 熟悉血液的理化性质；血细胞的生理功能；生理性止血。

3. 了解纤维蛋白溶解过程；Rh 血型系统。

血液（blood）是指在心血管系统内循环流动的红色液体，是外环境与机体内部相互联系的场所。血液具有物质运输功能，可以运输 O_2、CO_2、激素、营养物质和代谢产物等，以维持机体的正常代谢；血液具有防御和保护功能，其中白细胞能抵御病原微生物对人体的伤害；血液还有缓冲功能，可调节并缓冲机体的酸碱平衡，维持机体内环境稳态；此外，血液也参与体温调节。

第一节　血液的组成和理化特性

一、血液的组成

血液由血浆和血细胞两部分组成。血细胞悬浮在血浆中，可分为红细胞、白细胞和血小板三大类（图 3-1）。

血液经抗凝处理后，置于离心管中离心沉淀，可观察到试管中的血液分为三层：上层淡黄色的液体是血浆，约占总容积的 50%～60%；下层呈不透明深红色的是红细胞；两层之间呈灰白色的一薄层是白细胞（最少）和血小板（图 3-2）。红细胞在全血中所占的容积百分比称为红细胞比容（hematocrit，HCT）。正常成年男性的红细胞比容为 40%～50%，女性为 37%～48%，新生儿为 55%。在血液浓缩如严重腹泻或大面积烧伤时，红细胞比容可增高；贫血患者的红细胞数量减少，红细胞比容降低。

- 血液（全血）
  - 血浆（50%～60%）
    - 水（91%～92%）
    - 溶质（8%～9%）
      - 血浆蛋白
        - 白蛋白
        - 球蛋白
        - 纤维蛋白原
      - 晶体物质
        - 电解质
        - 葡萄糖
        - 维生素
        - 其他
  - 血细胞（40%～50%）
    - 红细胞
    - 白细胞
      - 中性粒细胞
      - 嗜碱性粒细胞
      - 嗜酸性粒细胞
      - 淋巴细胞
      - 单核细胞
    - 血小板

图 3-1　血液的基本组成

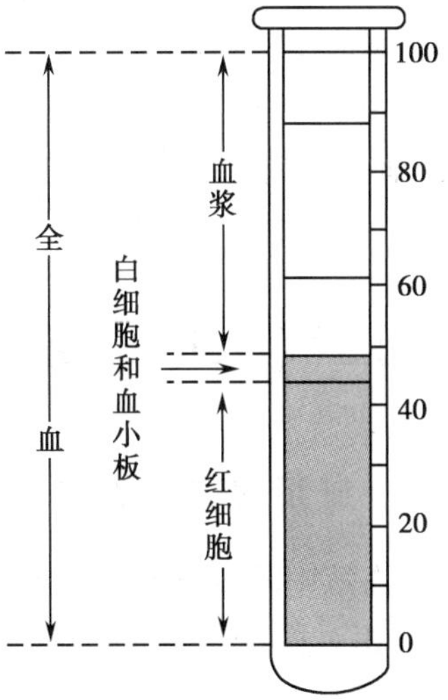

图 3-2　红细胞比容

二、血液的理化特性

（一）颜色

血液的颜色主要取决于红细胞内血红蛋白的颜色。动脉血的血红蛋白氧含量高，故呈鲜红色；静脉血的血红蛋白氧含量低，故呈暗红色；血浆因含微量的胆色素，故呈淡黄色。空腹时血浆清澈透明，进餐后，尤其是进食较多的脂类食物后，血浆内因悬浮脂蛋白微滴增多而变得浑浊。因此，临床对血液化学成分进行检测时，要求空腹采血，以避免食物对血液检测结果产生影响。

（二）比重

比重即液体的密度。血液的比重主要取决于红细胞数量和血浆蛋白含量。全血的比重主要取决于红细胞的数量，红细胞的比重主要取决于红细胞内血红蛋白的含量，血浆的比重主要取决于血浆蛋白的含量。正常人全血比重 1.050～1.060，红细胞比重 1.090～1.092，血浆比重为 1.025～1.030。根据红细胞和血浆比重的差异，可进行血细胞比容和红细胞沉降率的测定，以及红细胞与血浆的分离。

（三）黏滞度

血液黏滞度主要源于血液内部分子或颗粒间的摩擦力，其大小主要取决于红细胞数量和血浆蛋白含量。一般全血的黏滞度为水的 4～5 倍，血浆的黏滞度为水的 1.6～2.4 倍。

血液的黏滞度是形成血流阻力的重要因素之一。在机体大面积烧伤时，由于水分丢失，血液黏滞度增加；而在机体严重贫血时，由于红细胞数量减少，血液黏滞度下降。临床上，一些疾病常使微循环的血流速度显著减慢，从而使红细胞之间容易发生叠连和聚集，进而增加了血液黏滞度和血流阻力，并影响微循环的正常灌注。

（四）酸碱度

正常人血浆 pH 为 7.35～7.45，呈弱碱性，它是机体内环境稳态的一项重要指标。pH 增高或降低都会影响酶的活性，使组织细胞的代谢活动和正常的生理功能发生紊乱，甚至危及生命。pH＜7.35 即为酸中毒；pH＞7.45 则为碱中毒。

血浆的 pH 之所以能够保持相对恒定，除了依靠肺、肾的调节外，血浆中还存在着对酸碱平衡有重要作用的缓冲对，如血浆中有 $NaHCO_3/H_2CO_3$、Na_2HPO_4/NaH_2PO_4；红细胞中的缓冲对有血红蛋白钾盐/血红蛋白、氧合血红蛋白钾盐/氧合血红蛋白等。$NaHCO_3/H_2CO_3$ 是最重要的缓冲对，该缓冲对的比值在很大程度上决定了血浆的 pH。

第二节 血 浆

一、血浆的成分及作用

血浆是血细胞的细胞外液，是血液中的液体成分，含有多种溶质。正常情况下血浆中的各种溶质成分在一定范围内保持相对稳定（表 3-1），测定血浆成分可为临床诊断提供依据。

（一）水和无机盐

血浆中水分约占 90%～92%。血浆中的水对于实现血液的物质运输、调节体温等功能具有重要作用。血浆中含有大量的晶体物质，如无机盐、葡萄糖、氨基酸、尿素等。无机盐中的正离子有 Na^+、K^+、Ca^{2+}、Mg^{2+} 等，其中主要是 Na^+；负离子有 Cl^-、HCO_3^-、HPO_4^{2-} 等，其中主要是 Cl^-。晶体物质中的无机盐在形成并维持血浆晶体渗透压，调节酸碱平衡，维持神经与肌肉的兴奋性等方面起着重要的作用。

（二）血浆蛋白

血浆蛋白（plasma protein）是血浆中多种蛋白质的总称，包括白蛋白，又称清蛋白，球蛋白和纤维蛋白原三类。正常成人血浆蛋白含量约为 65～85g/L，其中，白蛋白（A）

为 40～48g/L，球蛋白为（G）15～30g/L，纤维蛋白原为 2～4g/L。白蛋白与球蛋白浓度的正常比值（A/G）约为 1.5～2.5。应用电泳法可将球蛋白分为 α_1、α_2、β 及 γ 球蛋白。除 γ 球蛋白来自浆细胞外，血浆白蛋白和大多数球蛋白主要由肝脏合成，因此，当肝功能障碍时，A/G 比值下降，甚至倒置。

表 3-1 血浆的化学成分及正常值

化学成分	正常值	化学成分	正常值
总蛋白	65～85g/L	Cl^-	96～107mmol/L
白蛋白（A）	40～48g/L	Na^+	135～148mmol/L
球蛋白（G）	15～30g/L	K^+	4.1～5.6mmol/L
白蛋白/球蛋白（A/G）	1.5～2.5	Ca^{2+}	2.25～2.9mmol/L
纤维蛋白原（血浆）	2～4g/L	Mg^{2+}	0.8～1.2mmol/L
非蛋白（NPN）	200～400mg/L	尿素氮	90～200mmol/L
肌酐（全血）	0.010～0.018g/L	葡萄糖（全血）	3.9～6.1mmol/L
尿酸（全血）	0.02～0.4g/L	总胆固醇	1.1～2.0g/L

血浆蛋白的主要生理作用有：①形成血浆胶体渗透压，调节血管内外水的分布；②运输功能，多种物质可与血浆蛋白结合成复合物而被运输；③免疫功能，血浆球蛋白中的补体和免疫球蛋白是参与体液免疫的重要成分；④参与血液凝固、抗凝和纤溶等生理过程；⑤缓冲功能，白蛋白及其钠盐组成缓冲对，在调节酸碱平衡方面起重要作用。

二、血浆渗透压

（一）渗透现象和渗透压

渗透现象是指被半透膜隔开的两种不同浓度的溶液，水分子从低浓度溶液向高浓度溶液扩散的现象。渗透压（osmotic pressure）是指溶液具有吸引和保留水分子的能力，是一切溶液都具有的特性。渗透压的大小与单位体积溶液中溶质颗粒数目的多少成正比，与溶质的种类和颗粒大小无关。渗透压的单位有压力（mmHg）和浓度（mOsm/L）两种表示法。

（二）血浆渗透压的形成

血浆渗透压主要由溶解于其中的晶体物质和胶体物质形成。血浆中的晶体物质颗粒小但数量多，如无机盐、葡萄糖、尿素等。由晶体物质（80%是 Na^+、Cl^-）所形成的渗透压称为血浆晶体渗透压，其数值占血浆总渗透压的 99%以上。血浆中的胶体物质分子量大但颗粒数目少，主要是血浆蛋白。由血浆蛋白等大分子胶体物质所形成的渗透压称为胶体渗透压（75%～80%是白蛋白）。血浆晶体渗透压和血浆胶体渗透压是组成血浆渗透压的主要部分。血浆总渗透压约为 5800mmHg，相当于 300mOsm/L，其中，晶体渗透压约为 5775mmHg，胶体渗透压约为 25mmHg。

（三）血浆渗透压的生理意义

由于细胞膜和毛细血管壁是具有不同通透性的半透膜，因此，血浆晶体渗透压和胶体渗透压具有不同的生理作用。

1. 血浆晶体渗透压的作用 细胞膜允许水分子通过，不允许蛋白质通过，对无机盐

如 Na^+、Ca^{2+} 等选择性通透。正常状态下，细胞内外的渗透压基本相等，且血浆的晶体渗透压保持相对稳定。当某种原因使血浆晶体渗透压升高时，可以吸引红细胞内的水分透过细胞膜进入血浆，引起红细胞脱水皱缩；当血浆晶体渗透压下降时，可使进入红细胞的水分增加，红细胞膨胀，甚至破裂，血红蛋白溢出，引起溶血。因此，血浆晶体渗透压对调节细胞内外水的平衡、维持红细胞的正常形态和功能具有重要的意义（图 3-3）。由于血浆晶体物质能够自由通过毛细血管壁，因此，毛细血管内外的晶体渗透压基本相同。故而，在正常情况下，血浆晶体渗透压对毛细血管内外水的分布影响不大。

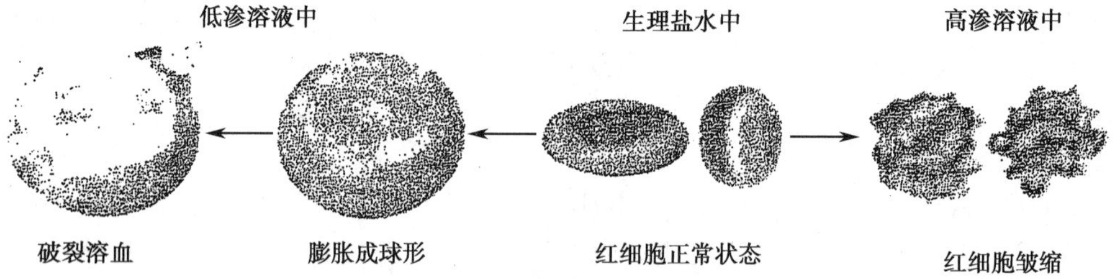

图 3-3 红细胞在不同渗透压环境中的形态变化

2. 血浆胶体渗透压的作用 由于血浆蛋白分子量较大，不能自由透过毛细血管，而血浆中的蛋白质浓度又高于组织液，故血浆胶体渗透压高于组织液胶体渗透压，从而吸引水分透过毛细血管壁进入血液，维持血浆容量的相对恒定。当某些因素（如肝、肾疾病）导致血浆蛋白减少，血浆胶体渗透压降低时，可使进入毛细血管内的水减少，组织间隙的水增多而引起水肿。因此，血浆胶体渗透压对维持血管内外水的平衡和保持正常的血浆容量具有重要作用（图 3-4）。

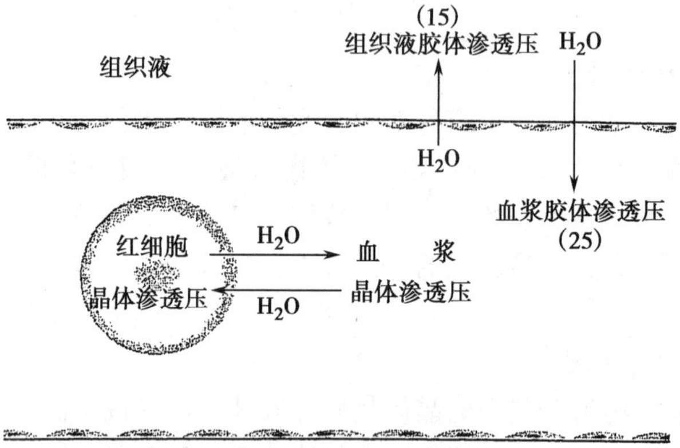

图 3-4 血浆晶体渗透压与血浆胶体渗透压作用示意图

图示红细胞内与血浆晶体渗透压基本相等，可维持红细胞正常形态；而血浆胶体渗透压大于组织液胶体渗透压，可将组织液中的水转移到血管内（图中数字的单位为 mmHg）

在临床工作或生理实验中，将与血浆渗透压相等的溶液称为等渗溶液，如 0.9%NaCl 溶液和 5%葡萄糖溶液；高于血浆渗透压的溶液称为高渗溶液；低于血浆渗透压的溶液称为低渗溶液。临床给患者输液时，多采用等渗溶液。在特殊情况才输入高渗或低渗溶液，且输入的量不宜过多，以免影响红细胞的形态和功能。

第三节 血 细 胞

一、红 细 胞

（一）红细胞的数量、形态和功能

1. 红细胞的数量 红细胞（red blood cell，RBC）是血液中数量最多的细胞。我国正常成人红细胞数量的参考值：男性为（4.5～5.5）$\times10^{12}$/L，平均 5.0$\times10^{12}$/L；女性为（3.5～5.0）$\times10^{12}$/L，平均 4.2$\times10^{12}$/L。新生儿红细胞数量可超过 6.0$\times10^{12}$/L。运动时红细胞的数量要比安静时多；长期居住在高山地区的人比居住在平原地区的人多。

2. 红细胞的形态 正常成熟红细胞呈双凹圆盘形，无核，直径为 7～8μm。细胞质中含有大量的血红蛋白（hemoglobin，Hb）。血红蛋白含量在正常男性为 120～160g/L，女性为 110～150g/L，新生儿可达 200g/L。若血液中红细胞数量和（或）血红蛋白含量低于正常，称为贫血（anemia）。

3. 红细胞的功能 红细胞的主要功能是运输 O_2 和 CO_2，血液中红细胞运输的氧量约为直接溶解于血浆中氧量的 70 倍。红细胞运输气体的生理功能是由细胞内的血红蛋白来实现的，血红蛋白只有存在于红细胞内才能发挥作用，一旦红细胞破裂，血红蛋白溢出到血浆中（如溶血），血红蛋白将丧失运输气体的功能。红细胞的另一功能是参与调节血浆的酸碱平衡，红细胞内有血红蛋白钾盐/血红蛋白、氧合血红蛋白钾盐/氧合血红蛋白等缓冲对和碳酸酐酶，在维持正常血浆酸碱度中起缓冲作用。

需要知道的是，血红蛋白与 CO 的亲和力大约是与 O_2 亲和力的 210 倍，故血红蛋白一旦与 CO 结合，就会丧失其正常的携氧功能，从而造成组织缺氧，这就是生活中煤气中毒危及生命的原因。

（二）红细胞的生理特性

1. 可塑变形性 红细胞双凹圆盘形的特点，使其具有很大的变形性。红细胞在心血管系统中随血液循环运行，在经过口径小于其直径的毛细血管或血窦时，会发生变形以挤过狭小的孔隙，通过后又恢复原状，即为红细胞的可塑变形性（plastical deformability）。衰老、受损红细胞的变形能力常降低。

2. 渗透脆性 将正常红细胞置于等渗溶液中（0.9%NaCl 溶液），红细胞形态和大小保持正常；置于 0.6%～0.8%NaCl 低渗溶液中，红细胞因水分的渗入而逐渐膨胀变形；置于 0.40%～0.45%NaCl 低渗溶液中，部分红细胞因过度膨胀而破裂溶血；置于 0.30%～0.35%NaCl 溶液中，则红细胞全部破裂，出现完全溶血。这说明红细胞膜对低渗盐溶液具有一定的抵抗力，这种抵抗力的大小用红细胞的渗透脆性（osmotic fragility）来表示。红细胞膜的抵抗力大小与红细胞的渗透脆性呈反变关系。抵抗力大则脆性小，抵抗力小则脆性大。初成熟的红细胞脆性小，衰老或某些病理状况下的红细胞脆性大。

3. 悬浮稳定性 红细胞在血浆中保持悬浮状态而不易下沉的特性，称为红细胞的悬浮稳定性，简称血沉（suspension stability）。临床上常用红细胞沉降率（erythrocyte sedimen tation rate，ESR），简称血沉，来表示红细胞的悬浮稳定性。测定方法是将抗凝血加于血沉管中垂直静置，记录第一小时末红细胞下沉的数值，即血沉管上端出现的血浆层高度。正常成年男性为 0～15mm/h，成年女性为 0～20mm/h。血沉加快，表示红细胞的悬浮稳定性降低。生理情况下，月经期或妊娠期的妇女血沉加快；病理情况如活动性肺结核、风湿热、肿瘤和贫血患者的血沉加快。

（三）红细胞的生成与破坏

1. 红细胞的生成

（1）生成部位：胚胎时期，红细胞生成部位主要是卵黄囊、肝、脾和骨髓；出生后，红骨髓是红细胞生成的唯一场所。红细胞的发育和成熟是一个连续性、阶段性的过程：即骨髓的造血干细胞首先分化为红系定向祖细胞，再经过原红细胞、早幼红细胞、中幼红细胞、晚幼红细胞、网织红细胞等阶段，最终分化成为成熟红细胞。在发育成熟的过程中，红细胞体积由大到小，细胞核从有到无，细胞质中的血红蛋白从无到有并逐渐增多。若骨髓造血功能受到物理（X线、放射性核素等）、化学药物（抗癌药、氯霉素）等因素作用时，骨髓造血功能将发生抑制，出现全血细胞减少，称再生障碍性贫血（aplastic anemia）。

（2）生成原料：红细胞的主要成分是血红蛋白，合成血红蛋白的主要原料是铁和蛋白质。造血所需的蛋白质来自日常膳食，贫血者应补充优质蛋白质。铁是合成血红蛋白的必需原料，成人每日需20～30mg的铁用于红细胞的生成。铁的来源有两部分：95%的铁来源于衰老的红细胞在体内破坏后的“内源性铁”；5%的铁来自食物供应，是“外源性铁”。“外源性铁”多以高铁（Fe^{3+}）化合物的形式存在，需经胃酸还原为亚铁离子（Fe^{2+}）才可被吸收。长期慢性失血使铁丢失过多或铁需要量增加（如生长发育中的婴幼儿、孕妇、乳母），均可导致体内缺铁，血红蛋白合成减少，引起低色素小细胞贫血，也称缺铁性贫血（iron deficiency anemia）。可以口服硫酸亚铁或枸橼酸铁等补充铁盐，并补充优质蛋白质，如鸡蛋、瘦肉、肝、肾等，提供造血原料蛋白质。

（3）成熟因子：叶酸和维生素B_{12}是红细胞发育过程中不可缺少的成熟因子。叶酸是合成胸腺嘧啶脱氧核苷酸所必需的辅酶。叶酸缺乏可导致红细胞的分裂成熟过程延缓，红细胞体积大而幼稚，这种贫血因而叫做巨幼红细胞性贫血。

维生素B_{12}是一种含钴的B族维生素，可加强叶酸在体内的利用。机体对维生素B_{12}的吸收必须要有胃黏膜壁细胞分泌的内因子参与。当内因子缺乏引起维生素B_{12}吸收障碍时，红细胞的分裂受到影响，也会导致巨幼红细胞性贫血。

2. 红细胞的破坏 红细胞的平均寿命约为120天。衰老的红细胞可塑变形能力减退，脆性增加，容易滞留在肝脾的血窦中被巨噬细胞吞噬。脾脏功能亢进时红细胞破坏增多，引起脾性贫血。

3. 红细胞生成调节 红细胞的生成主要受促红细胞生成素和雄激素的调节。

（1）促红细胞生成素：促红细胞生成素（erythropoietin，EPO）是一种由肾产生的糖蛋白。动脉血氧分压降低或血红蛋白减少时，促红细胞生成素分泌增加，并作用于红骨髓，诱导红系定向干细胞增殖和分化，促进血红蛋白合成，使红细胞的生成增加。血氧分压得到改善后，又可负反馈抑制肾分泌促红细胞生成素，使红细胞数量保持相对稳定。严重肾病患者因促红细胞生成素合成不足易发生贫血称肾性贫血。

（2）雄激素：雄激素不仅可直接刺激骨髓造血功能增强，而且可以刺激肾产生促红细胞生成素。青春期后，男性红细胞数量多于女性的原因就在于此。

知识链接

贫 血

贫血不是一个独立的疾病，而是由多种不同原因或疾病引起的一种症状。贫血是指单位容积外周血中Hb浓度或RBC数量、或HTC低于相同年龄、性别和地区的正常标准。在诊断贫血时，不同年龄、性别、不同地区、海拔，Hb的浓度各有差异，因而所谓的Hb、RBC、HTC的正常值实际上也是相对而言的。如新生儿的Hb、RBC、HTC通常比成人高；婴幼儿和妊娠期妇女的Hb浓度比正常人低。高原地区居民的Hb浓度较海平面居民高。在某些疾病，如低蛋白血症、充血性心力衰竭时，由于血浆容量增加，血液被稀释，Hb浓度常降低，易被误诊为贫血；而在脱水、大面积烧伤时，由于血液浓缩，Hb浓度常升高，即使有贫血也不易被发现。所以，在诊断贫血时应考虑各种因素的影响，找准病因进行防治。

二、白 细 胞

（一）白细胞的数量和分类

血细胞中白细胞（white blood cell，WBC）数量最少。正常成人外周血白细胞总数参考值为（4.0～10.0）$\times10^9$/L。白细胞数量生理变动范围较大，如婴幼儿、妊娠、运动、情绪激动等情况下，白细胞数量均可发生变化。白细胞数量低于4.0$\times10^9$/L，称为白细胞减少；白细胞数量超过10.0$\times10^9$/L，称为白细胞增多。

白细胞为无色有核的球形细胞。根据白细胞胞质内是否有嗜色颗粒可分为有粒白细胞和无粒白细胞两大类。有粒白细胞根据胞质颗粒嗜色性不同又分为中性粒细胞、嗜酸性粒细胞和嗜碱性粒细胞，无粒白细胞分为单核细胞和淋巴细胞。临床工作中，在显微镜下计数各类白细胞占白细胞总数的百分比，称为白细胞分类计数（differential count）。白细胞分类计数及主要功能见表3-2。

表3-2 正常成人各类白细胞的正常值及主要功能

分 类		参考值（$\times10^9$/L）	百分比（%）	主要功能
白细胞总数		4.0～10.0		
粒细胞	中性粒细胞（杆状核）	0.04～0.5	1～5	吞噬细菌与衰老红细胞
	（分叶核）	2.0～7.0	50～70	
	嗜酸性粒细胞	0.02～0.5	0.5～5	限制过敏反应；参与蠕虫免疫
	嗜碱性粒细胞	0～1.0	0～1	释放组胺与肝素
无粒细胞	单核细胞	0.12～0.8	3～8	发育成巨噬细胞后，吞噬各种病原微生物和坏死细胞
	淋巴细胞	0.8～4.0	20～40	参与特异性免疫

（二）白细胞的生理特性和功能

除淋巴细胞外，所有的白细胞都具有变形运动能力，可以穿过血管壁从毛细血管内渗出，这一过程称为白细胞渗出（diapedesis）。白细胞还具有趋向某些化学物质游走的特性，称为趋化性（chemotaxis）。人体细胞的降解产物、衰老和坏死的组织碎片、抗原-抗体复合物、细菌和寄生虫等对白细胞的游走都具有趋化作用。白细胞因趋化性游走到达这些物质周围并将其吞噬。其中，中性粒细胞和单核细胞的吞噬能力最强。

1. 中性粒细胞 中性粒细胞是血液中最主要的吞噬细胞，处于机体抵御病原体，特别是急性化脓性细菌入侵的第一线，在机体的非特异性细胞免疫中起着十分重要的作用。中性粒细胞在血管内停留的平均时间只有6～8小时，但其变形和吞噬能力很强。当细菌入侵时，中性粒细胞被趋化物质吸引到炎症部位并吞噬细菌，其胞内含有大量的溶酶体酶，能将吞噬的细菌和组织碎片分解。一个中性粒细胞吞噬数十个细菌后，自身即解体，并释放出溶酶体酶溶解周围组织，死亡的中性粒细胞与细菌及组织溶解物共同形成脓液。当体内中性粒细胞数减少到$1.0\times10^9/L$时，机体抵抗力明显下降，极易发生感染。

2. 嗜碱性粒细胞 嗜碱性粒细胞能合成并释放肝素、组胺、过敏性慢反应物质、嗜酸性粒细胞趋化因子等生物活性物质。肝素具有很强的抗凝作用，组胺和过敏性慢反应物质可使毛细血管壁通透性增加，细支气管平滑肌收缩，引起哮喘、荨麻疹等过敏症状。释放的嗜酸性粒细胞趋化因子能吸引嗜酸性粒细胞聚集于过敏反应的局部，以限制嗜碱性粒细胞在过敏反应中的作用。

3. 嗜酸性粒细胞 嗜酸性粒细胞有吞噬能力，但因缺乏溶菌酶而无杀菌作用。嗜酸性粒细胞的功能与过敏反应有关：①限制嗜碱性粒细胞和肥大细胞在过敏反应中的作用。嗜酸性粒细胞可通过产生前列腺素E来抑制嗜碱性粒细胞合成和释放生物活性物质；同时又通过吞噬嗜碱性粒细胞和肥大细胞释放的活性颗粒，以及释放组胺酶和芳香硫酸酯酶等来灭活嗜碱性粒细胞所释放的组胺、白三烯等生物活性物质。②参与对蠕虫感染时的免疫反应，当机体发生寄生虫感染时，常伴有嗜酸性粒细胞数量增加。

4. 单核细胞 单核细胞从骨髓进入血液时仍是尚未成熟的细胞，体积较大，含有较多的非特异性酶，吞噬能力较弱。在血液中停留2～3天后，单核细胞从血管内渗出到周围组织，细胞体积增大，转变成巨噬细胞，而且吞噬能力也大为增强。单核-巨噬细胞的主要作用有：①吞噬侵入机体的有害物如细菌等；②激活的单核-巨噬细胞可以合成和释放多种细胞活性因子，如集落刺激因子、白细胞介素、肿瘤坏死因子、干扰素等，参与机体的防御反应；③参与激活淋巴细胞的特异性免疫功能，并能识别和杀伤肿瘤细胞；④清除变性的血浆蛋白、衰老与受损的细胞。

5. 淋巴细胞 淋巴细胞又称免疫细胞，在机体特异性免疫过程中起核心作用。根据淋巴细胞的发生和功能分为两大类：T淋巴细胞和B淋巴细胞。T淋巴细胞由骨髓生成，在胸腺激素的作用下发育成熟，主要执行细胞免疫和免疫调节功能。B淋巴细胞在骨髓或肠道淋巴组织中发育成熟，在抗原刺激下转化为浆细胞产生免疫球蛋白（抗体）发挥体液免疫功能。

此外，机体还存在第三类淋巴细胞，又称自然杀伤细胞（NK细胞），具有抗肿瘤、抗感染和免疫调节等作用。

三、血 小 板

（一）血小板的数量

血小板（platelet）是从骨髓成熟的巨核细胞脱落下来的细胞质碎片，体积小，呈梭形或椭圆形。我国健康成年人血小板数量约为（100～300）$\times10^9/L$。血小板数可随昼夜、季节和机体状态改变而发生一定变化，如午后高于清晨、冬季高于春季、静脉血高于毛细血管血，运动后、饭后、妊娠期血小板数量增加。正常人血小板的变动范围一般在6%～10%，当血小板减少到 50×10^9/L 以下时，毛细血管壁脆性增加，可出现皮肤、黏膜下出血或紫癜。当血小板数量超过 1000×10^9/L 时称血小板过多，易发生血栓。

（二）血小板的生理特性

1. 黏附 血小板黏着在非血小板表面称为血小板黏附。非血小板表面既可是受损血管所暴露出来的胶原纤维，也可是受损伤部位间质中的纤维蛋白。黏附是血小板生理性止血和血栓形成过程中重要的开始步骤。

2. 聚集 血小板彼此相互黏附的现象称为血小板聚集。聚集可分两个时相：第一时相发生迅速，是由受损伤组织释放的二磷酸腺苷（ADP）引起，为可逆性聚集；第二时相由血小板释放的内源性 ADP 引起，为不可逆性聚集。阿司匹林等药物具有抗血小板聚集的作用。

3. 释放 血小板受到刺激后，将贮存在颗粒中的 ADP、ATP、5-羟色胺、儿茶酚胺等物质排出的现象，称为血小板释放。血小板释放的物质能产生相应的生理活动，如 ADP 可使血小板聚集，形成血小板血栓；5-羟色胺、儿茶酚胺可使小动脉收缩，参与生理性止血和凝血过程。

4. 收缩 血小板中的收缩蛋白可发生收缩，使血小板收缩，血凝块回缩、硬化，有利于止血。

5. 吸附 血小板能将许多凝血因子吸附在其磷脂表面，促使血液凝固的发生和进行，利于血液凝固和生理性止血。

（三）血小板的生理功能

1. 维持毛细血管内皮完整性 血小板对毛细血管内皮有营养、支持作用，并可降低毛细血管壁脆性。放射性核素标记血小板示踪和电子显微镜实验发现，血小板可与毛细血管内皮细胞相互粘连与融合，同时填补内皮细胞脱落的空隙。

2. 参与生理性止血 在正常情况下，小血管损伤后，血液从血管内流出数分钟后自行停止的现象，称为生理性止血（hemostasis）。生理性止血过程包括局部血管收缩、血小板血栓形成和血凝块形成三个时相。在整个生理性止血过程中，黏附于损伤处的血小板可释放缩血管物质，促使局部血管收缩以利于止血；血小板黏附、聚集于血管破损处形成血小板血栓堵塞伤口，实现初步止血；黏着、聚集的血小板吸附凝血因子，提供磷脂表面，参与并促进血液凝固，以达到有效止血（图 3-5）。

临床上用小针刺破指尖或耳垂，测定血液自然流出到出血自然停止所需要的时间，这个时间称为出血时间（bleeding time），正常约 1～3 分钟。在血小板数量减少或功能缺陷时，出血时间延长甚至出血不止。

3. 促进血液凝固 血小板含有多种与凝血有关的凝血因子，统称血小板因子（platelet factor，PF）。血小板因子能提高凝血酶原的激活速度，加速血液凝固过程。

4. 影响纤维蛋白的溶解 血小板中含有的纤维蛋白溶解酶原，可被活化成纤溶酶，促进纤维蛋白溶解；另一方面血小板又含有纤溶酶的抑制物，如血小板第 6 因子（PF_6）、抗尿激酶等。

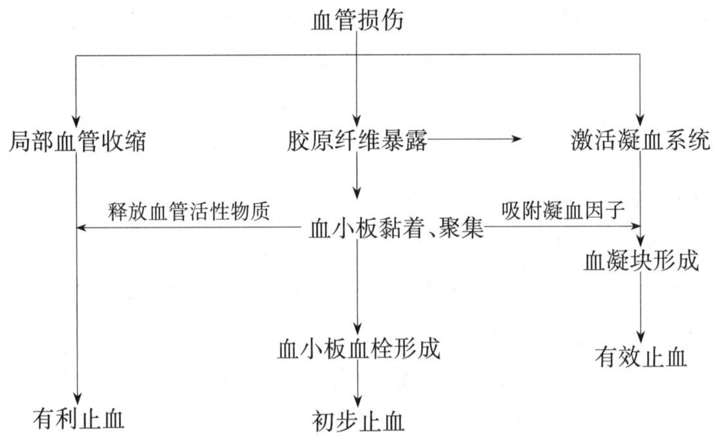

图 3-5 生理性止血过程示意图

第四节 血液凝固与纤维蛋白溶解

一、血 液 凝 固

（一）血液凝固

血液凝固（blood coagulation）是指血液由流动的液体状态变成不能流动的凝胶状态的过程。血液凝固是一系列复杂的酶促反应，使溶胶状态的纤维蛋白原转变成凝胶状态的纤维蛋白，纤维蛋白交织成网，将红细胞及血液的其他成分网罗在内形成血凝块。

（二）凝血因子

血浆与组织中直接参与血液凝固的物质，统称为凝血因子（blood clotting factor）。根据国际命名法，依照各因子被发现的顺序，用罗马数字编号的有 12 种（表 3-3），即凝血因子Ⅰ～ⅩⅢ（简称 FⅠ～ⅩⅢ）。此外，还有前激肽释放酶、高分子激肽原以及来自血小板的磷脂等也直接参与凝血。

表 3-3 按国际命名法编号的凝血因子

因　子	同 义 名	合 成 部 位
Ⅰ	纤维蛋白原	肝细胞
Ⅱ	凝血酶原	肝细胞
Ⅲ	组织因子	内皮细胞和其他细胞
Ⅳ	钙离子（Ca^{2+}）	—
Ⅴ	前加速素	内皮细胞和血小板
Ⅶ	前转变素	肝细胞
Ⅷ	抗血友病因子	肝细胞
Ⅸ	血浆凝血活酶	肝细胞
Ⅹ	Stuart-Prower 因子	肝细胞
Ⅺ	血浆凝血活酶前质	肝细胞
Ⅻ	接触因子	肝细胞
ⅩⅢ	纤维蛋白稳定因子	肝细胞和血小板

12 种凝血因子中，除因子Ⅳ是 Ca^{2+} 外，其余均属蛋白质，且大多数以无活性的酶原形式存在，须被激活才具有活性。常以右下角标“a”表示活性形式。所有的凝血因子中，除因子Ⅲ外，其他凝血因子均存在于血浆中。凝血因子大多在肝脏合成，并需要维生素 K 的参与（如Ⅱ、Ⅶ、Ⅸ、Ⅹ），当肝脏受损或维生素 K 缺乏时，将导致凝血障碍而发生出血倾向。

（三）血液凝固过程

血液凝固是一系列凝血因子相继激活的过程，每一步反应均有放大效应，最终结果是纤维蛋白凝块形成。血液凝固的过程比较复杂，分为三个基本步骤（图 3-6）。

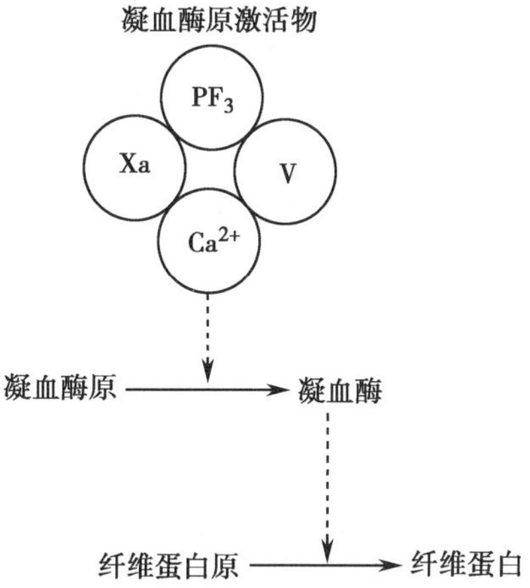

图 3-6 血液凝固的基本步骤

——→变化方向；┈┈→作用方向

1. 凝血酶原激活物的形成 凝血酶原激活物，又称凝血酶原酶复合物，是因子Ⅹa 在 Ca^{2+} 存在的情况下，于磷脂表面与Ⅴa 结合形成的复合物。其中根据因子Ⅹ的激活过程不同，分为内源性凝血和外源性凝血两条途径。这两条途径的主要区别在于启动方式和参加凝血的凝血因子不完全相同，两条途径都能激活因子Ⅹ，在因子Ⅹa 形成后，进入一条最终形成凝血酶和纤维蛋白的共同途径。这两条途径并不是完全独立的，而是通过某些凝血因子的相互激活而互相联系的（图 3-7）。

（1）内源性凝血途径：是指参与凝血的因子全部来自血液，因血液接触胶原等异物表面而启动的凝血途径。当血管内皮受损，血浆中的因子Ⅻ与胶原纤维接触，导致因子Ⅻ被激活。因子Ⅻa 形成后裂解前激肽释放酶，使之成为激肽释放酶，该酶对因子Ⅻ有正反馈效应，使更多的因子Ⅻa 形成。因子Ⅻa 可使因子Ⅺ激活为因子Ⅺa，在 Ca^{2+} 参与下，激活因子Ⅸ为因子Ⅸa，因子Ⅸa、Ⅷ、Ca^{2+}、血小板第三因子（PF_3）结合成复合物，从而激活因子Ⅹ为因子Ⅹa。当因子Ⅹa 生成后，可与因子Ⅴ、PF_3 和 Ca^{2+} 形成凝血酶原酶复合物。复合物中的因子Ⅷ本身不能激活其他因子，是一个辅助因子，它的存在使因子Ⅸa 激活因子Ⅹ的速度提高 20 万倍。

临床发现，若因子Ⅷ、Ⅸ、Ⅺ缺乏则患者凝血缓慢，微小创伤亦可引起出血不止，后将先天性缺乏这几种因子引起的疾病分别称为甲型、乙型、丙型血友病（hemophilia A、B、C）。

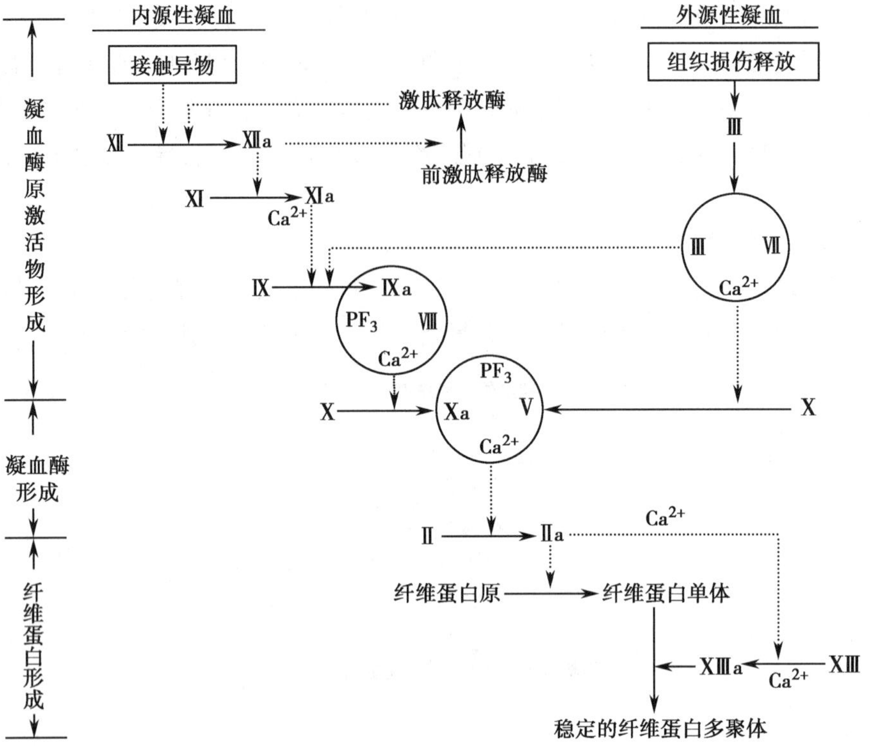

图 3-7 血液凝固过程

——→变化方向； ┈┈→催化作用

（2）外源性凝血途径：外源性凝血途径是指由来自血液之外的组织因子（因子Ⅲ）与血液接触而启动的凝血过程。当组织损伤时，因子Ⅲ释放到血液中，与 Ca^{2+}、因子Ⅶ共同组成复合物，吸附于因子Ⅲ的磷脂表面形成复合物，并激活因子Ⅹ为因子Ⅹa。因子Ⅲ能使因子Ⅶa 的催化效率提高 1000 倍，生成的因子Ⅹa 又能激活因子Ⅶ从而生成更多的因子Ⅹa，形成外源性激活途径的正反馈效应。生成的因子Ⅹa 与因子Ⅴ、PF_3 和 Ca^{2+} 形成凝血酶原酶复合物，之后的凝血过程与内源性激活途径相同。

在通常情况下，机体发生的凝血过程，都是内源性凝血和外源性凝血两条途径相互促进，同时进行的。

2. 凝血酶的形成 凝血酶原复合物形成后，激活凝血酶原（因子Ⅱ）成为凝血酶。凝血酶是一种多功能凝血因子，主要作用是分解纤维蛋白原，并可激活多种凝血因子，如因子Ⅴ、Ⅶ、Ⅷ、Ⅺ、Ⅻ，使凝血过程不断加强。因子Ⅴ可使经上述两条途径生成的因子Ⅹa 激活凝血酶原的速度大大加快。

3. 纤维蛋白的形成 凝血酶的主要作用是催化血浆中可溶性纤维蛋白原分解为纤维蛋白单体。凝血酶也能激活因子ⅩⅢ生成ⅩⅢa。ⅩⅢa 在 Ca^{2+} 的作用下，使纤维蛋白单体相互聚合形成稳定的纤维蛋白多聚体，即纤维蛋白。纤维蛋白交织成网将血细胞网罗在一起形成血凝块，完成凝血过程。

在上述凝血过程中，应当强调的是：①血液凝固是一个正反馈过程，一旦触发，凝血因子的相继激活就会迅速连续进行，形成"瀑布"效应，直到完成为止。② Ca^{2+} 在多个凝血环节中起重要作用，若去除血浆中的 Ca^{2+}，则血液凝固不能进行。临床上常用抗凝剂枸橼酸钠（柠檬酸钠）或草酸盐与血浆中游离 Ca^{2+} 结合，以去除血浆中的 Ca^{2+}，达到抗凝目的。③凝血过程是酶促连锁反应，任何一个环节受阻，整个凝血过程就会停止。

临床上测定的凝血时间是指自血液流出血管外至出现纤维蛋白丝所需的时间。用试管法测出的正常人凝血时间为 5～15 分钟，凝血因子缺乏或凝血功能障碍会导致凝血时间延长。血液凝固 1～2 小时后，血凝块中的血小板被激活，血凝块发生回缩，析出的淡黄色液体称血清（serum）。血清与血浆的区别是血清中缺乏纤维蛋白原和部分参与凝血过程的凝血因子，但增添了少量凝血时由血管内皮细胞和血小板释放的物质。

（四）体内的抗凝物质

正常情况下，血浆中虽含有多种凝血因子，但血管中的血液保持流体状态不会凝固。主要原因是：①血管内膜光滑完整，因子Ⅻ不易被激活，因子Ⅲ不易进入血管内；②血流速度快，血小板不易黏附聚集，即使少量聚集也会被破坏；③血液中存在一些重要的抗凝物质，使血液始终能够保持流体状态。血液中主要的抗凝物质包括丝氨酸蛋白酶抑制物、肝素、蛋白质 C 等。

1. 丝氨酸蛋白酶抑制物 血浆中含有的最重要的丝氨酸蛋白酶抑制物之一就是抗凝血酶。抗凝血酶由肝细胞和血管内皮细胞合成，其结构中的精氨酸残基部位与凝血酶和因子Ⅸa、Ⅹa、Ⅺa、Ⅻa 分子活性部位的丝氨酸残基相结合，使之灭活，从而产生抗凝作用。正常情况下，抗凝血酶的直接抗凝作用缓慢且微弱，与肝素结合可使其抗凝作用增强 2000 倍。

2. 肝素 肝素是一种由肥大细胞和嗜碱性粒细胞产生的酸性黏多糖，在肺、心、肝、肌组织中含量丰富。肝素的抗凝机制为：①增强抗凝血酶的作用：肝素与抗凝血酶结合后，可使抗凝血酶与凝血酶的亲和力增强约 100 倍，抗凝作用增强 2000 倍；②刺激血管内皮细胞释放凝血抑制物和纤溶酶原激活物；③抑制血小板的黏着、聚集和释放反应；④肝素还可增强蛋白质 C 的活性和增强纤维蛋白溶解。在临床及实验工作中，肝素常作为一种强的抗凝物质，广泛应用于体内、外抗凝。

3. 蛋白质 C 蛋白质 C 是由肝脏合成的维生素 K 依赖因子，是以酶原形式存在并具有抗凝作用的血浆蛋白。其主要作用是：①在磷脂和 Ca^{2+} 存在的情况下，灭活因子Ⅴ和Ⅷ；②削弱Ⅹa 对凝血酶原的激活作用；③促进纤维蛋白溶解。

（五）血液凝固的加速与延缓

在临床工作中，因对疾病的诊断和治疗的需要，常需采用一些措施，以加速、延缓或防止血液凝固。

1. 加速凝血 外科手术时，常用温热纱布压迫止血，以利用纱布增加粗糙面加速因子Ⅻ的激活，促进血小板黏附、聚集等反应；适当加温可提高凝血酶的活性，使凝血酶反应加速，促进血液凝固；此外，术前注射维生素 K，可促进肝脏合成凝血因子，起到加速血液凝固的作用。

2. 延缓或抑制凝血 低温可抑制酶的活性，减慢凝血速度；将血液置于光滑容器内，可减少因子Ⅻ的激活和血小板反应而延缓凝血过程；输血或贮存血液时，可用体外抗凝剂如枸橼酸钠去除血浆中的 Ca^{2+} 达到抗凝目的；此外，肝素抗凝作用强大，在体内或体外加入肝素，均可抗凝。

二、纤维蛋白溶解

纤维蛋白在纤维蛋白溶解酶的作用下被分解液化的过程，称为纤维蛋白溶解，简称纤溶（fibrinolysis）。纤溶系统主要包括纤维蛋白溶解酶原（plasminogen，简称纤溶酶原）、纤维蛋白溶解酶（纤溶酶）、纤溶酶原激活物和抑制物。

在生理性止血过程中，小血管内的血凝块常可成为血栓堵塞血管，使出血停止；创伤愈合时，构成血栓的纤维蛋白又会逐渐降解液化，使堵塞的血管重新畅通。因此，纤溶对血液保持流体状态、防止凝血蔓延及血栓形成具有重要意义。

（一）纤溶酶原的激活

纤溶酶原主要在肝、骨髓、嗜酸性粒细胞和肾中合成。正常成年人血浆中存在的纤溶酶原浓度约为100～200mg/L。纤溶酶原无活性，需在激活物作用下生成有活性的纤溶酶。其激活是一个有限的水解过程，可分为内源性激活途径和外源性激活途径。内源性激活途径是通过内源性凝血系统中的有关凝血因子，如因子Ⅻa、激肽释放酶等激活纤溶酶原；外源性激活途径是通过组织激活物（如肾合成的尿激酶）和来自血管内皮细胞的血浆激活物激活纤溶酶原。内源性激活途径可使凝血与纤溶相互配合，保持平衡；外源性激活途径可防止血栓形成，并在组织的修复和愈合中发挥作用（图3-8）。

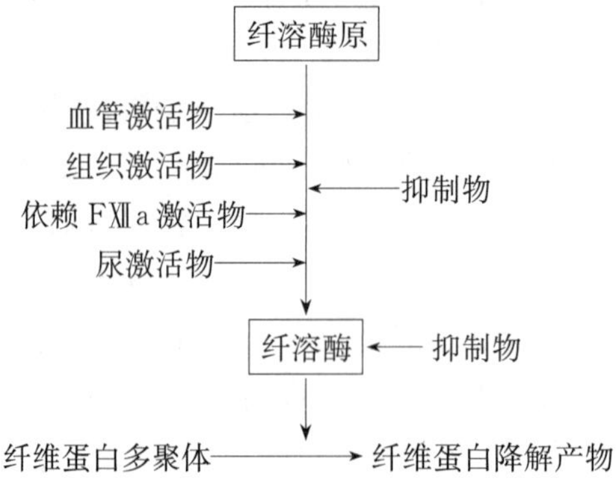

图3-8 纤维蛋白溶解系统示意图

（二）纤维蛋白和纤维蛋白原的降解

纤溶酶是一种活性很强的蛋白酶，它可裂解纤维蛋白或纤维蛋白原成可溶性小肽，总称为纤维蛋白降解产物（fibrin degradation product）。纤维蛋白降解产物一般不会再发生凝固，其中一部分还具有抗凝作用。

（三）纤溶抑制物

人体内抑制纤溶系统活动的物质称为纤溶抑制物，按其作用机制可分为两大类：一类为抗活化素，能够抑制纤溶酶原的激活；另一类是抗纤溶酶，通过与纤溶酶结合成复合物来抑制纤溶酶作用。

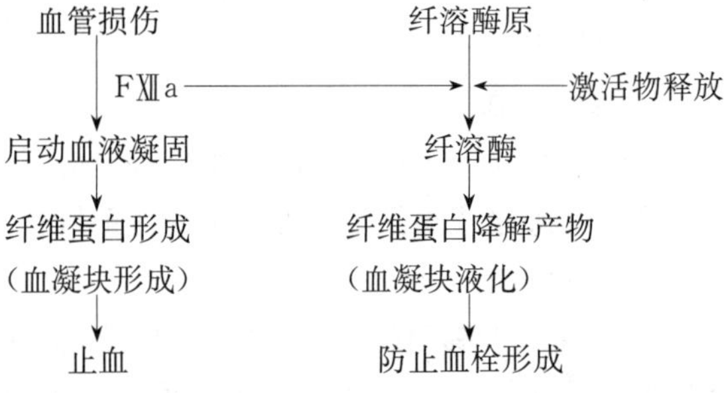

图3-9 血液凝固与纤维蛋白溶解活动关系

（四）纤维蛋白溶解与血液凝固的关系

纤维蛋白溶解与血液凝固是两个既对立又统一的功能系统，正常情况下，两者处于动态平衡。当血管破损出血时，凝血过程启动形成血凝块以达到止血目的，之后，血凝块中的纤溶系统启动并溶解血凝块，以保持血管通畅。在血管内如果凝血作用大于纤溶，就会发生血栓；如果纤溶作用大于凝血，就会造成出血倾向（图 3-9）。

第五节 血量、血型与输血

足够的血液是保证机体组织器官血液供给、维持动脉血压稳定、内环境稳态及机体新陈代谢的必要条件，输血是对急性大失血患者进行急救和治疗某些疾病的重要手段之一。

一、血 量

人体内血液的总量叫做血量（blood volume）。正常成人血量占体重的 7%～8%，即每公斤体重约 70～80ml 血液。安静状态下，大约 90%的血液在心血管内循环流动，称为循环血量（circulating blood volume）；另有 10%的血液滞留于肝、脾、肺、腹腔静脉、皮下静脉丛等处，称为贮存血量，相关部位称为贮血库。当机体在剧烈运动、情绪激动或大量失血时，贮存血量释放出来以补充循环血量，适应机体需要。

生理情况下，人体内的血量总是相对恒定的。一般认为机体一次失血量不超过总血量的 10%时，机体可通过心脏活动加强、血管收缩、贮存血量释放、肝合成血浆蛋白加速、骨髓造血功能加强等功能来代偿，使生命活动维持在正常状态。因此，一次献血 200～300ml 对健康不会带来损害。若一次失血达总血量的 20%时，血压下降，机体各种生命活动将受到影响。一次失血达总血量的 30%以上时，如不及时抢救，将危及生命。

二、血 型

血型（blood group）是指血细胞膜表面特异抗原的类型。目前已发现的人类血型系统有红细胞血型系统、白细胞血型系统和血小板血型系统，其中在临床实践中有重大意义的是红细胞血型系统中的 ABO 血型和 Rh 血型。

（一）ABO 血型系统分型

1. ABO 血型系统的凝集原（抗原） 根据红细胞膜上 A、B 凝集原的有无及种类将血液分为 4 型。凡红细胞膜上只含有 A 凝集原的称 A 型；只有 B 凝集原的称 B 型；A、B 凝集原均有者为 AB 型；A、B 凝集原均无者为 O 型。

2. ABO 血型系统的凝集素（抗体） 在人类血清中含有与血型凝集原相对应的凝集素，即血型抗体（以 IgM 抗体为主）。不同的血型的人，其血清中含有不同的凝集素，即不含有与自身红细胞凝集原相对应的凝集素。在 A 型血的血清中，只含有 B 凝集素；B 型血的血清中，只含有 A 凝集素；AB 型血的血清中，既不含 A 凝集素也不含 B 凝集素；而 O 型血的血清中则同时含有 A 和 B 凝集素（表 3-4）。

表 3-4 ABO 血型系统分型

血 型	红细胞上的凝集原	血清中的凝集素
A 型	A	抗 B
B 型	B	抗 A
AB 型	A、B	无
O 型	无	抗 A，抗 B

知识链接

ABO 血型系统中的亚型

ABO 血型系统中存在多种亚型，其中以 A 型中的 A_1 和 A_2 亚型与临床关系密切。A_1 亚型的红细胞膜上含有 A 和 A_1 凝集原，血清中含 B 凝集素；A_2 亚型的红细胞膜上含有 A 凝集原，血清中含有 A_1 和 B 凝集素。A_1 型红细胞上的 A_1 凝集原可与 A_2 型血清中的 A_1 凝集素发生凝集反应。同样，AB 型中也有 A_1B 和 A_2B 两种亚型。另外，A_2 型和 A_2B 型红细胞的抗原性比 A_1 型和 A_1B 型弱得多，在做血型鉴定时，易将 A_2 型和 A_2B 型误定为 O 型和 B 型。虽然我国汉族人群中 A_2、A_2B 型者很少，分别仅占 A 型血和 AB 型人群的 1%以下，但在临床输血时仍需注意。

（二）ABO 血型系统血型鉴定原理

当红细胞膜上的凝集原与相应的凝集素相遇时，发生抗原抗体反应，红细胞凝集成一簇簇不规则团块，称为红细胞凝集反应（erythrocyte agglutination）。在补体的参与下，凝集的红细胞会破裂溶血。血型鉴定就是依据红细胞凝集反应原理，采用含有 A 和 B 凝集素的血型定型试剂，对被测者红细胞膜上的凝集原分布情况进行检测（表 3-5）。根据有无凝集现象，确定其 ABO 血型类型（图 3-10）。

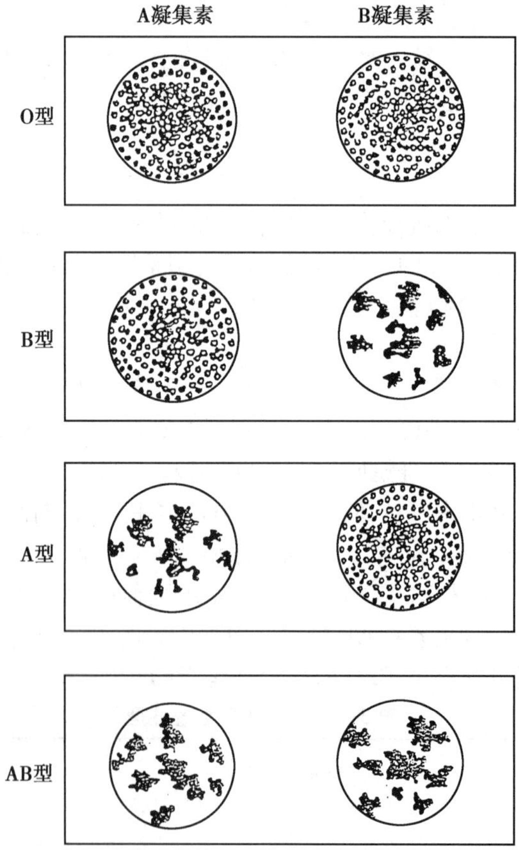

图 3-10　血型鉴定方法

表 3-5 ABO 血型鉴定

血型定型试剂（单克隆抗体）			血型
抗 A	抗 B	抗 A+抗 B	
+	−	+	A 型
−	+	+	B 型
+	+	+	AB 型
−	−	−	O 型

（三）Rh 血型系统

1. Rh 血型的分型 1940 年 Landsteiner 和 Wiener 将恒河猴的红细胞重复注入家兔体内，引起家兔产生抗恒河猴红细胞抗体，再用含这种抗体的血清与人类红细胞混合，发现人类的红细胞能被这种血清凝集，表明人类红细胞具有与恒河猴同样的抗原，即 Rh 抗原。在已发现的 40 多种 Rh 抗原中，与临床关系密切且抗原性最强的是 D 抗原。常将红细胞膜上含有 D 抗原、能够被上述血清凝集的血型称为 Rh 血型阳性；而将红细胞膜上缺乏 D 抗原、不被这种血清凝集的血型称为 Rh 血型阴性。

知识链接

Rh 血型的分布

Rh 血型的分布具有明显的种族差异。在我国，汉族人群中 99%属 Rh 阳性，Rh 阴性的人不足 1%。Rh 阴性主要分布在少数民族中，如塔塔尔族约为 15.8%，苗族约为 12.3%，布依族和乌孜别克族约为 8.7%。故在这些民族居住的地区，Rh 血型的鉴定应该受到特别的重视。

2. Rh 血型的特点及其临床意义 Rh 血型的重要特点是：Rh 阴性血清中不含天然 Rh 抗体。只有当 Rh 阴性者接受 Rh 阳性的血液后，D 抗原刺激机体的免疫系统，才能产生 Rh 抗体。因此，Rh 阴性者在第一次接受 Rh 阳性的血液时，因 Rh 阴性受血者体内无天然抗体，不会发生凝集反应；当第二次输入 Rh 阳性血液时，则会因抗原抗体结合而发生红细胞凝集反应。

Rh 抗体为 IgG，分子量小，能通过胎盘屏障，因此当 Rh 阴性的母亲怀有 Rh 阳性的胎儿（第一胎）时，因 Rh 阴性母亲体内无天然 Rh 抗体，胎儿一般不发生因 Rh 血型不合引起的新生儿溶血。但胎儿的红细胞或 D 抗原可因胎盘绒毛脱落等原因进入母体，引起母体产生 Rh 抗体。当母亲再次孕育 Rh 阳性的胎儿（第二胎）时，母亲体内的抗体可通过胎盘屏障进入胎儿体内，引起凝集反应，导致溶血，严重时可导致胎儿死亡。因此，Rh 阴性母亲在生育第一胎后，应及时常规注射特异性抗 D 免疫球蛋白，中和进入母体的 D 抗原，以防止 Rh 阴性母体致敏。母子 ABO 血型不合，母亲为 O 型，胎儿为 A 型（或 B 型），也可以引起症状很轻的新生儿溶血症。

三、输 血

输血是临床上抢救大失血患者和治疗某些疾病的有效方法之一。当输入血型不合的血液时，在血管内可发生红细胞凝集和溶血反应，甚至导致死亡。所以，输血的根本原则就是要避免发生凝集反应。在输血前应首先进行 ABO 血型鉴定。在正常情况下，ABO 血型系统中，只有相同血型的人才能互相输血。且为避免由 ABO 血型系统中的亚型和 ABO 血型系统外的其他因素引起的凝集反应，临床工作中，无论是同型输血还是异型输血都必须做交叉配血实验（cross match test）。方法如下所示（图 3-11）：

将供血者的红细胞与受血者的血清相混合称为交叉配血主侧（直接配血）；受血者的红细胞与供血者的血清相混合称为交叉配血次侧（间接配血），观察各有无凝集反应发生。主侧次侧均不凝为配血相合，可以输血；若主侧凝集为配血不合，禁止输血；主侧不凝，次侧凝集，一般也不宜输血，只有在紧急情况下才考虑输血。

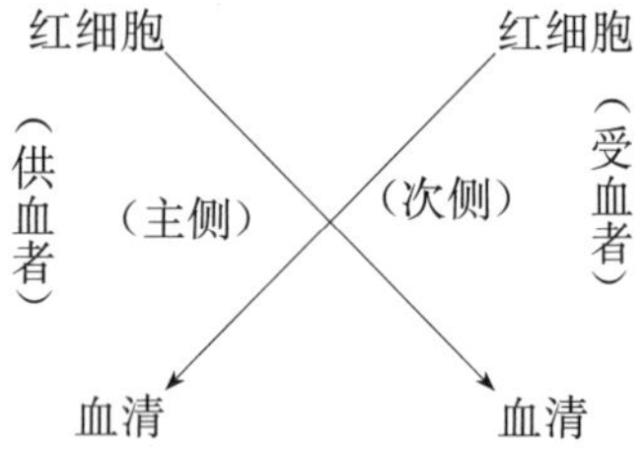

图 3-11 交叉配血实验示意图

在临床上，有人曾把 O 型血的人称为“万能供血者”，认为 O 型血的人可输血给其他各型。这种说法是不可取的。因为 O 型血的人虽然没有 A 和 B 抗原，不会被受血者的血浆所凝集，但 O 型血的血浆中存在 A 抗体和 B 抗体，会与其他血型的红细胞发生凝集反应。当输入血量较大时，供血者血浆中的抗体未被受血者的血浆足够稀释，受血者的红细胞会发生广泛凝集。同样，认为 AB 型可接受其他 ABO 型血的说法也是不可取的。在临床工作中，输血时要坚持尽量同型输血，避免异型输血；紧急情况下，需输入异型血时，应遵循少量、缓慢输入的原则。对反复输血和育龄妇女，还需使供血者与受血者的 Rh 血型相合，警惕 Rh 阴性受血者产生 Rh 抗体。

知识链接

输血的类型

随着医学进步，输血疗法已经从原来的全血输注，发展到成分输血。即根据患者病情需要，分别输入红细胞、白细胞、血小板或血浆。如严重贫血患者主要是红细胞不足，宜输注浓缩红细胞悬液；大面积烧伤患者因创面渗出而丢失大量血浆，宜输入血浆或血浆代用品；各种出血性疾病的患者则可根据病情，输入浓缩的血小板悬液或含有凝血因子的新鲜血浆以促进止血。成分输血可增强治疗的针对性，提高治疗效果，减少不良反应，并且节约血源。

此外，根据血供来源可将输血分为异体输血和自体输血。后者是指在手术前先抽取并保存患者自己的一部分血液，在以后进行手术时按需要再将血液输给自己。利用自体输血可减少血源传播性疾病发生，且多次取血可刺激骨髓造血。

（潘丽萍）

思考题

1. 血浆渗透压的组成有哪些？各具有怎样的生理意义？
2. 简述血液凝固的基本过程。
3. ABO 血型的分型依据是什么？

第四章 血液循环

学习目标

1. 掌握心率与心动周期的概念，心排出量的概念及其影响因素；心肌细胞的自律性、传导性、兴奋性及收缩性的主要特点。动脉血压的概念、形成、正常值和影响因素；中心静脉压；压力感受性反射的基本过程，肾上腺素、去甲肾上腺素对心血管活动的体液调节。

2. 熟悉心脏射血、充盈过程中心室的压力、容积、瓣膜和血流方向的变化；第一、第二心音的特点及形成原因；正常心电图波形及意义；动脉脉搏；静脉回心血量及其影响因素；微循环的功能及调节，组织液的生成及影响因素；冠脉循环的特点。

3. 了解心室肌细胞和窦房结P细胞的生物电现象；微循环的组成、血流通路；心脏和血管的神经支配及其作用。

循环系统主要由心脏和血管组成。血液在心血管中按一定方向周而复始的流动，称为血液循环（blood circulation）。心脏是推动血液流动的动力器官，血管是血液流动的通道和物质交换的场所。血液循环可分为体循环和肺循环两部分，两者共同构成一个完整的循环功能系统。血液循环的主要功能是运输营养物质和代谢产物，调节器官功能，维持内环境的相对稳定，保证新陈代谢的正常进行。血液循环一旦发生障碍，内环境稳态就会遭到破坏，进而发生各器官功能失常和机体新陈代谢障碍，严重者可危及生命。

第一节 心脏生理

心脏的主要功能是泵血。在生命活动过程中，心脏不断地进行着收缩和舒张活动，舒张时容纳返回心脏的静脉血，收缩时把血液射入动脉，为血液流动提供能量。通过心脏的这种节律性活动以及由此而引起瓣膜的规律性开启和关闭，推动血液沿单一方向循环流动。

一、心脏的泵血功能

（一）心动周期和心率

1. 心动周期（cardiac cycle） 心房或心室每收缩和舒张一次所经历的时间，称为心动周期。在一个心动周期中，心房和心室的机械活动可分为收缩期（systole）和舒张期

(diastole)。由于心脏的功能主要由心室完成，故心动周期通常是指心室的收缩和舒张功能活动。

2. 心率 每分钟心跳的次数称为心率。正常成人在安静状态下心率为 60～100 次/分，平均 75 次/分。心率是临床常用的生理指标。受年龄、性别和其他因素的影响。如新生儿心率可达 140 次/分，随着年龄增长，心率逐渐减慢，大约 15 岁以后接近成人水平；成年女性心率略快于男性；同一个人，安静或睡眠时心率减慢，情绪激动或运动时心率加快。

心动周期的长短取决于心率的快慢。按平均心率 75 次/分计算，每个心动周期持续 0.8 秒。在一个心动周期中，两侧心房先收缩，持续约 0.1 秒，后舒张，持续约 0.7 秒。当心房进入舒张期时，心室开始收缩，持续约 0.3 秒，随后心室舒张，持续约 0.5 秒。在心室舒张期的前 0.4 秒，心房也处于舒张状态，把心房心室都处于舒张的时期称为全心舒张期（图 4-1）。

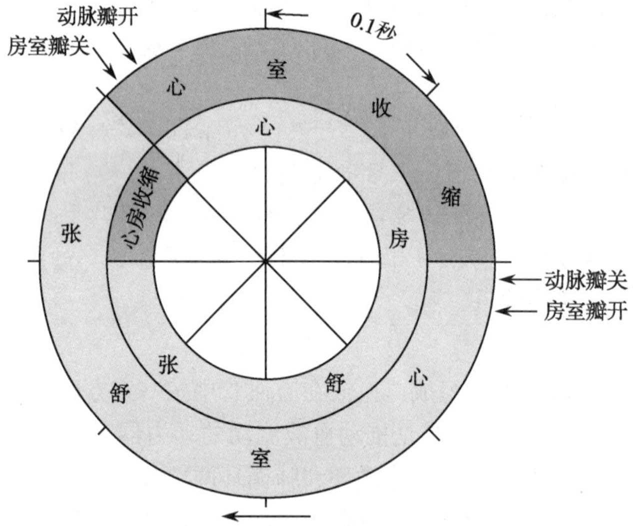

图 4-1 心动周期示意图

在心动周期中，心房和心室的舒张期均长于收缩期，使心脏得到充分的休息，进而保证心脏长期工作不发生疲劳。如果心率增快，心肌的休息时间相对缩短，对心脏的持久工作不利。因为，心动周期时间缩短，收缩期和舒张期都相应缩短，但舒张期缩短更为明显。所以，在临床实践中，各种病因引起的患者心率过快，都会导致心脏充盈量和休息时间的减少，严重的会导致心力衰竭，所以必须采取相应治疗措施减慢心率。

（二）心脏的泵血过程和机制

在心脏的泵血活动中，心室起主要作用，左右两侧心室泵血过程基本相同，现以左心室为例，讨论心室的泵血过程。泵血包括心室收缩将血液射入动脉的射血过程和心室舒张静脉血回心的充盈过程（图 4-2）。

1. 心室的收缩与射血过程 心室收缩与射血可分为等容收缩期和射血期。

（1）等容收缩期：心室收缩室内压升高，当室内压高于房内压低于主动脉压时，房室瓣关闭，动脉瓣仍处于关闭状态，心室成为一个封闭的腔，虽然心室肌强烈收缩，由于血液不能被压缩，心室容积不变，因此称为等容收缩期（isovolumic contraction period)，历时约 0.05 秒。等容收缩期的长短取决于心肌收缩力的强弱和动脉血压的高低。如果心肌收缩力下降，室内压上升速度减慢，或动脉血压升高，射血时间推迟，等容收缩期将延长。

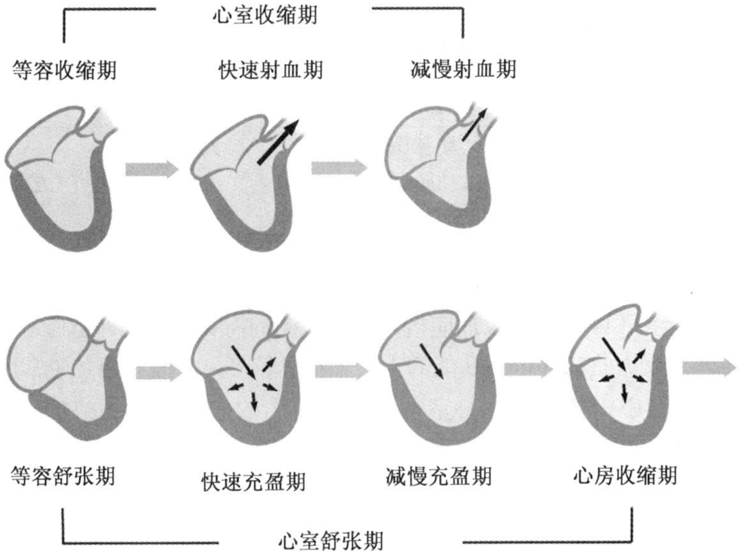

图 4-2　心脏泵血过程示意图

（2）射血期：当室内压超过主动脉压，动脉瓣开放，心室内血液顺压力梯度射入动脉，进入射血期，持续约 0.25 秒。射血前期，血液射入主动脉速度较快，室内容积迅速缩小，称为快速射血期（rapid ejection period），历时约 0.1 秒。快速射血期射血速度快，量也多，约占总射血量的 70%。射血后期，射血速度减慢，射出的血量占收缩期总射血量的 30%，称为减慢射血期（reduced ejection period）。此期末，室内容积最小。历时约 0.15 秒。

2. 心室的舒张与充盈过程　心室舒张与充盈过程包括等容舒张期、充盈期和心房收缩期。

（1）等容舒张期：心室收缩结束即转入舒张。心室舒张，室内压下降，当室内压低于主动脉压时，主动脉内血液向心室方向反流而推动主动脉瓣关闭。此时，室内压仍高于房内压，房室瓣依然处于关闭状态，心室再次形成一个封闭的腔。心室容积不变，称为等容舒张期（isovolumic relaxation period），历时约 0.06～0.08 秒。

（2）充盈期：心室继续舒张，当室内压低于房内压时，房室瓣开放，心房和大静脉中的血液顺房室压力梯度被快速“抽吸”进入心室，心室容积迅速增大称为充盈期，历时约 0.33 秒。舒张早期血液快速进入心室，心室内容积快速增大，称为快速充盈期（rapid filling period），历时约 0.11 秒。此期进入心室的血量占总充盈量的 70%。随着心室内血量增多，房室间压力差减小，血液流入心室的速度减慢，称减慢充盈期（reduced filling period），历时约 0.22 秒。

（3）心房收缩期：心室“抽吸”结束，心房开始收缩，房内压升高，血液顺压力差由心房进入心室，使心室进一步充盈。心房收缩期持续约 0.1 秒。由心房收缩增加的心室充盈量仅占心室总充盈量的 10%～30%。故临床上心房纤维颤动者，尽管心室充盈量减少，但不致引起心排出量明显减少，若心室发生纤维颤动，如不及时抢救，则可因心室不能射血而危及生命（表4-1）。

表4-1 心动周期中左心室内压力、瓣膜活动、心室容积及血流方向的变化

	分期	压力	房室瓣	动脉瓣	心室容积	血流方向
心缩期	等容收缩期	房内压<室内压<动脉压	关	关	不变	不变
	射血期	房内压<室内压>动脉压	关	开	减小	心室→动脉
心舒期	等容舒张期	房内压<室内压<动脉压	关	关	不变	不变
	充盈期	房内压>室内压<动脉压	开	关	增大	静脉→心房→心室
	心房收缩期	房内压>室内压<动脉压	开	关	增大	心房→心室

（三）心脏泵血功能的评价

心脏的主要功能是不断地泵血以适应机体新陈代谢的需要。正确评价心脏的泵血功能具有重要的生理和临床意义。临床评价心功能的方法和指标较多，下面介绍几个常用的指标。

1. 每搏输出量和心指数 一侧心室每次收缩射出的血量称为每搏输出量（stroke volume），简称排出量。正常成年人安静状态下每搏输出量约为60～80ml，平均70ml，左右心室基本相等。心舒期末心室内的血液约125ml，称为心室舒张末期容积。排出量占心室舒张末期容积的百分比称为射血分数（ejection fraction）。安静状态时的射血分数约为55%～65%。心交感神经兴奋时，心室收缩力加强，排出量增多，射血分数增加。在心室功能减退、心室异常扩大的情况下，由于心室舒张末期充盈量增加，排出量可能不减少，但射血分数却明显下降，所以射血分数是临床判定心功能的重要指标之一。

2. 心排出量和心指数 一侧心室每分钟射出的血量称为每分心排出量，简称心排出量（cardiac output），等于排出量与心率的乘积。以心率75次/分，排出量60～80ml计算，心排出量为4.5～6.0L/min。心排出量与机体新陈代谢水平相适应，可因性别、年龄及其他生理状况而异。女性的心排出量比同体重男性约低10%。青年人的心排出量大于老年人；剧烈运动时，心排出量可以比安静时提高5～7倍，高达25～35L/min。正常人心排出量与体表面积成正比。以每平方米体表面积计算的心排出量称为心指数（cardiac index）。体表面积的大小可用身高和体重计算出来。中等身材成年人的体表面积约为1.6～1.7m^2，静息心指数为3.0～3.5L/(min·m^2)。它是便于个体之间进行比较的心功能指标。

（四）心脏泵血功能的储备

知识链接

人工心脏起搏器

人工心脏起搏是用人造的脉冲电流刺激心脏，代替心脏的起搏点引起心脏跳动的治疗方法。起搏器由脉冲发生器、电极及导线组成。它能按一定形式的人工脉冲电流刺激心脏，使心脏产生有节律的收缩，不断泵出血液以供应人体的需要。临床上根据起搏时间的长短，将人工心脏起搏大致分为临时性起搏和永久性起搏两大类。临时性起搏主要用于心脏病的检查、手术中的心脏保护、短期内可以恢复的心律失常。永久性起搏适用于难以恢复的病变，其起搏器重约18～30g，外壳是由金属钛铸造而成的精密仪器；连同起搏电极一起埋藏于患者体内，又称为“埋藏式心脏起搏器”，是目前广泛采用的永久起搏方式。

心排出量随机体代谢需要而增加的能力，称为心力储备（cardiac reserve）。正常成年人静息时心排出量约为4.5～6 L/min，剧烈运动时可以提高到30L/min左右，表明健康人的心脏具有相当大的储备能力。心力储备包括心率储备和排出量储备。健康成人安静时心率平均为75次/分，在剧烈活动时可以增快至160～180次/分，使心排出量增加2.0～2.5倍。在一般情况下，动用心率储备是提高心排出量的主要途径。排出量储备包括收缩期储备和舒张期储备。收缩期储备是通过增加心肌的收缩力，提高心排出量，是最有效的心力储备。舒张期储备是通过增加心室舒张末期容积来增加心排出量。心力储备在很大程度上反映心脏的功能状况。经常进行体育锻炼的人和体力劳动者，心力储备增大，能够胜任较大的运动量和较重的体力劳动。

（五）影响心排出量的因素

生理情况，心脏的活动是在神经和体液等因素的调节下进行的，心排出量能随人体不同的生理状态而发生相应的变化。心排出量等于排出量和心率的乘积，因此凡能影响两者的因素都能影响心排出量。

1. 影响排出量的因素 排出量取决于心肌的收缩强度和速度。因此，凡是影响心肌收缩强度和速度的因素都能影响排出量，在心率不变时，排出量的多少取决于前负荷、后负荷和心肌收缩能力的大小。

（1）前负荷：是指心室肌收缩前所承受的负荷，即心室舒张末期的充盈量。它决定了心室肌在收缩前的初长度。在一定范围内，心室舒张末期容积增大，压力升高，心肌初长度增加，收缩力增强，排出量增多，心排出量增加。心肌收缩强度随心肌初长度改变发生的适应性反应称为异长自身调节。影响心室充盈末期容积最主要的因素就是静脉回心血量。通常心室射血量与静脉回心血量相平衡，从而维持心室舒张末期容积和压力于正常范围，如果静脉血回心速度过快、量过多，可造成心室前负荷过大，心肌初长度过长，初长度超过一定限度，心肌收缩力反而减弱。因此，在静脉输液时，应根据不同年龄、体质、病情等严格控制输液的速度和量，防止心力衰竭的发生。

（2）后负荷：是指心肌开始收缩时遇到的阻力称为后负荷。对于心室来说，主动脉血压就是心室收缩射血时所承受的后负荷。在心肌初长度和心肌收缩力不变的情况下，动脉血压升高，心室的等容收缩期延长，射血期缩短，心室肌射血速度和幅度减小，排出量减少，心室内剩余血量增多。若静脉回心血量不变，可导致舒张末期容积增大，通过异长自身调节机制，心肌收缩强度增大，可使排出量恢复到正常水平。生理情况下，由于神经体液因素的调节，前、后负荷与心肌收缩力一般均相匹配，后负荷的增加常伴有心肌收缩力的增强，使心排出量同机体各种代谢活动相适应。在临床上，高血压患者若不应用降压药物治疗，动脉压持续处于高水平，心室肌长期加强收缩，将导致心室肌肥厚等病理性变化，最后可导致心力衰竭。

（3）心肌的收缩能力：心肌的收缩能力是指心肌在不依赖前、后负荷的情况下，改变其力学活动的一种内在特性。在相同前负荷条件下，心肌收缩能力越强，排出量越多，两者呈正变关系。正常情况下，心肌的收缩能力受神经和体液因素的影响。在运动和情绪激动时，交感神经-肾上腺髓质系统兴奋，肾上腺素和去甲肾上腺素分泌释放增加，心肌收缩能力增强，缩短速度加快，排出量增加，加之此时心率加快，故心排出量明显增多。在安静状态下，迷走神经兴奋，乙酰胆碱释放增多，使心肌收缩能力减弱，心排出量减少。

2. 心率对心排出量的影响 在一定范围内，心率加快，可使心排出量增加。但心率过快，超过 160～180 次/分，将使心室舒张期明显缩短，心舒期充盈量明显减少，因此排出量明显减少，从而导致心排出量减少。如果心率过慢，低于 40 次/分，将使心室舒张期明显过长，此时心室充盈量达到极限，尽管排出量有所增加，但因心率过慢，心排出量仍然减少。

生理条件下，心率受神经和体液因素的调节。如交感神经兴奋，心率加快，循环血中肾上腺素和去甲肾上腺素激素水平升高时，可使心率加快。心率还受体温、代谢和环境等多种因素的影响，体温升高、运动和情绪激动时，心率加快。

二、心肌细胞的生物电现象

心脏活动是以心肌细胞的生物电为基础的。依据其生物电特点分为两类：一类是非自律细胞：包括心房和心室肌细胞，因含丰富的肌原纤维而具有收缩功能，也称为工作细胞。另一类为自律细胞：特殊分化的心肌细胞，主要包括窦房结 P 细胞和心室普肯耶细胞，因含肌原纤维甚少而几乎无收缩功能，除了具有兴奋性、传导性之外，还具有产生自动节律性兴奋功能，故称为自律细胞。根据心肌细胞动作电位去极相速度的快慢及其不同的产生机制，又可将心肌细胞分成快反应细胞和慢反应细胞两类。前者包括心房肌细胞、心室肌细胞和普肯耶细胞等；后者则包括窦房结 P 细胞和房室结细胞等。

（一）工作细胞的跨膜电位及其形成机制

心房和心室肌细胞的跨膜电位及其形成机制基本相同，下面重点介绍心室肌细胞的跨膜电位及其形成机制。

1. 静息电位 心室肌细胞的静息电位约为－90mV，其形成机制与神经和骨骼肌细胞一样，主要是由 K^+ 外流形成的电-化学平衡电位，这是形成心室肌细胞静息电位的主要原因。

2. 动作电位 心室肌细胞的动作电位与神经及骨骼肌细胞的动作电位有明显不同。通常可以分为 0、1、2、3、4 五个时期（图 4-3）。

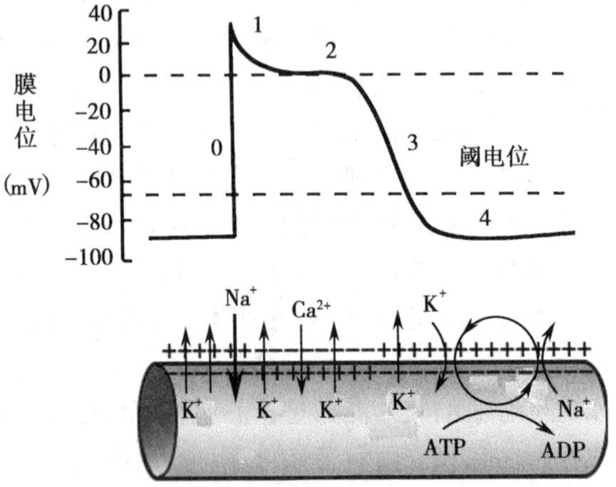

图 4-3 心室肌细胞的动作电位和离子流动示意图

（1）去极化过程：心室肌细胞的去极化过程又称为动作电位的 0 期。心室肌细胞在适当的外来刺激作用下，膜内电位由静息时的－90mV 迅速上升到＋30mV，即膜内电位由原来的极化状态变成反极化状态，形成动作电位的上升支。

产生机制：心室肌细胞受刺激开始兴奋时，细胞膜上 Na^+ 通道部分开放，少量 Na^+ 内流，膜内电位升高，当膜内电位升高达阈电位（－70mV）水平时，细胞膜上大量 Na^+ 通道开放，出现再生性的 Na^+ 内流，由此引起膜上 Na^+ 通道开放的数量大量增多，Na^+ 内流的速率加快，当膜内电位迅速升高达＋30mV 左右时，膜上的 Na^+ 通道开始失活，Na^+ 内流的速率减慢直至停止。Na^+ 通道激活快，失活也快，称之为快通道。心室肌细胞动作电位的 0 期特点是，去极化时间短（1～2 毫秒），速度快。

（2）复极化过程：心室肌细胞的去极化达＋30mV 后，膜内电位开始复极化。复极化过程包括动作电位的 1 期、2 期和 3 期三个阶段。

1）1 期：动作电位达峰值后，出现的快速短暂复极化过程，膜电位由＋30mV 迅速降至 0mV，历时 5～10 毫秒，又称快速复极初期。其机制是 K^+ 通道激活，K^+ 外流所致。

2）2 期：复极化膜内电位在 0mV 左右时，膜电位变化缓慢，基本停滞在 0mV 水平，时限可以达 100～150 毫秒，动作电位较平坦，形成一个平台，又称为缓慢复极期或平台期。它是心室肌细胞动作电位的主要特征。在 2 期开始时，膜上 Ca^{2+} 通道处于全面激活状态，Ca^{2+} 内流；膜上 K^+ 通道激活，K^+ 外流。由于 Ca^{2+} 内流和 K^+ 外流的电荷量相当，使膜电位停滞在 0mV 左右；随后 Ca^{2+} 通道逐渐失活内流停止，K^+ 外流逐渐增加，进入复极 3 期。

3）3 期：此时心室肌细胞复极化速度加快，膜内电位由 0mV 迅速下降到－90mV，历时 100～150 毫秒，称之为快速复极末期。此期形成是因膜对 K^+ 的通透性逐渐增大，K^+ 外流进行性增加。

从 0 期去极化开始到 3 期复极化结束，历时 200～300 毫秒。

4）4 期（静息期）：此时膜内电位虽已恢复到－90mV，并稳定在静息电位水平，但细胞膜进行着活跃的离子转运过程，以恢复细胞内外离子的正常浓度梯度，从而维持心室肌细胞的正常兴奋性。钠钾泵将细胞内 Na^+ 泵出，细胞外 K^+ 泵入。同时将进入细胞内的 Ca^{2+} 转运出细胞，多数通过细胞膜上的 Na^+-Ca^{2+} 交换体，少量是通过 Ca^{2+} 泵主动排出细胞的。

心房肌细胞的动作电位与心室肌细胞相似，但时程较短，约为 150～200 毫秒。

（二）自律细胞的跨膜电位及其形成机制

自律细胞动作电位的特点是 3 期复极末达最大复极电位后，膜电位能自动去极化，当去极达阈电位水平，引起新的动作电位。这种 4 期自动去极化是产生自动节律性兴奋的基础。

1. 窦房结 P 细胞的跨膜电位 窦房结 P 细胞，属慢反应自律细胞。其动作电位有以下特点：①动作电位 0 期去极化速度慢、幅度低，膜内电位仅上升到 0mV 左右；②没有明显的复极 1 期和 2 期平台；③3 期复极化时达到最大复极电位，约为－70mV；④4 期自动去极化速度快，其速度快于普肯耶细胞。凡 4 期能自动去极化的细胞称自律细胞。

窦房结细胞 P 细胞动作电位的 0 期是由 Ca^{2+} 通道开放，Ca^{2+} 内流所致。因 Ca^{2+} 通道激活和失活都慢，称慢钙通道。凡 0 期由慢钙通道打开，Ca^{2+} 内流形成，称慢反应细胞。3 期是由于 K^+ 迅速外流所致。当复极到－70mV 时，K^+ 外流进行性衰减，这是导致窦房结细胞 4 期自动去极化的最重要的离子基础，同时 Na^+ 内流进行性增加以及生电性 Na^+-Ca^{2+} 交换，形成缓慢内向的离子流，使膜电位缓慢上升，出现 4 期自动去极化（图 4-4）。

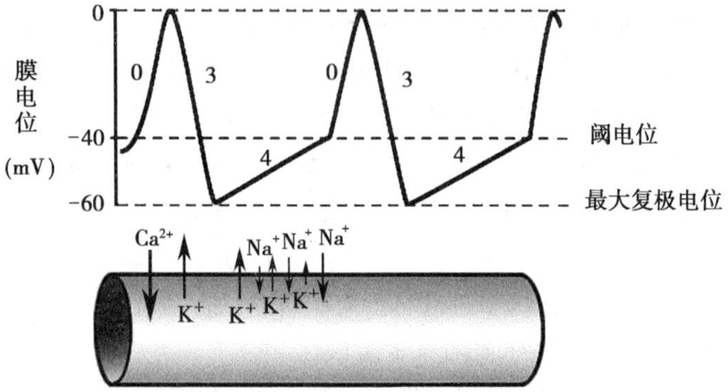

图 4-4 窦房结 P 细胞的动作电位和离子流动示意图

在 4 期，K^+ 外流进行性递减，Na^+ 内流进行性递增

2. 普肯耶细胞的跨膜电位 普肯耶细胞，属快反应自律细胞，最大复极电位是－90mV，普肯耶细胞的跨膜电位与心室肌细胞的动作电位相似，但不同点是：4 期膜电位不稳定，具有自动去极化的能力。主要是由 Na^+ 内流逐渐增强和 K^+ 外流逐渐衰减所致，以 Na^+ 内流为主（图 4-5）。

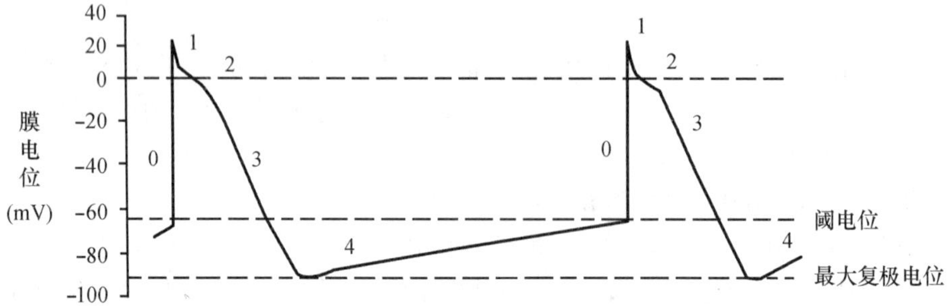

图 4-5 普肯耶细胞的动作电位示意图

房室交界的房结区和结希区细胞的动作电位与窦房结细胞的动作电位相似，但 4 期自动去极化速度比较缓慢。结区细胞无 4 期自动去极化。

三、心肌的生理特性

心肌细胞的生理特性包括自律性、兴奋性、传导性和收缩性，其中自律性、兴奋性、传导性是以心肌细胞膜的生物电活动为基础，又称为电生理特性。而心肌的收缩性则是以心肌细胞收缩蛋白为基础，因而是心肌的一种机械特性。心肌的收缩功能是心脏泵血功能的基础，而心肌的收缩性在很大程度上受电生理特性的影响。

（一）自律性

心肌细胞在没有刺激的条件下，自动产生节律性兴奋的能力或特性称为自动节律性（autorhythmicity），简称自律性。具有自动节律性的细胞称为自律细胞。每分钟内能够自动产生兴奋的次数，即自动兴奋的频率，是衡量自律性高低的指标。

心脏的自律性来源于心脏特殊传导系统中的自律细胞。窦房结细胞自律性最高，约 100 次/分，房室交界约为 50 次/分，普肯耶纤维自律性最低，约为 25 次/分。在正常情况下，由于窦房结的自律性最高，成为控制心脏活动的正常起搏点（normal pacemaker），窦房结引起的正常心跳节律称为窦性心律，其他部位的自律组织虽有起搏能力，但由于自律性低，通常受控于窦房结的节律，只起传导作用而不表现出本身的自律性，故称为潜在起搏点（latent pacemaker）。在窦房结的活动发生病变时，潜在起搏点可以取代窦房结而引发心房或心室的兴奋和收缩，这些起搏部位称为异位起搏点，由异位起搏点引起的心跳节律称为异位心律。

（二）兴奋性

兴奋性（excitability）是指心肌细胞受刺激后产生动作电位的能力。衡量兴奋性的高低可用刺激的阈值作为指标，阈值高表明兴奋性低，阈值低则表明兴奋性高。

1. 兴奋性的周期性变化 心肌细胞在发生一次兴奋的过程中，其兴奋性的变化可以分为以下几个时期（图 4-6）。

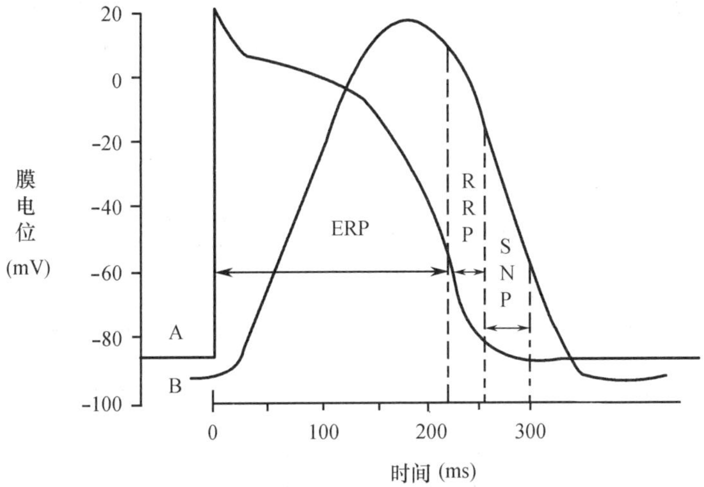

图 4-6 心肌细胞在一次兴奋过程中的兴奋性变化与收缩之间的关系

A. 动作电位；B. 心肌收缩曲线

ERP：有效不应期 RRP：相对不应期 SNP：超常期

（1）有效不应期：从心肌细胞动作电位的 0 期去极化到 3 期复极化至－55mV 时，对任何强度的刺激都不产生反应，兴奋性为零，这段时间称为绝对不应期。从复极化－55mV到－60mV 这段时间，Na^+ 通道开始复活，给予强刺激引起的 Na^+ 通道开放，产生局部去极化，但不能产生动作电位，称为局部反应期。由于从 0 期开始到 3 期膜电位恢复到－60mV 这段时间内，心肌细胞不能产生新的动作电位，故称这段时间为有效不应期（effective refractory period，ERP）。

（2）相对不应期：3 期复极化从－60mV 至－80mV 这段时间内，若给予心肌细胞一个阈上刺激可以使心肌细胞产生动作电位，这段时间称为相对不应期（relative refractory period，RRP）。在此期内，由于此期 Na^+ 通道活性逐渐恢复，但未达到正常状态，所以兴奋性低于正常，阈刺激不能产生兴奋，只有阈上刺激才能产生兴奋。并且产生动作电位去极化速度和幅度小于正常，兴奋传导速度也较慢。

（3）超常期：膜电位从复极－80mV 至－90mV 这段时间，给予阈下刺激可以使心肌细胞产生动作电位，这段时间称为超常期（supranormal period，SNP）。由于此期膜电位距阈电位的差距较小，故兴奋性高于正常。但是，因膜电位的绝对值较正常静息电位小，使其 0 期去极化的速度和幅度以及兴奋传导的速度仍低于正常。

2. 兴奋性周期性变化的特点和意义 可兴奋细胞在一次兴奋的过程中，其兴奋性均会发生周期性的变化。心肌细胞兴奋性变化的特点是：有效不应期长，相当于心脏整个收缩期和舒张的早期（见图 4-6）。因此，心脏在整个收缩期内，任何强度的刺激都不能引起其兴奋和收缩，必须待舒张开始后才可能再接受刺激而产生新的收缩，故不会发生强直性收缩，这就使心脏收缩和舒张得以交替进行，从而保证心脏的射血和充盈过程，实现心脏的泵血功能。

3. 期前收缩和代偿间歇 正常情况下，心脏的活动受窦房结产生和传出的兴奋控制。如果在心室兴奋性变化的有效不应期之后、下一次窦房结兴奋到达前，心室受到一次“额外”刺激，就会提前产生一次兴奋和收缩，称期前兴奋（premature excitation）和期前收缩（premature systole），临床上称为早搏。随后，心室的活动又在窦房结发出的节律性兴奋的控制下进行。如果窦房结发出的兴奋紧接在期前收缩之后到达，则恰好落在心室期前收缩的有效不应期内，就不能引起心房或心室产生收缩，而出现一次兴奋和收缩的“脱失”，因此，在一次期前收缩之后往往出现一段较长时间的心室舒张期，称之为代偿间歇（compensatory pause）（图 4-7）。

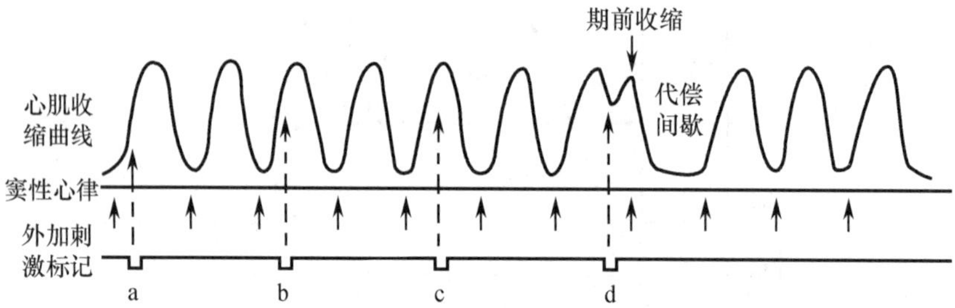

图 4-7 前收缩和代偿间歇

额外刺激 a、b、c 落在有效不应期内，刺激 d 落在相对不应期内

知识链接

早 搏

早搏是指起源于窦房结以外的异位起搏点自律性增高，提前发出兴奋引起心脏搏动，亦称为期前收缩，是最常见的心律失常之一。可分为房性、房室交界性和室性三种，其中以室性期前收缩最常见。期前收缩可见于正常人，情绪激动、精神紧张、饱餐、过度吸烟、饮酒等均可引起发作。亦可见于冠心病、风湿性心脏病、高血压性心脏病、心肌病等器质性心脏病。

期前收缩可无症状，亦可有心悸或心跳暂停感。频发的期前收缩可致乏力、头晕等症状，原有心脏病者可因此而诱发或加重心绞痛或心力衰竭。心脏听诊时可发现在规则的心律中出现提前的心跳，Holter（24 小时动态心电图）可详细记录期前收缩发生的时间、规律、性质等。

（三）传导性

心肌细胞具有传导兴奋的能力，称为传导性（conductivity）。

1. 心脏内兴奋传导的途径 在正常情况下，由窦房结产生的兴奋首先通过心房肌传到左、右心房，引起心房的兴奋和收缩。同时沿心房肌细胞组成的“优势传导通路”传到房室交界区，再经房室束及左、右束支、普肯耶细胞至心内膜心室肌，兴奋由心内膜向心外膜传播，最后引起两心室兴奋和收缩。

窦房结 —优势传导通路→ 房室交界→ 房室束及左、右束支 →普肯耶纤维网 → 心室肌

窦房结 → 心房肌 → 房室交界

2. 心脏内兴奋传导的特点和意义 心脏不同部位的心肌细胞传导速度存在差异：普通心房肌细胞的传导速度较慢，约为 0.4m/s，“优势传导通路”的传导速度较快，为 1.0～1.2m/s，因此窦房结的兴奋可沿此通路迅速传到房室交界区。房室交界区的传导速度很慢，其中结区最慢，仅为 0.02m/s，称为房室延搁（atrio-ventricular delay）。心室肌的传导速度 1.0m/s，普肯耶细胞的传导速度为 4m/s。

心脏兴奋的传播特点有：①兴奋在房室交界处传导速度缓慢，有约 0.1 秒的房室延搁，使心室在心房收缩完毕之后才开始收缩，保证心室足够的血液充盈和完成射血功能。②兴奋在心室传导速度最快，兴奋一旦达到普肯耶纤维网，几乎同时传遍整个心室，保证两心室同步产生兴奋和收缩，保证心室射血功能的完成。

（四）收缩性

心肌细胞能在动作电位的触发下产生收缩，称为收缩性。心肌细胞的收缩机制同骨骼肌细胞相似。但其收缩性具有以下特点。

1. 不发生完全强直收缩 心肌细胞在一次兴奋过程中的有效不应期长，相当于整个收缩期和舒张早期。在有效不应期内，任何刺激均不能使之产生收缩，故心肌只能在收缩结束和舒张开始以后才能再次接受刺激而产生收缩，表现为收缩和舒张的交替进行，不发生完全强直收缩。

2. 同步收缩 心肌细胞之间的闰盘区电阻很低，兴奋易于通过，可将心房和心室看成功能上的合胞体。另外心脏内还有特殊传导系统可加速兴奋的传导，故当某一处的细胞产生兴奋，可引起组成心房或心室的所有心肌细胞都同时收缩，即同步收缩。显然这种形式的收缩力量大，有利于提高心脏的泵血效率。

3. 对细胞外液 Ca^{2+} 的依赖性大 心肌细胞的肌质网不发达，贮存的 Ca^{2+} 量少。在一定范围内增加细胞外液 Ca^{2+} 浓度，可使心肌的收缩力增强，当细胞外液 Ca^{2+} 浓度降低，可使心肌的收缩力减弱。当细胞外液 Ca^{2+} 浓度降低到一定程度时，心肌细胞虽然兴奋，但不能收缩，称为兴奋-收缩脱耦联。

四、心音和心电图

（一）心音

在心动周期中，心肌收缩、瓣膜启闭、血流速度改变及血流对心血管壁引起的机械震动，经周围传到胸壁并通过听诊器在胸壁上听到，称为心音（heart sound）。在一个心动周期中有四个心音，分别称为第一、第二、第三和第四心音。使用听诊器一般只能听到第一心音和第二心音，在某些健康儿童和青年人有时也可以听到第三心音，某些老年人可能听到第四心音。

1. 第一心音 发生在心室收缩期，标志着心室收缩的开始。第一心音在心尖搏动处（即左锁骨中线第 5 肋间）听得最清楚，其特点是：音调较低，响度较大，持续时间较长。第一心音是由于房室瓣关闭和心室收缩时血流冲击房室瓣引起的震动、心室射出的血液撞击动脉壁引起的震动而产生的。心室收缩力量愈强，第一心音也愈强。所以第一心音的强弱可反映心室肌收缩力的大小和房室瓣的功能状态。

2. 第二心音 发生在心室舒张期，标志心室舒张的开始。第二心音在胸骨旁第二肋间听得最清楚，其特点是：音调较高，持续时间较短。第二心音是由于主动脉瓣和肺动脉瓣关闭，血流冲击大动脉根部及心室内壁引起的震动而形成的。其强弱可以反映主动脉和肺动脉压力的高低。

知识链接

心脏杂音

心脏杂音是指在正常心音之外，血液在心脏或血管内流动过程中遇到障碍，产生湍流所致的室壁、瓣膜或血管震动所产生的异常声音。心脏杂音可分为生理性和病理性。生理性杂音一般多见于儿童和青少年，性质柔和呈吹风样，持续时间短。在体检时由于情绪紧张、运动及心跳加快而容易听到，这种生理性杂音无损于健康，并不影响生活和工作。病理性杂音则因病因不同而有不同表现。例如：风湿性心脏病二尖瓣狭窄可在心尖部听到隆隆样舒张期杂音；二尖瓣关闭不全可在心尖部听到粗糙的吹风样杂音。还有一种类似用手指搔抓贴靠耳部手背所发出的声音，叫“心包摩擦音”，它告诉医师，患者的心包膜的脏层壁层已经增厚、变得粗糙了。尿毒症患者的心前区听到这种声音，说明已合并尿毒症心包炎，这是患者危重的特征。

（二）心电图

心脏电位变化可通过组织和体液传到体表。将心电图机测量电极置于体表一定部位记录的心电变化曲线称为心电图（electrocardiogram，ECG）。心电图是心脏兴奋的产生、传导及恢复过程的客观指标。正常心电图是由P波、QRS波群和T波及各波间的线段组成（图4-8）。

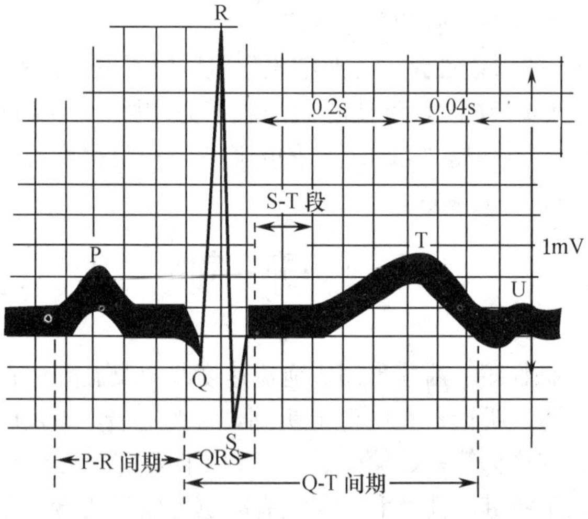

图 4-8 正常人心电模式图

正常心电图波形及生理意义：

1. P 波 反映左、右两心房的去极化过程。波形小而圆钝，历时0.8～0.11秒，波幅不超过0.25mV。当心房肥厚时，P波时间和波幅超过正常。

2. QRS 波群 反映左、右两心室去极化过程。典型的QRS波群包括三个紧密相连的电位波动，第一个向下的波称为Q波，即后向上的为R波，最后是向下的S波。历时

0.06～0.10秒。这三个波在不同导联记录的心电图上不一定都出现。当心肌肥厚或心室内兴奋传导异常时，QRS波群发生改变。如QRS波群延长，则反应心室内传导阻滞。

3. T波　反映两心室复极化的过程。时程为0.05～0.25秒，波幅为0.1～0.8mV。在R波为主的导联中，T波方向应与R波相一致，波幅不低于R波的1/10。若出现T波的低平、双向或倒置，常为心肌缺血、炎症、血中离子浓度发生改变的表现。

4. PR间期（或PQ间期）　是指从P波的起点到QRS波起点之间的时程，持续0.12～0.20秒，通常与基线在同一水平。代表窦房结产生的兴奋通过心房、房室交界和房室束传到两心室并使心室开始兴奋所需要的时间。房室传导阻滞时，P-R间期延长。

5. QT间期　是指从QRS波群起点到T波终点的时程。代表两心室开始去极化到复极化结束所经历的时间。QT间期与心率成反变关系，心率愈快，QT间期愈短。

6. ST段　是指从QRS波的终点到T波起点之间的线段。表明心室各部分均已进入去极化状态，彼此之间无电位差存在，故与基线平齐。慢性心肌缺血或损伤时，可以出现ST段压低或抬高。

心电图是反映心脏兴奋的产生、传导和恢复过程中的生物电变化。分析心电图可以用于对各种心律失常、心室心房肥大、心肌梗死、心肌缺血等病症检查，它对心脏基本功能及其病理研究方面，具有重要的参考价值。

第二节　血管生理

血管系统是一个相对密闭的管道系统，无论是体循环还是肺循环，心室内射出的血液都必须通过血液的流动实现运输和血液分配并与组织细胞进行物质交换等重要的生理功能。

一、各类血管的功能特点

各类血管因管壁结构和所在部位的不同，而有不同的功能特点。

1. 弹性贮器血管　指主动脉、肺动脉主干及其较大的分支。这些血管的管壁坚厚，含有丰富的弹性纤维，有较大的弹性和可扩张性。左心室射血时，血压升高，推动1/3血液向前流动。血管被动扩张容积增大，一方面缓冲收缩期血压，另一方面贮存2/3血液。当心室舒张时，被扩张血管弹性回缩，将射血期贮存在大动脉的2/3血液推向外周。因此大动脉又称为弹性贮器血管。

2. 分配血管　指中动脉及分支。其主要成分是平滑肌，收缩能力强，功能是将血液输送到各器官组织，故称为分配血管。

3. 阻力血管　指小动脉和微动脉。其管径小，管壁富含平滑肌，通过舒缩改变血管的口径和阻力大小，进而改变所在器官的血流量，故称为阻力血管。

4. 交换血管　指真毛细血管。其管壁薄，通透性大，数量多，血流速度缓慢，是血液与组织液之间进行物质交换的场所。

5. 容量血管　指静脉系统。静脉血管的管径大、管壁簿、易扩张，在安静状态下，60%～70%的循环血量容纳在静脉中，故有贮存血液的作用，称为容量血管。

二、血流量、血流阻力和血压

研究血液在心血管系统中流动的力学称为血流动力学。血流动力学主要研究心血管内压力、血流阻力、血流量以及三者间的关系。

(一)血流量和血流速度

单位时间内通过血管某一截面的血量称为血流量，也称容积速度，单位为 ml/min 或 L/min。按照流体力学的规律，血流量（Q）与血管两端的压力差（△P）成正比，与血流阻力（R）成反比，即 Q=△P/R。

在闭合的血管系统中，每一截面的血流量都是相等的，即等于心排出量。以体循环为例，上式中的 Q 就是心排出量，R 为血流阻力，△P 为主动脉压与右心房压之差。由于右心房压接近于零，△P 则接近于主动脉压（P)。因此公式可以写成 Q=P/R。对于某一器官而言，Q 为器官血流量，△P 为该器官的平均动脉压和静脉压之差，R 为该器官的血流阻力。在整体中，不同器官的动脉血压基本相同，静脉血压很低，故血流阻力是决定器官血流多少的主要因素。

血液在血管内流动时，血流速度与血流量成正比，与血管横截面积成反比（图 4-9)。主动脉总的横截面积最小，因此主动脉内的血流最快，约 180～220mm/s；毛细血管数总的横截面积最大，毛细血管内的血流最慢，约 0.3～0.7mm/s。

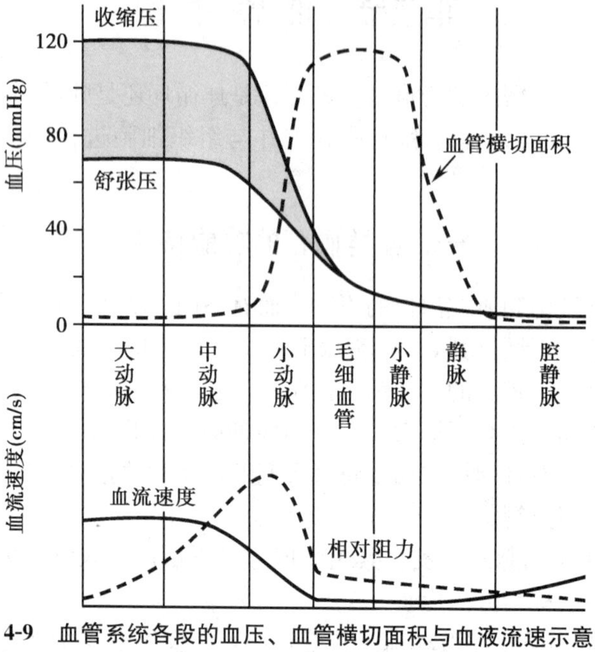

图 4-9 血管系统各段的血压、血管横切面积与血液流速示意图

(二)血流阻力

血液在血管内流动时所遇到的阻力，称血流阻力。主要来自血液内部各种成分间的摩擦和血液与血管壁之间的摩擦。血流阻力与血管半径（r）的 4 次方成反比，与血液黏滞度（η）和血管长度（L）成正比，用下式表示：$R=8\eta L/\pi r^4$。

由于血管长度和血液黏滞度变化很小，因此血流阻力主要决定于血管口径。在体循环的血流阻力中，大动脉约占 19%，小动脉约占 47%，毛细血管约占 27%，静脉约占 7%。可见小动脉和微动脉是形成血流阻力的主要部位，其舒缩活动对血流阻力影响最大。

（三）血压

血压（blood pressure，BP）是指流动着的血液对单位面积血管壁产生的侧压力，即压强。通常以毫米汞柱（mmHg）或千帕（kPa）为测量单位（1mmHg＝0.133kPa）。大静脉和心房的压力较低，常以厘米水柱（cmH_2O）为单位（$1cmH_2O$＝0.098kPa）。存在于动脉、毛细血管和静脉内的血压分别称为动脉血压、毛细血管血压和静脉血压。血管各段的血压各不相同，平常所说的血压是指动脉血压。

三、动脉血压和动脉脉搏

动脉血压（arterial blood pressure）是指血液对单位面积动脉管壁的侧压力，动脉血压一般指主动脉压。因大动脉的血压变化很小，故通常用肱动脉压来代表。

（一）动脉血压的形成

循环系统中有足够的血液充盈，是动脉血压形成的前提。心室收缩射血产生的动力和血液流动所遇到的外周阻力两者相互作用是形成动脉血压的根本因素。大动脉管壁的弹性在动脉血压形成过程中起缓冲收缩压和维持舒张压的作用。

在心室收缩期将血液射入大动脉，但因外周阻力的作用，只有1/3的血液向外周流动，其余2/3血液暂时贮存在大动脉内，对大动脉管壁产生最高的侧压，即收缩压。同时，大动脉管壁也被动扩张，使收缩压不致过高。心室舒张时，停止射血，主动脉瓣关闭，被扩张的大动脉管壁弹性回缩，使心缩期贮存的血液继续流向外周，使舒张期大动脉内仍保持一定的血液充盈，从而形成了舒张压。可见大动脉的弹性贮器作用，可使心室收缩期射出血量的同时，收缩压不致过高，减轻心脏的负担。其弹性回缩，贮存的部分势能转化为动能，使舒张压不致过低。同时将间断的心室射血变为动脉内连续的血流（图4-10）。

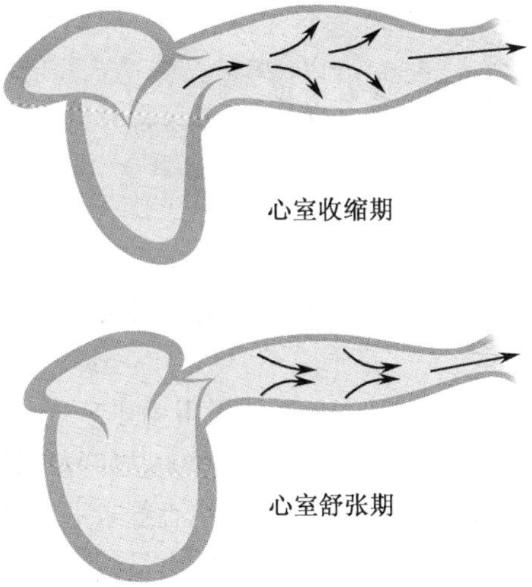

图4-10 大动脉管壁弹性作用示意图

简言之，动脉血压形成的前提是有足够的血量充盈心血管系统；心脏射血和外周阻力是形成血压的两个根本因素；大动脉管壁的弹性是缓冲收缩压、维持舒张压、保持血液连续流动的重要因素。

（二）动脉血压的正常值

心室收缩时主动脉血压升高所能达到的最高值，称为收缩压（systolic pressure）；心室舒张，动脉血压下降至最低点的数值为舒张压（diastolic pressure）。收缩压与舒张压的差值称为脉搏压（pulse pressure），简称脉压。在一个心动周期中，每一瞬间动脉血压的平均值称为平均动脉压（mean arterial pressure），约等于舒张压加1/3脉压。我国健康青年人在安静状态时的收缩压为100～120mmHg，舒张压为60～80mmHg，脉压为30～40mmHg，平均动脉压为100mmHg。动脉血压习惯以收缩压/舒张压表示，如120/80mmHg。安静时舒张压持续大于90mmHg或40岁以下的人收缩压持续大于140mmHg，可以视为高血压；舒张压持续低于60mmHg或收缩压持续低于90mmHg，可视为低血压。

保持血压值相对稳定具有重要意义。但个体差异较大，血压随年龄和性别而变动，还受许多因素如运动、情绪、体位、体重、内外环境变化的影响。血压过低可使各组织器官血液供应不足，特别是心、脑、肾等重要器官可因缺血而造成严重后果。血压过高，心室肌后负荷增加，可导致心室扩大，甚至心力衰竭。同时，过高的血压还可能引起血管壁损伤，如脑血管破裂造成脑出血。可见动脉血压的相对稳定，是内环境稳定的重要指标，是保证正常生命活动的必要条件。

知识链接

人体血压的变化

人的血压在一天24小时内不是固定不变的，而是在一定范围内上下波动。一般表现为两个高峰和两个低谷，早上6～9点为第一个血压高峰，以后开始下降，到中午12点至下午14点为第一个低谷，下午16～20点为第二个高峰，全天最高血压值多处于该时段，以后逐渐下降，到凌晨1～3点为全天最低血压，即第二个低谷，最后逐渐上升再进入次日的第一个高峰。目前诊断高血压病依靠临床随测的血压数据，没有考虑到血压的波动性，有可能使全天内某个时段血压升高者漏诊，而进行24小时动态血压监测就能及时发现这部分患者。高血压是可以预防的。遗传因素，生活节奏加快，工作竞争激烈和生活压力增加，不良生活习惯或嗜好等都可能导致血压升高或发展成高血压。

（三）影响动脉血压的因素

凡是参与动脉血压形成的因素，如排出量、心率和外周阻力、大动脉弹性及循环血量的改变等，都能影响动脉血压。

1. 排出量 主要影响收缩压。在心率和外周阻力不变时，心室收缩力增强，排出量增多，射入动脉内的血量增多，血液对管壁压力增大，使收缩期动脉血压明显升高。收缩压升高使血液流向外周的速度加快、血量增多，在心舒末期存留在动脉内的血量增加并不多，故舒张压升高不明显。当心室收缩力减弱，排出量减少时，则主要表现为收缩压的降低。因此，收缩压的高低主要反映排出量的多少。

2. 心率 主要影响舒张压。在其他因素不变时，心率加快，心室舒张期缩短，此期由大动脉流向外周的血量减少，使动脉内贮存的血量增多，舒张压显著升高。由于心室舒张期贮存在动脉内的血量增多，在排出量相对不变时，收缩压也有所升高，但升高的幅度不如舒张压，故脉压减小。相反，心率减慢时，舒张压降低的幅度比收缩压降低的幅度要大，脉压加大。

3. 外周阻力 是影响舒张压最重要的因素。如果心排出量不变而外周阻力增大，心舒期内血液流向外周的速度减慢，心舒末期存留于大动脉内的血量增多，故舒张压明显增高。由于心缩期内动脉血压升高使血流速度加快，动脉内增多的血液相对较少，故收缩压升高不明显，脉压减小；当外周阻力减小时，舒张压的降低也较收缩压明显，脉压加大。可见，一般情况下，舒张压的高低主要反映外周阻力的大小。临床上常见的高血压多是由于小动脉和微动脉硬化使外周阻力增大所致，故以舒张压升高为主。

4. 大动脉管壁的弹性贮器作用 大动脉的弹性贮器功能主要是缓冲血压，使收缩压不至于过高，舒张压不至于过低。老年人大动脉管壁弹性减小，缓冲血压的功能减弱，导致收缩压升高而舒张压降低，脉压明显加大。这种情况在临床上并不多见。因为，老年人在大动脉管壁弹性减小的同时多伴有小动脉和微动脉的硬化，使外周阻力增大，故收缩压和舒张压都升高，只是收缩压比舒张压升高得更明显。

5. 循环血量与血管容积 正常情况下循环血量与血管容积相适应，保持血管内有足量的血液充盈，这是形成动脉血压的前提。当大失血使循环血量减少时，若血管容量不变，会导致循环系统平均充盈压下降，回心血量减少，心排出量减少，动脉血压降低。如果循环血量不变，青霉素等药物过敏引起外周血管广泛扩张使血管容量增大，动脉血压也降低。

上述对于各种影响血压因素的分析，都是在假设其他因素不变的前提下，分析某一因素对其的影响。实际上，在不同的生理和病理情况下，影响血压的各种因素都可能不同程度地同时发生并相互影响，在分析动脉血压情况时，应根据不同情况综合考虑。由于动脉血压能反映多方面的变化，测量方法又较简单，因此，它是临床上常规的检查项目之一。

（四）动脉脉搏

动脉血压随心室的收缩和舒张活动呈周期性波动，伴随这种周期性血压变化引起动脉血管的扩张和回缩，称为动脉脉搏（arterial pulse），简称脉搏。用手指可以在皮肤表浅处摸到脉搏。脉搏波的传播并非血液在血管内流动所引起，而是沿血管管壁传播的一种行波，故脉搏波的传播速度比血流速度要快得多。脉搏的频率和节律能反映心率和心律；脉搏的强弱、紧张度高低与心肌收缩力、动脉血压及管壁弹性密切相关。因此脉搏在一定程度上可以反映心血管的功能状态。桡动脉是临床上常用的检测部位。

四、静脉血压和静脉血流

（一）静脉血压

当体循环的血液流经动脉和毛细血管到达微静脉时，血压已经降低至15～20mmHg。右心房作为体循环的终点，血压接近于零，即接近于大气压。

1. 中心静脉压 把右心房和胸腔内大静脉的血压称为中心静脉压（central venous pressure，CVP），正常值为4～12cmH_2O。中心静脉压的高低取决于心肌射血能力和静脉回心血量间的关系。心脏射血能力强，泵入动脉血液量多，中心静脉压就低；反之，心脏射血能力弱，排出量减少，滞留在右心房和腔静脉中的血量增多，中心静脉压升高。另一方面，在心脏射血能力不变时，静脉回心血量增多或减少，中心静脉压也会相应地升高或降低。因此，测定中心静脉压有助于判断心血管的功能，并可作为临床控制补液量和补液速度的指标。临床上用输液治疗休克时，除观察动脉血压的变化外，需同时动态观察中心静脉压的变化。如中心静脉压偏低，常提示血容量不足；若偏高或有进行性升高趋向时，提示输液过快或心功能不全，输液应慎重或停止。

2. 外周静脉压 各器官静脉的血压称为外周静脉压。通常以人体平卧时的肘静脉压为代表，正常值为5～14cmH_2O。当心功能减弱导致中心静脉压升高时，静脉血回流减慢，滞留于外周静脉内的血液增多，外周静脉压增高。外周静脉压可作为判断心功能的参考指标。

（二）影响静脉回流的因素

单位时间内静脉回心血量取决于外周静脉压与中心静脉压之差，以及静脉对血流的阻力。凡能改变三者中的任一因素，均能影响静脉回心的血量。

1. 心肌收缩力 心肌收缩力改变是影响静脉回流最重要的因素。心肌收缩力增强，排出量多，心室舒张期室内压降低，静脉回心的血流速度加快，回心血量增多。反之，心肌收缩力减弱，静脉回心的血流速度减慢，回心血量减少。如右心衰竭时，右心室收缩力降低，静脉回流减慢，会出现颈静脉怒张、肝脏充血肿大、下肢水肿等体循环静脉系统血液淤积的症状。在左心衰竭时，左心房压和肺静脉压升高，则出现肺淤血和肺水肿，导致呼吸困难。

2. 骨骼肌的挤压作用 当骨骼肌收缩时，肌肉内和肌肉间的静脉受到挤压，使静脉血流加快；肌肉舒张时，静脉内压力下降，有利于毛细血管和微静脉的血液流入静脉。另外，因静脉内存在静脉瓣，使静脉的血流只能向心脏方向流动而不能倒流。这样骨骼肌和静脉瓣一起对静脉血的回流起着“泵”的作用，称为“肌肉泵”或“静脉泵”。下肢肌肉进行节律性的活动，如步行或跑步时，肌肉泵的作用就能很好地发挥。长期站立工作的人，不能充分发挥肌肉泵的作用，易引起下肢静脉淤血，严重的可形成下肢静脉曲张。

3. 重力和体位 人体平卧位时，全身静脉大体上与心脏处于同一水平，重力对静脉血压和静脉血流的影响较小。当机体由持久的下蹲位突然转为直立时，因重力关系，心脏以下静脉血管扩张，其内的血液充盈量增加使静脉回流量减少，心排出量减少，血压降低，可以出现头晕和眼花的症状，这种变化称为直立性低血压。长期卧床或体弱多病的人，神经系统的调节能力减弱，如果由平卧位突然转为直立，则可以因心排出量的减少而引起动脉血压明显下降，视网膜和脑供血不足而出现眼花和晕厥的症状，这在临床护理工作中应予以注意。

4. 呼吸运动 呼吸运动也可影响静脉血流。吸气时胸廓扩大，胸膜腔负压值增加，胸腔内的大静脉和右心房被牵引而扩张，中心静脉压降低，外周静脉回流加快，回心血量增加。呼气时胸内负压值减小，静脉回流入心的血量也相应减少。

五、微 循 环

微循环（microcirculation）是指微动脉和微静脉之间的血液循环。微循环是血液和组织液之间进行物质和气体交换的场所，它使组织液得以更新，内环境稳态得以保持，从而保证组织细胞新陈代谢正常进行。

（一）微循环的组成

不同部位的组织和器官，由于结构和功能不同，其微循环的组成稍有差异。典型的微循环是由微动脉、后微动脉、毛细血管前括约肌、真毛细血管、通血毛细血管、动-静脉吻合支和微静脉七部分组成（图4-11）。

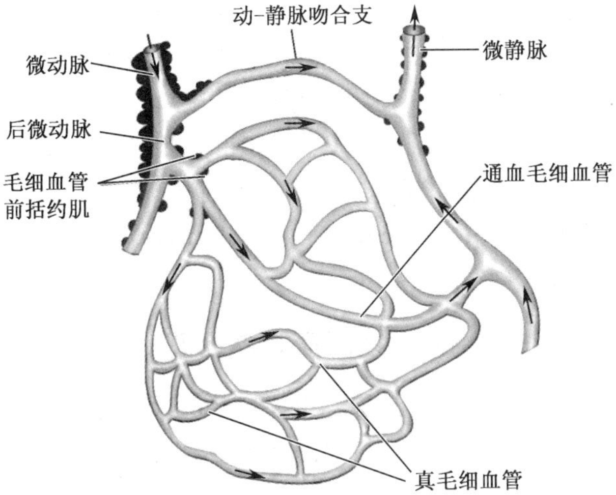

图 4-11 微循环模式图

圆黑点代表血管壁上的平滑肌

（二）微循环的通路及功能

1. 迂回通路 血液经微动脉、后微动脉、毛细血管前括约肌和真毛细血管网汇集到微静脉，称为迂回通路。真毛细血管管壁薄，通透性好，穿行于组织细胞间，迂回曲折，交织成网，血流速度缓慢，血管轮流交替开放，是血液与组织细胞进行物质交换的场所，故又称为“营养通路”。

2. 直捷通路 血液从微动脉经后微动脉和通血毛细血管进入微静脉，称为直捷通路。由于通血毛细血管是后微动脉的直接延伸，承受的血液压力大，加之该通路管径较粗，阻力较小，故血流较快。主要功能是使一部分血液迅速经微循环进入静脉，以保证循环血量相对恒定。

3. 动-静脉短路 血液从微动脉经动-静脉吻合支直接进入微静脉，称为动-静脉短路。血液流经此通路时不能进行物质交换。这类通路在皮肤内较多，通常处于关闭状态。当环境温度升高时，人体需要大量散热，动-静脉短路开放，血流量增加，有利于体热的散发。故该通路主要功能是调节体温。

（三）微循环的调节

1. 神经体液因素对微循环的调节 微动脉、微静脉主要受交感神经支配，毛细血管前括约肌主要受体液因素调节。

微动脉位于微循环的起始部分，微动脉舒张，进入微循环的血流量增多，收缩时则减少，故微动脉起“总闸门”作用。

微静脉位于微循环的最后部分，它的舒缩决定毛细血管后阻力的大小，影响微循环血液的流出量。故微静脉起“后闸门”作用。正常情况下后阻力变化不大，但在病理状态下，如休克患者，微静脉收缩，使后阻力增大，大量血液滞留在真毛细血管内，导致回心血量减少，心排出量减少，血压进一步下降加重病情发展。

后微动脉和毛细血管前括约肌位于真毛细血管的起始端，它控制进入真毛细血管的血流量，起“分闸门”作用，体液中肾上腺素、去甲肾上腺素等使毛细血管前括约肌收缩，局部代谢产物腺苷、乳酸、CO_2等使其舒张。

2. 微循环血流量的调节 微循环的血流量主要靠局部代谢产物的调节。安静状态，组织代谢水平低，局部代谢产物积聚较少，后微动脉和毛细血管前括约肌收缩，使大部分毛细血管网关闭，该毛细血管周围组织代谢产物积聚，氧分压降低，致使后微动脉和毛细血管前括约肌舒张，毛细血管网继而开放，代谢产物随血流清除，毛细血管网又关闭。如此周而复始，导致不同部分的毛细血管网交替开放和关闭。据估计，安静时骨骼肌中大约只有20%的真毛细血管处于开放状态。当机体活动加强时，代谢产物积聚，导致更多的后微动脉和毛细血管前括约肌舒张，毛细血管网大量开放，血液和组织细胞间物质交换增加，以适应组织代谢的需要。

六、组织液和淋巴液

存在于组织、细胞间隙内的细胞外液称组织液，它是组织细胞和血液之间进行物质交换的媒介。组织液不断更新是维持内环境稳态和组织细胞正常新陈代谢的基本条件。淋巴液来自组织液，经淋巴管系统回流入静脉。

（一）组织液的生成与回流

组织液是血浆成分通过毛细血管壁滤出而形成的。除蛋白质较少外，其他成分与血浆相似。毛细血管壁的通透性是组织液形成的结构基础。有效滤过压是组织液生成的动力。

组织液生成与回流取决于四种力量的对比，即毛细血管血压、血浆胶体渗透压、组织液静水压和组织液胶体渗透压（图4-12）。其中毛细血管血压和组织液胶体渗透压是促使毛细血管内液体向外滤过的力量，是组织液生成的力量；血浆胶体渗透压和组织液静水压则是促使组织液向毛细血管内回流的力量。滤过的力量和重吸收力量之差称为有效滤过压（effective filtration pressure），用下式表示：

有效滤过压=（毛细血管血压+组织液胶体渗透压）-（血浆胶体渗透压+组织液静水压）

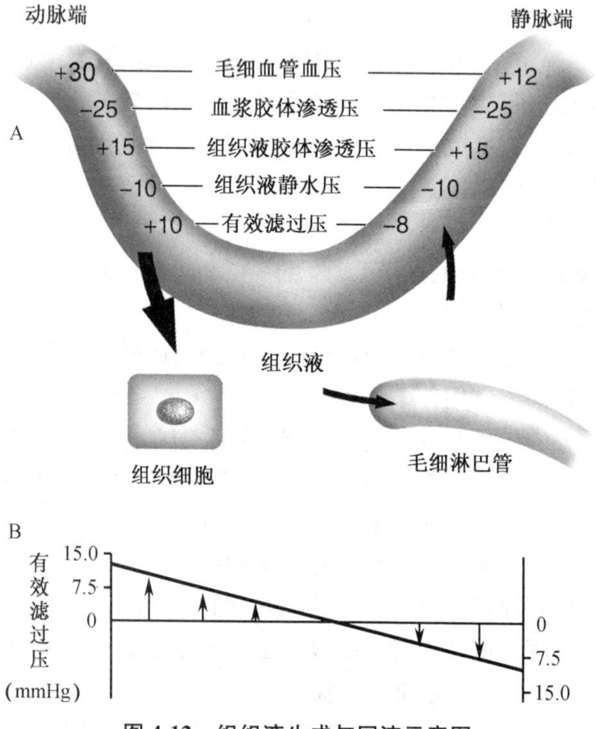

图4-12 组织液生成与回流示意图

当有效滤过压为正值时，液体从毛细血管内滤出，组织液生成；当有效滤过压为负值时，液体被重吸收入毛细血管，组织液得以回流。

正常情况下，人体毛细血管动脉端平均血压为 30mmHg，静脉端为 12mmHg，组织液静水压为 10mmHg，血浆胶体渗透压为 25mmHg，组织液胶体渗透压为 15mmHg。按上式计算，毛细血管动脉端的有效滤过压等于＋10mmHg，表明组织液在毛细血管动脉端不断生成；静脉端的有效滤过压等于－8mmHg，表明在静脉端有组织液不断回流。血液流经毛细血管动脉端致静脉端时，血压是逐渐降低的，而其他三个因素无明显变化，所以有效滤过压是一个渐变的动态过程，组织液的生成和回流是一个逐渐变化移行的过程。毛细血管动脉端滤出的液体，约 90％的量可以在静脉端被重吸收回血液，余下 10％左右的液体则进入毛细淋巴管生成淋巴液，再由淋巴系统流回血液，使组织液的生成和回流处于动态平衡。

（二）影响组织液生成和回流的因素

在正常情况下，组织液的生成与回流保持动态平衡，使血液量和组织液量能够维持相对恒定。如果这种动态平衡受到破坏，发生组织液生成过多或重吸收减少，可导致液体在组织间隙潴留，形成水肿。凡是能影响有效滤过压、毛细血管壁的通透性以及淋巴液回流的因素，都能影响组织液的生成与回流。

1. 毛细血管血压 毛细血管血压是促进组织液生成、阻止组织液回流的主要因素。在其他条件不变的情况下，毛细血管血压增高，有效滤过压增大，可以使组织液生成增多，回流减少引起水肿。例如，右心衰竭时，右心室射血减少，中心静脉压升高，静脉回流障碍，毛细血管后阻力增大，毛细血管血压升高，引起全身水肿。发生炎症的部位，由于微动脉扩张使毛细血管前阻力减小，毛细血管血压增高，组织液生成增多，发生局部水肿。

2. 血浆胶体渗透压 血浆胶体渗透压是由血浆蛋白质分子形成的，是促进组织液回流的因素。例如肝脏疾病和某些肾病患者，血浆蛋白质合成减少或大量丢失，可使血浆胶体渗透压降低，导致有效滤过压增大，组织液生成过多，而引起水肿。

3. 毛细血管通透性 蛋白质不易通过正常毛细血管壁，这就使血浆胶体渗透压和组织液胶体渗透压得以保持正常水平。当毛细血管通透性异常增大时，如过敏、烧伤等情况，部分血浆蛋白渗出毛细血管，使病变部位组织液胶体渗透压升高，组织液生成增多，发生局部水肿。

4. 淋巴液回流 正常情况下，由毛细血管滤出的组织液约有 10％由淋巴液回流入血。当局部淋巴管病变或被肿物压迫（如丝虫病），使淋巴回流受阻时，会使组织液回流减少而引起局部水肿。

（三）淋巴液循环

组织液进入淋巴管，即成为淋巴液。淋巴液的每天生成量约为 2～4L，淋巴液的成分大致与组织液相近。淋巴液在淋巴系统内流动为淋巴循环。

1. 淋巴液生成和回流 毛细淋巴管是一端封闭的盲端管道，管壁由单层扁平内皮细胞构成，内皮细胞之间不是相互直接连接，而是相互覆盖，形成开口于管内的单向活瓣，组织液只能流入，但不能倒流。组织液和毛细淋巴管之间的压力差是促进组织液进入淋巴管的动力。组织液中的蛋白质及其代谢产物、漏出的红细胞、侵入的细菌以及经消化吸收的小脂肪滴都很容易经细胞间隙进入毛细淋巴管。

淋巴液在毛细淋巴管形成后汇入淋巴管，途中要经过淋巴结并在这里获得淋巴细胞，最后经胸导管和右淋巴导管分别流入静脉。因此，淋巴循环是组织液向血液循环回流的一个重要辅助系统。

2. 淋巴循环的生理意义 淋巴循环对维持机体正常生命活动具有重要的生理意义：

（1）回收蛋白质：是淋巴回流最重要的生理作用。每天组织液中约有 75～200g 蛋白质由淋巴液回收到血液中，保持组织液胶体渗透压在较低水平，有利于毛细血管对组织液的重吸收。

（2）运输脂肪及其他营养物质：经小肠吸收的营养物质可由小肠绒毛的毛细淋巴管吸收而流入血液。人体 80%～90%的脂肪是由小肠绒毛的毛细淋巴管吸收，因此小肠淋巴液呈乳糜状。

（3）调节血浆和组织液之间的液体平衡：每天在毛细血管动脉端滤过的组织液约有10%经淋巴循环回到血液中去。因此淋巴循环可调节血浆和组织液之间的液体平衡。淋巴回流受阻，可导致组织液积聚在组织间隙，产生水肿。

（4）防御屏障作用：淋巴液在回流过程中经过淋巴结时，淋巴结内具有吞噬功能的巨噬细胞，可清除组织中的红细胞、细菌等异物。同时淋巴结产生的淋巴细胞和浆细胞还参与免疫反应，起防御和屏障作用。

第三节 心血管活动的调节

人体在不同生理状况下，各器官组织的新陈代谢情况不同，对血流量的需要也就不同。机体通过神经调节和体液调节使心血管活动发生相应的变化，维持正常的血压，从而满足各器官组织在不同情况下对血流量的需要。

一、神经调节

心肌和血管平滑肌主要接受交感神经和副交感神经双重支配。机体对心血管活动的神经调节是通过各种心血管反射来完成的。

（一）心脏和血管的神经支配

1. 心脏的神经支配 支配心脏的传出神经为心交感神经和心迷走神经。

（1）心交感神经及其作用：支配心脏的交感神经节前纤维起自脊髓第 1～5 胸段的中间外侧柱的神经元，其节后纤维末梢释放的递质为去甲肾上腺素。去甲肾上腺素与心肌细胞膜上的 β_1 受体结合后，可使心率增快、房室交界区兴奋传导加速、心肌收缩力增强、心排出量增多。

（2）心迷走神经及其作用：心迷走神经的节前神经元胞体位于延髓迷走神经背核和疑核内，其节后纤维末梢释放的递质是乙酰胆碱，与心肌细胞膜上的 M 受体结合后，可使心率减慢，房室传导减慢，心肌收缩力减弱，心排出量减少。

心交感神经和心迷走神经对心脏的作用是相互对抗的。在通常情况下，心迷走神经的活动占优势，在机体处于运动状态期间，心交感神经的活动占优势。

2. 血管的神经支配 除真毛细血管以外，其他血管的活动都受自主神经的支配。支配血管平滑肌的神经纤维称为血管运动神经纤维，有缩血管神经纤维和舒血管神经纤维两大类。

（1）缩血管神经纤维：交感缩血管纤维的节前神经元位于胸、腰段脊髓灰质的中间外侧柱，节后纤维末梢释放的递质为去甲肾上腺素。主要与血管平滑肌细胞膜上的肾上腺素能 α 受体结合，引起血管平滑肌收缩，外周阻力增大，血压升高。人体内的多数血管仅受交感缩血管纤维的单一神经支配。在安静状态下，交感缩血管纤维持续地发放低频率的冲动，称为交感缩血管紧张。这种紧张性活动使血管平滑肌保持一定程度的收缩状态。当交感缩血管纤维的活动增强时，血管平滑肌可以进一步收缩，当交感缩血管纤维活动减弱时，血管平滑肌的收缩程度下降，血管舒张。

在不同的器官中，交感缩血管纤维的分布是不同的。皮肤血管的交感缩血管纤维分布最密，骨骼肌和内脏的血管次之，脑血管和冠状动脉分布最少。在同一器官中，动脉分布密度高于静脉，血管愈细密度越高。但毛细血管前括约肌几乎没有神经支配，其舒缩活动主要受局部组织代谢产物浓度的调节。

（2）舒血管神经纤维：舒血管神经纤维主要有两类。一类是交感舒血管神经，主要分布于骨骼肌血管，其节后神经纤维末梢释放的递质为乙酰胆碱。与 M 受体结合后使血管舒张，血流量增加。这类纤维在安静时并无紧张性活动，只有当情绪激动或剧烈运动时才发放冲动，使骨骼肌血管舒张，为肌肉活动提供充足的血流量。另一类是副交感舒血管神经，这类神经纤维主要分布于脑、唾液腺、胃肠道的腺体和外生殖器等少数器官的血管。其兴奋时末梢释放乙酰胆碱，与血管平滑肌细胞膜上的 M 受体结合，引起血管舒张，血流量增加。副交感舒血管神经纤维只对局部血流起调节作用，对循环系统总的外周阻力影响很小。

（二）心血管中枢

中枢神经系统中与控制心血管活动有关的神经元集中的部位称为心血管中枢。控制心血管活动的神经元分布于中枢各个部位，但基本中枢位于延髓。

1. 延髓心血管中枢 在延髓的腹外侧部有心交感神经中枢和交感缩血管中枢，分别发出神经纤维控制脊髓内心交感神经和交感缩血管神经元。延髓迷走神经的背核和疑核有心迷走神经中枢，控制迷走神经的活动。在正常情况下，延髓心血管中枢经常发放一些神经冲动，即保持一定的紧张性，称为心交感紧张、交感缩血管紧张和心迷走紧张。在安静时心迷走紧张占优势，使窦房结的自律性受到一定控制，心率保持在 75 次/分左右。交感缩血管中枢的紧张性活动，通过交感缩血管神经纤维传出冲动，使血管处于适当的收缩状态，维持一定的外周阻力。

2. 延髓以上部位的心血管中枢 在延髓以上的脑干、下丘脑、小脑和大脑皮层中都存在与心血管活动有关的神经元，它们根据机体不同的功能状态，对心血管活动和机体其他功能之间进行复杂的整合，满足机体的需要。例如下丘脑是各种内脏功能进行整合的较高级部位，在体温调节、摄食、水平衡以及发怒、恐惧等情绪反应中都起重要作用，而在这些反应中都包含有相应的心血管活动的改变。又如，人体处于紧张和恐惧等状态时，出现心率加快、心脏收缩力增强、血压升高以及呼吸和其他内脏活动的变化，通过神经系统的整合作用，可使心血管活动和情绪变化相适应，与机体的体温调节和防御反应相协调。

（三）心血管反射

机体处于不同的生理状态如睡眠、运动、变换姿势时，或机体内、外环境发生变化时，可引起各种心血管反射，使心排出量和各器官的血流量发生相应的改变，以维持机体内环境稳态，适应环境条件的变化。其意义在于心血管功能的活动能够适应机体所处当前的环境状态和变化，确保各项生命活动得以进行。

1. 颈动脉窦和主动脉弓压力感受性反射 颈动脉窦和主动脉弓血管壁的外膜下有丰富的感觉神经末梢，对血管内压力变化敏感，称为压力感受器。实际上压力感受器的适宜刺激是血液对动脉管壁的机械牵张，因此是机械感受器或血管壁的牵张感受器。

（1）传入神经：颈动脉窦压力感受器的传入神经是窦神经，汇入舌咽神经；主动脉弓压力感受器的传入神经纤维是主动脉神经，汇入迷走神经。传入神经进入延髓并在孤束核换元后，再与心血管中枢发生广泛的联系。压力感受器反射的传出神经是心迷走神经、心交感神经和交感缩血管神经，效应器为心脏和血管。

（2）反射过程：当动脉血压突然升高时，动脉血管壁被牵张，经压力感受器传入的冲动增多，传入神经进入延髓，同时与高位中枢发生联系，使心迷走中枢的紧张性活动增强，心交感中枢和交感缩血管中枢的紧张性活动减弱，使心率减慢，心脏收缩力减弱，心排出量减少，血管舒张，外周阻力下降，结果是动脉血压下降。所以压力感受器反射是指动脉血压升高时，通过对压力感受器的刺激，反射性地使血压迅速降到正常范围的过程。故颈动脉窦和主动脉弓压力感受器反射又称为减压反射（depressor reflex）。相反，当血压降低，对颈动脉窦和主动脉弓压力感受器的刺激减弱，传入中枢的冲动减少，通过中枢的整合作用后，使动脉血压回升到正常范围（图 4-13）。

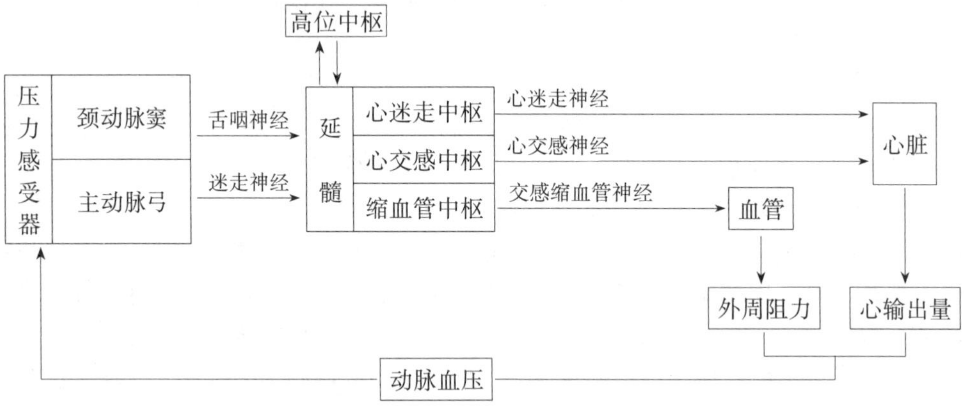

图 4-13 减压反射模式图

（3）减压反射意义：压力感受性反射是典型的负反馈调节，且具有双向的调节能力；压力感受性反射在心排出量、外周阻力、血量等发生突然改变的情况下，对动脉血压进行快速、准确的调节，使动脉血压稳定在正常范围之内。压力感受器对血压变化的感受范围为 60～100mmHg，如血压突然升高，在 100mmHg 时压力感受器最敏感，当血压低于 60mmHg 或高于 180mmHg 时或血压缓慢持续的升高反射不发挥作用。高血压病患者压力感受器产生适应的现象，就是对压力感受器牵张刺激的敏感性降低，压力感受器反射在一个高于正常水平的范围内工作，故血压保持在较高水平。

2. 颈动脉体和主动脉体化学感受性反射 颈动脉体和主动脉体分别位于颈动脉分叉处和主动脉弓区域。当动脉血液中 O_2 分压降低、CO_2 分压和 H^+ 离子浓度过高时，可刺激颈动脉体和主动脉体的化学感受器，其感觉信号由窦神经和迷走神经传入到延髓孤束核，使延髓内呼吸中枢和心血管中枢的活动发生变化。通常情况下，化学感受性反射的主要效应是使呼吸运动加深加快，对心血管的活动影响较小，只有在低氧、窒息、失血、动脉血压过低和酸中毒等情况下才明显发挥调节心血管的活动，此时的主要意义在于对体内血液进行重新分配，优先保证脑和心等重要器官的供血。

3. 心肺感受器反射 在心房、心室和肺循环大血管壁内存在许多感受器，总称为心肺感受器。其传入神经纤维行走于迷走神经干内。当血压升高或血容量增多时，心房或血管壁受到牵张刺激，可使心肺感受器兴奋。此外，一些化学物质，如前列腺素、缓激肽等，也可以使心肺感受器兴奋。

大多数心肺感受器受刺激时引起的效应是心交感神经和交感缩血管神经的紧张性减弱，心迷走神经的紧张性加强，从而导致心率减慢、心排出量减少、外周阻力减小，因此动脉血压下降。在动物实验中观察到，心肺感受器兴奋时，肾交感神经活动的抑制特别明显，使肾血流量增加，肾排水和排钠量增多。表明心肺感受器引起的反射对血量及体液量的调节具有重要意义。

二、体液调节

体液调节是指血液和组织液中所含的某些化学物质对心血管活动的调节作用。有些体液因素是由内分泌腺分泌的激素，通过血液运到全身，广泛作用于心血管系统；有些体液因素是在组织中形成的，主要作用于局部的血管平滑肌，对局部的血流量起调节作用。

（一）全身性体液因素

1. 肾上腺素和去甲肾上腺素 血液中的肾上腺素（adrenaline，Adr）和去甲肾上腺素（noradrenaline，NA）主要来自肾上腺髓质，其中肾上腺素约占80%，去甲肾上腺素约占20%。两者对心血管作用既有共性，又有特殊性。

肾上腺素主要与心肌细胞膜上 β_1 受体结合，使心率加快，心肌收缩力加强，心排出量增加。临床上常用其制剂作为强心药。肾上腺素既可与皮肤、胃肠、肾血管平滑肌上的 α 受体结合，使这些血管收缩。同时也可与骨骼肌、肝脏和冠状血管平滑肌上 β_2 受体结合，引起血管舒张。因此肾上腺素对血管的调节作用使全身器官的血流分配发生变化，特别是肌肉组织血流量大为增加。

去甲肾上腺素可与心肌的 β_1 肾上腺素能受体结合，但较肾上腺素对心脏的作用弱。主要与血管平滑肌上 α 肾上腺素能受体结合，使全身除冠状动脉以外的血管收缩，尤其是小动脉的强烈收缩，外周阻力显著增大，动脉血压明显升高。临床上常用其制剂作为升压药。血压升高又通过压力感受性反射使心率减慢，故整体应用去甲肾上腺素后心率稍减慢。

2. 血管紧张素 当肾血流量不足或血 Na^+ 降低时，可刺激肾近球细胞合成和分泌一种酸性蛋白酶，称为肾素（renin）。肾素进入血液，将血浆中的血管紧张素原水解，形成血管紧张素Ⅰ（angiotensin Ⅰ，ANG Ⅰ）。血管紧张素Ⅰ在经过肺循环时，在肺血管内皮表面存在的血管紧张素转换酶作用下，生成血管紧张素Ⅱ（ANGⅡ）。血管紧张素Ⅱ在血浆和组织中的血管紧张素酶A的作用下，水解成血管紧张素Ⅲ。在血管紧张素的众多成员中，血管紧张素Ⅱ的作用最明显。血管紧张素Ⅱ的具体生理作用：①直接使全身微动脉收缩，血压升高；使静脉收缩，增加回心血量。②促进交感神经末梢释放去甲肾上腺素。③作用于脑内的一些神经元，使交感缩血管中枢紧张加强。④使肾上腺皮质球状带释放醛固酮，从而促进肾小管对 Na^+ 的重吸收，使细胞外液量增加。血管紧张素Ⅱ还可引起或增强渴觉，并导致饮水行为。由于肾素、血管紧张素和醛固酮之间存在着密切的关系，因此提出了肾素-血管紧张素-醛固酮系统（renin-angiotensin-aldosterone system，RAAS）这样一个概念。有人认为这一系统对于动脉血压的长期调节具有重要意义。目前，临床上常用血管紧张素转换酶抑制剂（卡托普利）或血管紧张素Ⅱ受体阻断剂治疗高血压。

3. 血管升压素（vasopressin，VP） 由下丘脑视上核和室旁核的神经元合成，经下丘脑-垂体束运送至神经垂体贮存，当机体需要时释放入血。血管升压素在肾远曲小管和集合管可促进水的重吸收，故又称抗利尿激素（antidiuretic hor-mone，ADH）。血管升压素作用于血管平滑肌细胞膜上的受体后，能引起全身绝大多数血管收缩，是已知的最强的缩血管物质之一。近年来研究表明，血管升压素在生理浓度范围内，通过压力感受性反射对维持正常血压稳态和血管紧张性具有重要作用。在禁水、失血、失水等情况，血管升压素释放增加，不仅对保留体内液体容量，而且对维持动脉血压也都有重要作用。

4. 心房钠尿肽（atrial natriuretic peptide，NP） 是由心房肌等多种组织合成和释放的一类多肽。具有强烈的利尿和利钠作用，并能使血管平滑肌舒张，血压降低，还能使肾素、血管紧张素Ⅱ和醛固酮的分泌减少，血管升压素的合成和释放受抑制。

在血容量和血压升高时，使心房肌释放心房钠尿肽，产生利尿和利钠效应，和血管升压素共同调节体内水盐平衡。临床上心衰患者可以因心肌细胞各种功能降低，心房肌细胞合成心房钠尿肽减少，引起 Na^+ 和水的潴留而发生水肿。

（二）局部性体液因素

1. 激肽（kinin） 是一类具有舒血管作用的多肽类物质，最常见的有缓激肽（bradykinin）和血管舒张素（kallidin）。在血浆和某些腺体（汗腺、唾液腺和胰腺等）细胞中含有无活性的激肽释放酶，随腺体分泌将其释放到腺体周围的组织液中并在那里被激活，然后立即将淋巴液和血液中的激肽原水解生成一个 10 肽，即为血管舒张素。血管舒张素在氨基肽酶作用下脱去一个氨基酸则变为缓激肽。

血管舒张素和缓激肽有强烈的舒张血管作用，并能增加毛细血管壁的通透性，是已知最强烈的舒血管物质。在一些腺体器官中生成的激肽，可使器官局部血管扩张，血流量增加。循环系统中的血管舒张素和缓激肽也参与对动脉血压的调节，可使血管舒张，血压降低。

2. 血管内皮生成的血管活性物质 血管内皮细胞可以合成、释放多种血管活性物质，引起血管平滑肌舒张或收缩。血管内皮合成的舒血管物质主要有内皮舒张因子（EDRF）和前列环素。内皮细胞还可以合成多种收缩血管物质，其中内皮素是已知最强烈的缩血管物质之一。

（1）内皮舒张因子：多数人认为内皮舒张因子就是一氧化氮（NO）。内皮舒张因子能激活血管平滑肌内可溶性鸟苷酸环化酶（sGC），使 cGMP 浓度升高，降低游离的 Ca^{2+} 浓度，使血管舒张。许多因素如低氧、P 物质、5-羟色胺、ATP、乙酰胆碱和去甲肾上腺素、血管升压素、血管紧张素等均可促进内皮舒张因子的释放。

（2）前列环素：又称前列腺素 I_2（PGI_2），可在内皮细胞内由前列环素合成酶催化合成。血管内搏动性血流可刺激内皮释放 PGI_2，引起血管舒张。

（3）内皮素：血管内皮可产生多种缩血管物质，统称内皮缩血管因子（EDVF）。近年来研究较深入的是内皮素（ET）。内皮素是目前所知的最强烈的缩血管物质。给动物注射内皮素可引起持续时间较长的升压效应，但升压之前常有一短暂的降压过程，可能与内皮素也能引起内皮舒张因子释放有关。

知识链接

社会、心理因素对心血管活动的影响

人体的心血管活动除受自然因素影响外，还受社会、心理因素的影响，主要包括：①诱发性高血压：负性生活刺激事件与高血压呈正相关。这是因为负性生活刺激事件可使交感缩血管中枢紧张性增高，传出冲动增多，使小动脉收缩导致外周阻力增加，动脉血压升高。②诱导心肌缺血：生气是一种很强的心理压力因素，导致射血分值明显降低、全身血管阻力增加、心率增加及心率血压双重乘积升高。③诱发心律失常：与精神压力有关的急性诱发因素或慢性、持续性强的不良心理状况（抑郁失望感）可引起交感神经兴奋性增高，导致心脏生物电不稳定性，从而促发心律失常。④损害血小板功能：负性心理因素可增加血小板反应度和促进血小板物质如血小板因子的释放，这被认为是抑郁症致动脉粥样硬化的病理生理机制的基础。⑤破坏血管内皮功能：社会因素通过不良的生活方式和行为习惯，如吸烟、酗酒、持久紧张的高负荷工作和生活节奏等，引起冠脉内皮的功能损伤，促进粥样斑块形成，促使冠脉狭窄、心肌缺血，而引发冠脉痉挛和严重的心血管疾病。

第四节　器官循环

由于各器官的结构和功能的不同，器官血管的分布也各有特点，本节主要讨论心、肺、脑循环的生理特点。

一、冠脉循环

冠脉循环是指营养心脏的血液循环，具有以下特点：

1. 血压较高，血流量大　冠状动脉直接开口于主动脉根部，且血流途径短，故血压高，血流快。在安静状态下，冠脉血流量约为225ml/min，占心排出量的4%～5%。体力劳动时冠脉血流量可达静息时的4倍。因此，足够的冠脉血流量是心泵功能的基本保障，一旦冠脉血流量不足，则可导致心肌缺血，心功能出现严重障碍。

2. 摄氧率高，耗氧量大　心肌富含肌红蛋白，摄氧能力很强。动脉血流经心脏后，其中65%～70%的氧被心肌摄取，心肌摄氧率比骨骼肌摄氧率约高一倍，从而满足心肌对氧的需求。另一方面，由于心肌耗氧量大，血液经过冠脉毛细血管后，冠状静脉血液中的氧含量较低，即动-静脉血中氧差大。因此，当机体活动增强、耗氧量增多时，心肌靠提高单位血液中摄取氧的潜力较小，心肌需要更多的氧气时只能靠冠脉血管的扩张增加血流量来满足心肌对氧的需求。故在冠脉循环供血不足时，极易出现心肌缺氧的现象。

3. 血流量受心肌收缩的影响　由于冠脉血管的大部分分支深埋于心肌内，心肌的节律性舒缩会影响冠脉血流和血流量。心室收缩时，心肌压迫冠脉小血管，血流阻力增加，冠脉血流量减少，仅为舒张期的20%～30%；心室舒张，冠脉压迫解除，血流阻力降低，冠脉血流量增加。因此，心舒期冠脉血流量大于心缩期。由此可见，动脉舒张压的高低和心舒期的长短是影响冠脉血流量的重要因素。

知识链接

冠心病

冠心病是冠状动脉粥样硬化性心脏病的简称，是指冠状动脉粥样硬化使血管腔狭窄或阻塞，和（或）冠状动脉痉挛导致心肌缺血缺氧或坏死而引起的心脏病，也是严重危害人类健康的常见病。其中心绞痛和急性心肌梗死为其常见类型。心绞痛是由于暂时性心肌缺血缺氧所致，多表现为胸骨后的“压榨感”，“闷胀感”疼痛，并向肩部、左上臂放射，休息或含服硝酸甘油缓解。如果冠状动脉急性闭塞导致血流中断，心肌因严重、持久的缺血而发生局部坏死，即为急性心肌梗死，其疼痛程度更重，甚至出现“刀割样疼痛”，伴大汗及濒死感，常持续30分钟以上，休息和含服硝酸甘油多不能缓解。血脂异常、高血压、吸烟、糖尿病和糖耐量异常为冠心病的主要可控制的危险因素。

冠心病的治疗方法包括药物、介入（球囊、支架）和搭桥三种。

二、肺循环

肺循环的功能是使右心室射出的血液通过肺泡壁进行气体交换，然后进入左心房。其主要特点是：

1. 血流阻力小、血压低 肺动脉的分支短而粗，管壁薄，易于扩张，总横截面积大，且肺血管全部被胸内负压所包绕，故肺循环的血流阻力很小。右心室的收缩力远较左心室的弱，肺动脉压约为主动脉压的1/6～1/5，平均肺动脉压约为13mmHg（1.7kPa），肺毛细血管的平均压力为7mmHg（0.9kPa）。故肺循环是一个低阻力、低血压系统，易受心功能的影响。在左心衰竭时，肺静脉压及肺毛细血管血压升高，可导致液体积聚在肺泡或肺的组织间隙中而形成肺水肿。

2. 血容量变化大 肺部平静时的血容量约为450ml，占全身总血量的9%。用力呼气时，肺的血容量可减少至200ml左右；而在深吸气时可增加到约1000ml左右。因其容量大，变化范围也大，故肺循环有“贮血库”的作用。当机体失血时，肺循环可将一部分血液转移至体循环，起代偿作用。在每一个呼吸周期中，肺循环的血容量发生周期性的变化，并对左心室输出量和动脉血压发生影响。肺循环血量变化引起心排出量的变化，使体循环的动脉血压随呼吸周期中出现的这种血压波动，称为动脉血压的呼吸波。

三、脑循环

脑的血液供应来自颈内动脉与椎动脉。脑循环主要为脑组织供氧、供能、排出代谢产物以维持脑的内环境恒定。

1. 脑血流量大、耗氧量多 在安静情况下，每百克脑的血液量为50～60ml/min。整个脑的血流量约为750ml/min。可见，脑的重量虽仅占体重的2%，但血流量却占心排出量的15%左右。在安静情况下，脑组织的耗氧量约占全身耗氧量的20%。脑对缺氧或缺血极为敏感，脑血流中断数秒可导致意识丧失，中断5～6分钟将出现不可逆性脑损伤。

2. 脑血流量变化小 脑位于骨性颅腔内，容积较为固定。颅内为脑、脑血管和脑脊液所充满，三者容积的总和也是固定的。由于脑组织是不可压缩的，故脑血管舒缩受到一定的限制，血流量的变化较小。

3. 存在血-脑脊液屏障和血-脑屏障 在毛细血管血液和脑脊液之间存在限制某些物质自由扩散的屏障，称为血-脑脊液屏障。在毛细血管血液和脑组织之间也存在类似的屏障，称为血-脑屏障。脂溶性物质（如 O_2、CO_2 等）、某些脂溶性麻醉药物容易通过血-脑脊液屏障和血-脑屏障，但对水溶性物质来说则通透性不同，如葡萄糖、氨基酸通透性大，而甘露醇、蔗糖和许多离子则通透性低，甚至不能通过。血-脑脊液屏障和血-脑屏障的存在，对保持脑组织周围化学环境的稳定和防止血液中的有害物质进入脑内具有重要意义。

（苏莉芬）

思考题

1. 影响心排出量的因素有哪些？
2. 心肌的生理特性包括哪些？简述心肌兴奋后的周期性变化。
3. 阐述动脉血压形成的条件？试述影响动脉血压的因素。
4. 组织液是如何生成的？影响组织液生成的因素有哪些？
5. 当动脉血压升高时，机体是通过什么途径如何进行调节的？

第五章 呼　　吸

学习目标

1. 掌握肺通气的动力、气体交换的原理、肺换气、氧的运输。

2. 熟悉肺通气功能的评价、组织换气、二氧化碳的运输、呼吸运动的反射性调节。

3. 了解肺通气的阻力、呼吸中枢。

机体为了维持生命活动，需要不断地从外界环境中摄取氧气，并排出自身产生的二氧化碳，这种机体与外界环境之间进行的气体交换过程，称为呼吸（respiration）。呼吸的生理意义是维持机体内环境氧气和二氧化碳含量的相对稳定，保证机体新陈代谢的正常进行。

人体的呼吸全过程由三个相互衔接并同时进行的环节组成（图 5-1）：①外呼吸或肺呼吸，包括肺通气（肺与外界环境之间的气体交换过程）和肺换气（肺泡气与肺毛细血管血液之间的气体交换过程）；②气体运输（通过血液循环把氧由肺运送到组织，把二氧化碳由组织运送到肺的过程）；③内呼吸或组织呼吸，即组织换气（血液与组织细胞之间的气体交换过程）。呼吸过程的任何一个环节发生障碍，均可导致组织缺氧和二氧化碳堆积，影响新陈代谢的正常进行和内环境稳态，甚至危及生命。

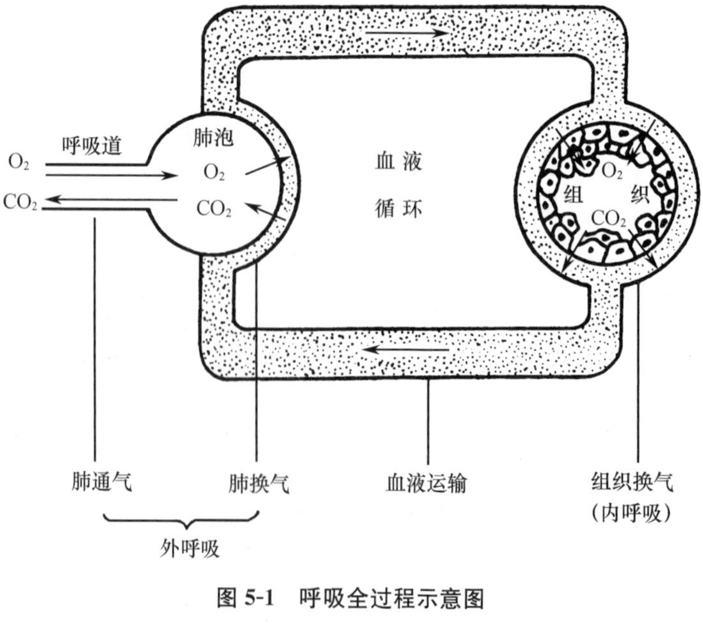

图 5-1　呼吸全过程示意图

第一节 肺 通 气

肺通气（pulmonary ventilation）是肺与外界环境之间进行的气体交换过程。实现肺通气的结构基础是呼吸道、肺泡和胸廓等。呼吸道是沟通肺泡与外界环境的气体通道，同时对吸入气体具有加温、加湿、过滤、清洁的作用和引起防御反射等保护功能；肺泡是肺换气的主要场所；胸廓的节律性呼吸运动则是实现肺通气的动力。

一、肺通气的动力

气体是从压力高处向压力低处流动，需要压力差的推动，因此，肺泡与外界环境之间的压力差是实现肺通气的直接动力。而这种压力差则是由于呼吸肌收缩和舒张改变胸廓容积而引起的，因此，呼吸肌收缩和舒张引起的呼吸运动是实现肺通气的原动力。

（一）呼吸运动

在呼吸过程中，由于呼吸肌的收缩和舒张而引起的胸廓节律性扩大和缩小称为呼吸运动（respiratory movement），包括吸气运动和呼气运动。通常将参与吸气动作的骨骼肌称为吸气肌，主要有膈肌和肋间外肌，此外，还有斜角肌、胸锁乳突肌等辅助吸气肌；将参与呼气动作的骨骼肌称为呼气肌，主要有肋间内肌和腹肌。根据呼吸的深度、参与的呼吸肌的不同，可将呼吸运动分为不同类型。

1. 平静呼吸和用力呼吸 人在安静状态下的呼吸运动称为平静呼吸（eupnea），是由膈肌和肋间外肌舒缩引起的。膈肌呈圆顶状，其凸隆向上朝向胸腔。当膈肌收缩时，其圆顶下降，使胸廓的上下径增大。肋间外肌起自上一肋骨的下缘，斜向前下方走行，止于下一肋骨的上缘。当肋间外肌收缩时，肋骨和胸骨上提，肋骨下缘向外侧偏转，使胸廓的前后径和左右径增大（图5-2）。由于膈肌和肋间外肌的收缩使胸廓扩大，肺随之扩张，肺

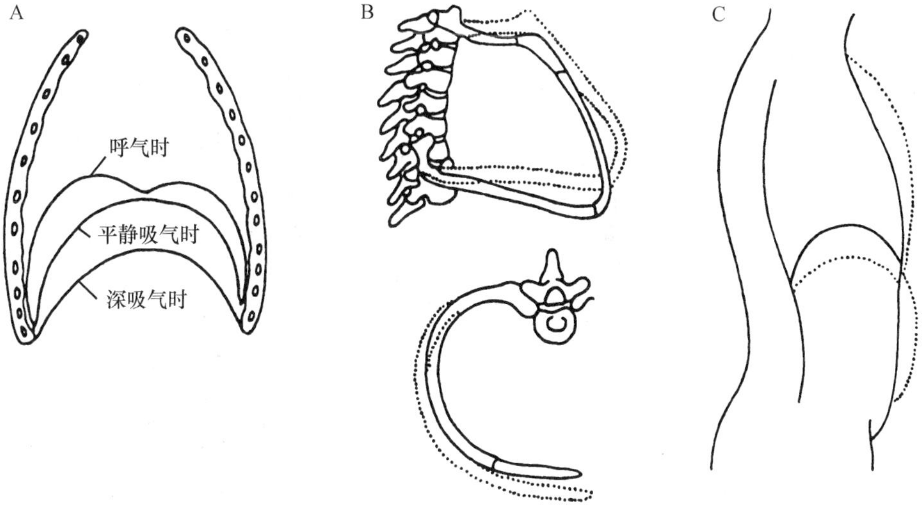

图 5-2 呼吸时膈、肋骨及胸腹运动

A. 膈运动；B. 肋骨运动；C. 胸腹运动
实线表示呼气时位置；点线表示深吸气时位置

容积增大，肺内压降低，当肺内压低于大气压时，气体经呼吸道进入肺，完成吸气动作。

当膈肌和肋间外肌舒张，膈肌、肋骨和胸骨回位，使胸廓和肺相继缩小，肺容积减小，肺内压升高，当肺内压高于大气压时，气体经呼吸道排出体外，完成呼气动作。由此可见，平静呼吸时，吸气的产生是由于膈肌和肋间外肌收缩，是主动过程；而呼气是由于膈肌和肋间外肌舒张，是被动过程。

人在劳动或剧烈运动时，呼吸运动加深加快，称为用力呼吸（forced breathing）或深呼吸（deep breathing）。用力吸气时，除膈肌、肋间外肌收缩外，还有胸锁乳突肌、斜角肌等辅助吸气肌参加收缩，使胸廓和肺的容积进一步扩大，肺内压进一步降低，吸气量增加。用力呼气时，除吸气肌舒张外，还有肋间内肌、腹肌的收缩，使胸廊和肺的容积进一步缩小，肺内压进一步升高，呼气量增加。由此可见，用力呼吸时，除吸气肌收缩做功外，呼气肌和呼吸辅助肌都参与了呼吸运动，所以吸气和呼气运动都是主动过程。

2. 腹式呼吸和胸式呼吸 腹式呼吸（abdominal breathing）主要以膈肌舒缩为主，表现为腹壁的明显起伏。胸式呼吸（thoracic breathing）主要以肋间外肌舒缩为主，表现为胸壁的明显起伏。正常情况下的呼吸是腹式呼吸和胸式呼吸同时存在的一种混合式呼吸。只有在腹部或胸部活动受限时才表现出以某一种形式为主的呼吸运动。如妊娠、腹水或腹部肿瘤等情况下，膈肌活动受到限制，表现为明显的胸式呼吸；而胸膜炎、胸膜腔积液患者，胸部活动受限，表现为明显的腹式呼吸。

（二）肺内压和胸膜腔内压

1. 肺内压 肺内压（intrapulmonary pressure）是指肺泡内的压力，可随呼吸运动发生周期性的变化。在呼吸暂停、声带开放、呼吸道通畅时，肺内压与大气压相等。在平静呼吸过程中，吸气初，肺容量增大，肺内压降低，约低于大气压 1～2mmHg（0.133～0.266kPa），气体入肺。随着肺泡内气体的增加，肺内压逐渐升高，吸气末，肺内压与大气压相等，吸气停止。呼气初，肺容量减小，肺内压升高，约高于大气压 1～2mmHg（0.133～0.266kPa），气体出肺。随着肺泡内气体的减少，肺内压逐渐降低，呼气末，肺内压与大气压相等，呼气停止（图 5-3）。

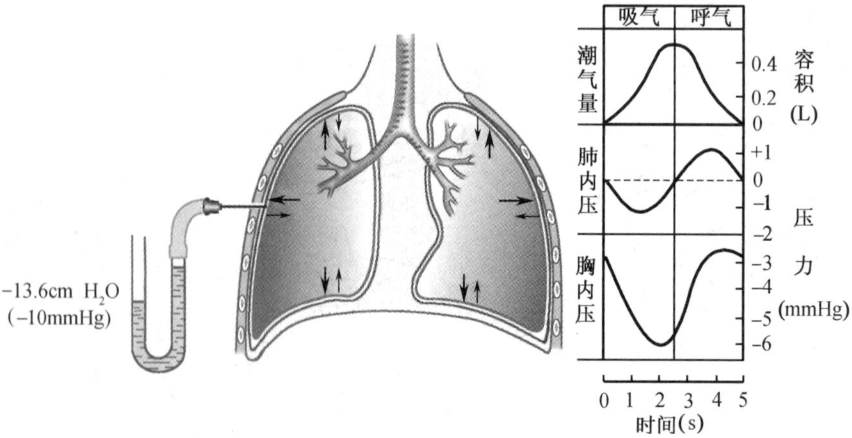

图 5-3 呼吸时肺内压、胸内压及呼吸气量的变化

向外的箭头表示肺内压，向内的箭头表示肺回缩力

在呼吸运动过程中由于肺内压的交替升降，造成肺内压与大气压之间的压力差，成为推动气体进出肺的直接动力。因此，在人的自然呼吸停止时，可用人为的方法改变肺内压，维持肺通气功能，缓解机体缺氧，恢复自发性呼吸。

知识链接

人工呼吸

通常将采用人工方法被动地维持呼吸功能，称为人工呼吸（artificial respiration）。常用的人工呼吸方法有两类：一类是人工地使胸廓有节律地扩大与缩小，使肺扩张与回缩，改变肺内压，实现肺通气，即负压呼吸法。如提臂压胸法、压背法等。另一类利用高压向肺内输入气体，使肺内压增高，肺扩张。然后停止输气，让肺自然回缩，实现呼气，即正压呼吸法。如口对口呼吸及使用人工呼吸机等。在实行人工呼吸时，首先要保持呼吸道通畅。

2. 胸膜腔内压 胸膜腔内压（intrapleural pressure）是指胸膜腔内的压力。胸膜腔是由脏层和壁层胸膜形成的密闭潜在的腔隙。脏层胸膜覆盖于肺的表面，壁层胸膜紧贴胸廓内壁。正常胸膜腔内仅有少量浆液，无气体，它使两层胸膜紧密相贴，这样就使肺和胸廓紧紧贴在一起。由于胸膜腔内压通常低于大气压，习惯上称为胸膜腔负压，或简称胸内负压（见图 5-3）。

胸膜腔负压的形成与作用于胸膜腔的两种力有关：一是肺内压，使肺泡扩张；二是肺的回缩力，使肺泡缩小。胸膜腔内的压力是这两种方向相反力的代数和，即：

胸膜腔内压＝肺内压－肺回缩力

在吸气末或呼气末，气体不再进出肺，肺内压与大气压相等，所以：

胸膜腔内压＝大气压－肺回缩力

若以大气压为零，则：

胸膜腔内压＝－肺回缩力

可见胸膜腔负压是由肺的回缩力所形成的，并随着呼吸运动可发生周期性变化。吸气时，由于肺的扩张，肺的回缩力也增大，胸内负压增大，吸气末胸内压为－10～－5mmHg（－1.33～－0.665kPa）；呼气时，由于肺的缩小，肺的回缩力也减小，胸内负压减小，呼气末为－5～－3mmHg（－0.665～－0.399kPa）。

胸膜腔负压的生理意义：①使肺维持扩张状态，并使肺能随胸廓的运动而运动；②降低心房、腔静脉和胸导管内压力，促进静脉血和淋巴液的回流。

知识链接

气　　胸

如果胸膜腔内进入空气，称为气胸（pneumothorax）。如胸壁贯通伤或肺损伤累及胸膜脏层时，胸内负压减小或消失，肺将由于本身的回缩而塌陷，造成肺不张，尽管呼吸运动仍在进行，肺却不能随胸廓的运动而张缩，从而影响肺通气功能，导致呼吸、循环功能障碍，严重的气胸甚至会危及生命。

二、肺通气的阻力

肺通气的阻力包括弹性阻力和非弹性阻力。前者是平静呼吸时的主要阻力，约占总阻力的 70%；后者约占总阻力的 30%。

（一）弹性阻力和顺应性

1. 弹性阻力 弹性阻力是指弹性组织在外力作用下变形时所产生的对抗变形的力。包括肺弹性阻力和胸廓弹性阻力。弹性阻力大者不易发生变形，弹性阻力小者易变形。

（1）肺弹性阻力：肺弹性阻力包括肺泡表面张力和肺组织本身的弹性回缩力。前者约占肺弹性阻力的2/3，后者约占肺弹性阻力的1/3。

1）肺泡表面张力和肺泡表面活性物质：肺泡内壁存在着一层极薄的液体，与肺泡气形成液-气界面，从而产生表面张力。其作用是使肺泡回缩，对抗肺的扩张，并有助于毛细血管血液的液体渗入肺泡，形成肺水肿。但是这种情况实际上是不会出现的，因为肺泡内有肺泡表面活性物质的存在。肺泡表面活性物质（pulmonary surfactant）是一种由肺泡Ⅱ型上皮细胞合成和分泌的脂蛋白混合物，分布在肺泡液体分子层的表面。其生理意义：①保持肺的扩张状态。肺泡表面活性物质可降低肺泡表面张力，使肺泡回缩力减小，从而维持肺泡的扩张状态。②防止肺水肿的发生。通过降低肺泡表面张力，防止肺毛细血管液体向肺泡的渗入，从而避免肺水肿的发生。③维持肺泡的稳定性。肺泡表面活性物质的密度与肺泡半径有关，在小肺泡，半径小密度大，降低表面张力的作用强，使表面张力降低，肺泡回缩力减少，肺泡不会塌陷。相反，在大肺泡，半径大密度小，降低表面张力的作用弱，表面张力增大，肺泡回缩力加强，肺泡不会过度膨胀（图5-4）。

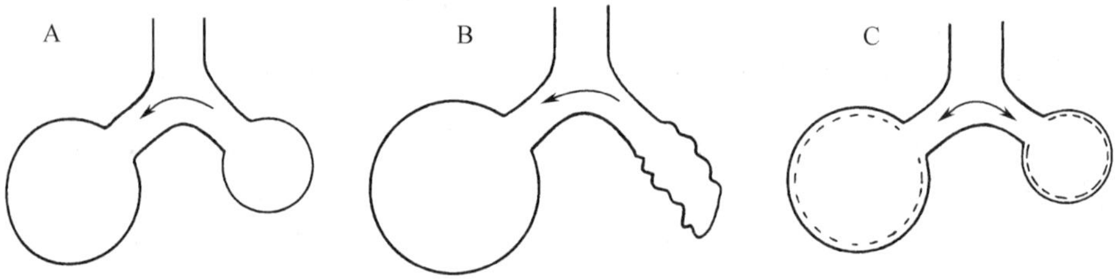

图5-4 肺泡表面活性物质使连通的大小肺泡容积维持相对稳定

A. 大小肺泡在无表面活性物质时，小肺泡回缩力大，气体流入大肺泡；
B. 为A的结果；C. 大肺泡→表示气流方向
表面活性物质分布密度小，表面张力增大；小肺泡表面活性物质分布
密度大，表面张力减小，大小肺泡容积相对稳定

正常情况下，肺泡表面活性物质不断产生也不断灭活。若肺组织缺血缺氧，损害了肺泡Ⅱ型上皮细胞的功能，则表面活性物质分泌减少，对抗表面张力的作用降低，肺泡表面张力增大，导致肺不张和肺水肿。

知识链接

新生儿呼吸窘迫综合征

胎儿肺泡Ⅱ型细胞约在妊娠6～7个月才开始合成和分泌肺泡表面活性物质，到分娩前达高峰。某些早产儿，肺泡Ⅱ型细胞尚未发育成熟，肺泡表面活性物质缺乏，以致出生时因肺泡表面张力增大易发生呼吸窘迫综合征，可导致死亡。由于肺泡液可进入羊水，临床上可通过检测羊水中肺泡表面活性物质的含量，了解肺发育的成熟状态。如检测出肺泡表面活性物质缺乏，可采取延长妊娠时间或用药物（糖皮质类固醇）促进其合成等措施，预防新生儿呼吸窘迫综合征的发生。

2）肺弹性回缩力：肺组织的弹性主要是弹性纤维产生的。在一定范围内，肺被扩张

得愈大，弹性回缩力也愈大，这也是构成肺弹性阻力的重要因素之一。当肺弹性纤维被破坏时（如肺气肿），肺弹性阻力减小，肺泡气不易被呼出，导致肺通气效率降低。由此可见，肺弹性阻力是吸气的阻力、呼气的动力。

（2）胸廓弹性阻力：胸廓弹性阻力即胸廓的弹性回位力。胸廓处于自然位置时（肺容量相当于肺总量的67%左右），由于胸廓无变形，其弹性阻力为零。肺容量小于肺总量的67%时，胸廓被牵引向内而缩小，其弹性阻力向外，成为吸气的动力，呼气的阻力；肺容量大于肺总量的67%时，胸廓被牵引向外而扩大，其弹性阻力向内，成为吸气的阻力，呼气的动力。所以胸廓弹性阻力既可能是吸气或呼气的阻力，也可能是吸气或呼气的动力（图5-5）。

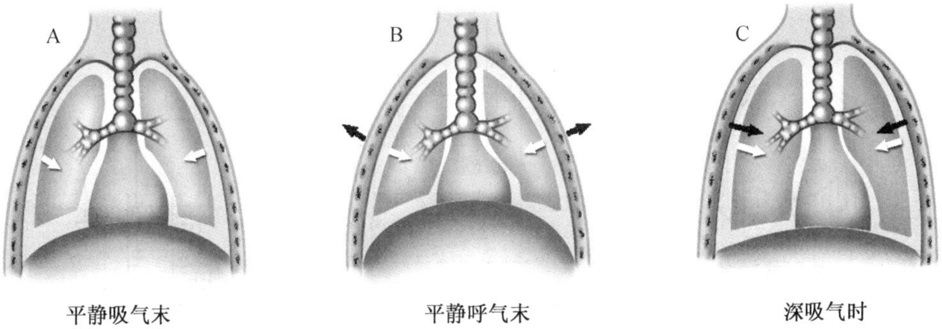

图 5-5　不同情况下肺与胸廓弹性阻力的关系

2. 顺应性　弹性阻力的大小通常用顺应性来表示。顺应性（compliance）是指在外力作用下弹性组织的可扩张性。弹性阻力小，容易扩张，则顺应性大；弹性阻力大，不易扩张，则顺应性小。可见，顺应性与弹性阻力成反变关系。

在某些病理情况下，如肺充血、肺水肿、肺纤维化等，弹性阻力增大，肺顺应性减小，肺不易扩张，可引起呼吸困难；肺气肿时，因弹性组织破坏，弹性阻力减小，肺顺应性增大，由于肺回缩力减小，也可引起呼气困难。

（二）非弹性阻力

非弹性阻力指的是弹性阻力以外的阻力，包括惯性阻力、黏滞阻力和气道阻力。惯性阻力（inertial resistance）是气体在发动、变速、转向时因气流和组织的惯性所产生的阻止肺通气的力。除高频呼吸外，惯性阻力小，可忽略不计。黏滞阻力（viscous resistance）来自呼吸时组织相对位移发生的摩擦，亦较小，可忽略不计。气道阻力（airway resistance）是指气体通过呼吸道时，气体分子之间以及气体与气道壁之间的摩擦力。正常情况下气道阻力约占非弹性阻力的80%～90%，是非弹性阻力的主要成分。气道口径、气流速度及气流形式等均可影响气道阻力，其中以气道口径最为重要。这是由于阻力与气道半径的4次方成反比关系，气道口径愈小，气道阻力愈大。呼吸道平滑肌的舒缩是影响气道口径大小的主要因素。呼吸道平滑肌又受到神经体液因素的调节：当副交感神经兴奋时，末梢释放乙酰胆碱与呼吸道平滑肌上的M受体结合，引起平滑肌收缩，气道口径变小，气道阻力增大；当交感神经兴奋时，末梢释放去甲肾上腺素与呼吸道平滑肌上的β_2受体结合，引起平滑肌舒张，气道口径变大，气道阻力减小。支气管哮喘患者由于支气管痉挛，气道阻力增大，产生呼吸困难，临床上可用支气管解痉药物缓解呼吸困难。气流速度快，则阻力大；气流速度慢，则阻力小。气流形式有层流和湍流，层流阻力小，湍流阻力大。如气管内有黏液、异物时容易引起湍流，阻力增大。故临床可用排痰、清除异物的方法减少湍流，降低阻力。

三、肺通气功能的评价

（一）肺容量

肺容量（pulmonary capacity）是指肺容纳的气体量。在肺通气过程中，肺容量随着出入肺的气体量而变化（图 5-6）。

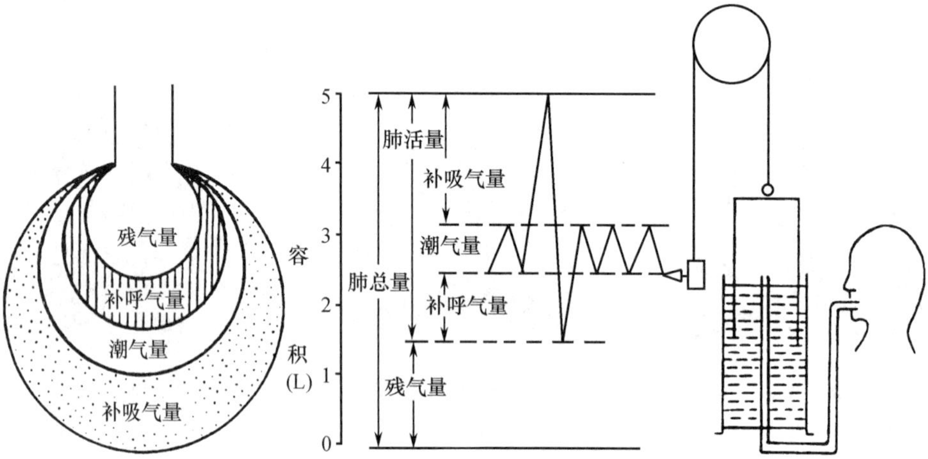

图 5-6 肺容量及其组成

（数字代表气体分压，单位为 mmHg）

1. 潮气量 平静呼吸时，每次吸入或呼出的气体量称为潮气量（tidal volume，TV），正常成人为 400～600ml，平均约 500ml。

2. 补吸气量和深吸气量 平静吸气末再尽力吸气所能吸入的气量称补吸气量（inspiratory reserve volume，IRV）。正常成人为 1500～2000ml。补吸气量与潮气量之和，称深吸气量（inspiratory capacity，IC）。

3. 补呼气量 平静呼气末再尽力呼气所能呼出的气量称补呼气量（expiratory reserve volume，ERV）。正常成人为 900～1200ml。

4. 肺活量和时间肺活量 肺活量（vital capacity，VC）是指做一次最大吸气后，尽力呼气所呼出的气体量，它是潮气量、补吸气量与补呼气量三者之和。正常成年男性约为 3500ml，女性约为 2500ml。肺活量作为肺通气功能指标，有其不足之处，在某些疾病（如肺组织弹性降低或呼吸道狭窄的患者），通气功能已有损害，但由于呼气时间不受限制，肺活量仍可能在正常范围。所以，又提出时间肺活量（timed vital capacity，TVC）概念。时间肺活量是指最大吸气后，以最大的力量最快的速度将气呼出，又称用力呼气量（forced expiratory volume，FEV），测定前 3 秒呼出的气体量占肺活量的百分比。正常人第 1、2、3 秒末的时间肺活量分别为 83%、96%、99%，其中第 1 秒末用力呼气量最有意义。肺弹性降低或阻塞性肺疾患，用力呼气量可明显降低，因此，用力呼气量是评价肺通气功能的较好指标。

5. 余气量和功能余气量 余气量（residual volume，RV）是指最大呼气后，肺内仍保留不能呼出的气体量。正常成年男性约为 1500ml，女性约为 1000ml。功能余气量

(functional residual capacity，FRC) 是指平静呼气末，肺内存留的气体量。它等于余气量和补呼气量之和。正常成人约为 2500ml。

6. 肺总量 肺总量 (total lung capacity，TLC) 是肺能容纳的最大气体量。它是肺活量和余气量之和。肺总量的个体差异较大，可因性别、年龄、身材、运动锻炼情况和体质改变而异，正常成年男性约为 5000ml，女性约为 3500ml。

(二) 肺通气量和肺泡通气量

1. 肺通气量 肺通气量 (pulmonary ventilation) 是指每分钟吸入或呼出的气体总量，其计算公式为：肺通气量＝潮气量×呼吸频率

平静呼吸时，正常成年人呼吸频率为 12～18 次/分，潮气量 500ml，则肺通气量约为 6～8L。肺通气量随性别、年龄、身材和活动量的不同而有差异。尽力作深快呼吸时，每分钟所能吸入或呼出的气体量称为最大随意通气量 (maximal voluntary ventilation)。它反映单位时间内充分发挥全部通气能力所能达到的通气量。正常成年男性约为 100～120L，女性约为 70～80L。测定最大随意通气量可以判定一个人的通气储备能力。最大随意通气量显著减小，则通气储备量少，不能从事剧烈运动。临床上常用通气贮量百分比表示：

$$\text{通气储备百分比}=\frac{\text{最大随意通气量}-\text{肺通气量}}{\text{最大随意通气量}}\times 100\%$$

正常值等于或大于 93%，若小于 70%，表明通气储备功能不良。

2. 无效腔和肺泡通气量 每次吸气时，只有进入肺泡的气体才能与血液进行气体交换。而在呼吸过程中，每次吸气总有一部分气体留在鼻、咽、喉、气管、支气管等处，这部分气体没有进行气体交换，故将这部分呼吸道容积称为解剖无效腔 (anatomical dead space)，其容积约为 150ml。进入肺泡的气体，也可因血流在肺内分布不均而未能与血液进行气体交换，这部分肺泡容量称肺泡无效腔 (alveolar dead space)。解剖无效腔与肺泡无效腔合称生理无效腔 (physiological dead space)。正常人的肺泡无效腔接近于零，因此，生理无效腔与解剖无效腔基本相等。气体交换量应以肺泡通气量为准。每分钟吸入肺泡与血液进行气体交换的新鲜空气量称为肺泡通气量 (alveolar ventilation)。其计算公式为：

$$\text{肺泡通气量}=(\text{潮气量}-\text{无效腔气量})\times\text{呼吸频率}$$

安静时，正常成人潮气量为 500ml，解剖无效腔气量为 150ml，呼吸频率为 12 次/分，则肺泡通气量约为 4200ml/min，相当于肺通气量的 70%。如果潮气量减少一半，呼吸频率增加一倍，此时肺通气量不变，但肺泡通气量则明显减少；如果潮气量增加一倍，呼吸频率减半，此时肺通气量仍不变，肺泡通气量明显增加 (表 5-1)。因此，从气体交换的角度考虑，在一定范围内，深而慢的呼吸比浅而快的呼吸更有效。

表 5-1 不同呼吸形式时的每分通气量和肺泡通气量

	呼吸频率 (次/ min)	潮气量 (ml)	肺通气量 (ml/min)	肺泡通气量 (ml/min)
平静呼吸	12	500	6000	4200
深慢呼吸	6	1000	6000	5100
浅快呼吸	24	250	6000	2400

第二节 呼吸气体的交换

呼吸气体的交换是指肺泡与血液之间以及血液与组织细胞之间进行的 O_2 和 CO_2 的交换过程，包括肺换气和组织换气。

一、气体交换的原理

（一）气体的扩散

气体分子不停地进行无定向的运动，其结果是气体分子总是从分压高处向分压低处发生转移，这一过程称为气体的扩散。O_2 和 CO_2 的交换都是以扩散的方式实现的。单位时间内气体扩散的容积称为气体扩散速率（diffusion rate，D）。气体扩散速率受多种因素的影响。

（二）气体的分压

气体交换的动力是分压差。分压差越大，气体扩散速率越快。混合气体中某一种气体所占的压力称该气体的分压（partial pressure）。可用混合气体的总压力乘以该气体所占容积的百分比求得。如：空气总压力为 760mmHg（101.3kPa），其中 O_2 的容积百分比约为 21%，则 O_2 的分压（PO_2）为 101.3×21%＝159mmHg（21.2kPa），CO_2 的容积百分比约为 0.04%，则 CO_2 的分压（PCO_2）为 101.3×0.04%＝0.3mmHg（0.04kPa）。安静状态下，肺泡气、血液及组织中 PO_2、PCO_2 见表 5-2：

表 5-2 肺泡气、血液和组织中氧和二氧化碳分压 mmHg（kPa）

	肺泡气	静脉血	动脉血	组 织
PO_2	104（13.9）	40（5.3）	100（13.3）	30（4.0）
PCO_2	40（5.3）	46（6.1）	40（5.3）	50（6.7）

当 PO_2 和 PCO_2 相同时，CO_2 的扩散速率约为 O_2 的 21 倍。在肺泡与静脉血之间 O_2 的分压差约比 CO_2 的分压差大 10 倍，几种因素综合作用的结果是 CO_2 扩散速率比 O_2 的扩散速率大 2 倍。由于 CO_2 比 O_2 容易扩散，故临床上，发生换气功能障碍时，缺 O_2 比 CO_2 潴留更为常见，呼吸困难的患者常常先出现缺 O_2。

二、肺 换 气

通常情况下，在一次心动周期中，血液流经肺毛细血管的时间约 0.7～0.8 秒，O_2 和 CO_2 的扩散都极为迅速，仅需约 0.3～0.5 秒即可完成。当血液流经肺毛细血管全长约1/3时，已经基本完成肺换气过程，所以，肺的换气功能有很大的潜力。

（一）肺换气的过程

当静脉血流经肺时，由于肺泡 PO_2 高于静脉血的 PO_2，肺泡气 PCO_2 低于静脉血的 PCO_2，因此，在分压差的驱动下，O_2 由肺泡向血液扩散，CO_2 则由血液向肺泡扩散，交换的结果使静脉血变成动脉血（图 5-7）。

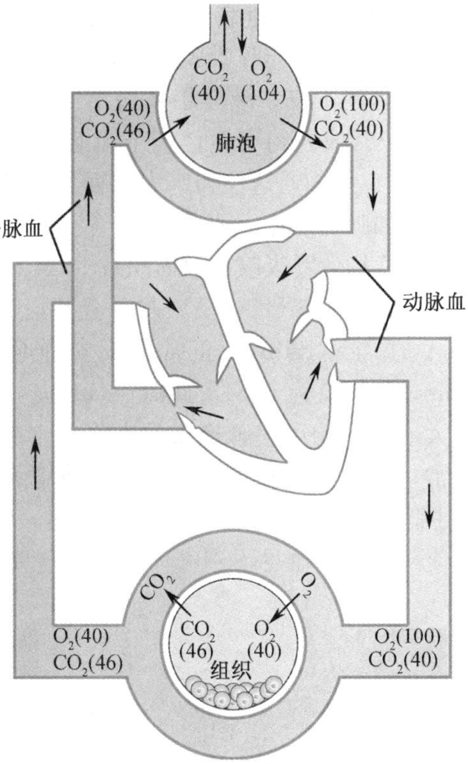

图 5-7 气体交换示意图

（数字代表气体分压，单位为 mmHg）

（二）影响肺换气的因素

肺换气除主要受气体分压差影响外，还受呼吸膜的厚度和面积以及通气/血流比值的影响。

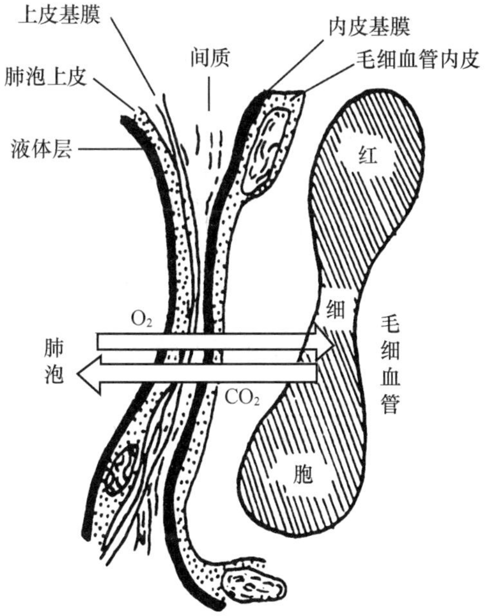

图 5-8 呼吸膜结构示意图

1. 呼吸膜的厚度和面积 呼吸膜是肺泡与毛细血管血液之间进行气体交换的结构。气体扩散速率与呼吸膜的厚度成反比，与呼吸膜的面积成正比。呼吸膜由毛细血管内皮、内皮基膜、间质、上皮基膜、肺泡上皮、液体层6层结构组成（图5-8），平均厚度不到1μm，有利于气体分子通过。正常成人约有3亿多个肺泡，肺泡膜的总面积约为100m^2，约为体表面积的50倍，呼吸膜良好的通透性和广大的面积保证了气体在肺泡和血液之间的迅速交换。在病理情况下，如肺纤维化、肺水肿等，使呼吸膜的厚度增加；肺不张、肺实变、肺气肿或肺毛细血管阻塞均使呼吸膜扩散面积减少，均可使肺换气量降低。

2. 通气/血流比值 每分肺泡通气量（VA）与每分肺血流量（Q）的比值，称为通气/血流比值（ventilation/perfusion ratio）。正常成人安静时，肺泡通气量约为4.2L/min，肺血流量约为5L/min，VA/Q为0.84。此时通气量与血流量配比最适合，肺换气效率最高。VA/Q比值增大或减小均可使肺换气效率降低。在病理情况下，如肺动脉部分栓塞时，肺泡通气量正常，肺血流量减少，VA/Q比值增大，使部分肺泡气体不能与血液进行气体交换，造成了肺泡无效腔增大；支气管痉挛时，肺泡通气量减少，肺血流量正常，VA/Q比值减小，使部分静脉血得不到气体交换，造成了功能性动-静脉短路（图5-9）。

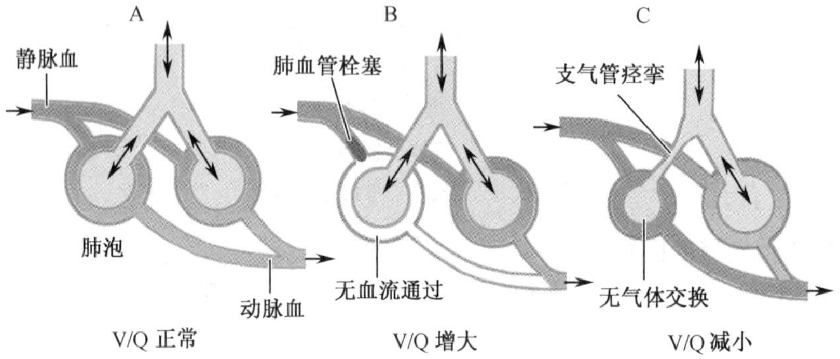

图5-9 通气/血流比值变化示意图

三、组织换气

细胞在代谢过程中要不断地消耗O_2和产生CO_2。当动脉血流经组织时，由于组织中PO_2低于动脉血的PO_2，PCO_2高于动脉血的PCO_2。因此，在分压差的驱动下，O_2由动脉血向组织扩散，CO_2则由组织向血液扩散，交换的结果使动脉血变成静脉血（见图5-7）。

第三节 气体在血液中的运输

经过肺换气进入肺毛细血管的O_2要运送到组织，经过组织换气进入血液的CO_2要运送到肺毛细血管，必须通过血液运输来实现。O_2和CO_2在血液中的运输有物理溶解和化学结合两种形式，其中以化学结合形式为主。物理溶解的气体量虽然很少，但很重要，因为气体必须先物理溶解才能实现化学结合。

一、氧的运输

（一）物理溶解

气体的物理溶解量取决于该气体分压大小。分压高，溶解度高，溶解的气体量多；相反，分压低，溶解度低，溶解的气体量少。血液中氧的溶解度极低，100ml 血液中 O_2 的溶解量不超过 0.3ml，约占血液运输 O_2 总量的 1.5%。

（二）化学结合

是指 O_2 与红细胞内血红蛋白（Hb）的结合，氧合血红蛋白（HbO_2）是化学结合的主要形式。正常成人每 100ml 动脉血中 Hb 结合的 O_2 约为 19.5ml，约占血液运输 O_2 总量的 98.5%。

1. O_2 与血红蛋白的结合 O_2 与 Hb 结合的特征为：①反应进行快、可逆、不需酶的催化，主要决定于 PO_2。②该反应为氧合反应，而非氧化反应。因为 Hb 与 O_2 结合形成 HbO_2，其中的 Fe^{2+} 仍然是亚铁形式。③1 分子 Hb 可结合 4 分子 O_2。血红蛋白与 O_2 可逆结合可表示为：

$$Hb+O_2 \underset{O_2\text{分压低（组织）}}{\overset{O_2\text{分压高（肺}}{\rightleftharpoons}} HbO_2$$

由此可见，在肺部，由于 PO_2 高，促进 Hb 与 O_2 结合成 HbO_2，而在组织中 PO_2 低，则 HbO_2 解离为 O_2 和去氧血红蛋白，这样 Hb 将 O_2 由肺运输到组织。氧合血红蛋白呈鲜红色，去氧血红蛋白呈紫蓝色。故动脉血含氧合血红蛋白多，血液呈鲜红色。静脉血含去氧血红蛋白多，血液呈紫蓝色。如果毛细血管床血液含去氧血红蛋白达 50g/L 时，则皮肤、甲床或黏膜出现浅蓝色，称为发绀（cyanosis），发绀一般标志着机体缺氧。但是有些严重贫血的患者，虽然严重缺氧，但不出现发绀，这是由于血红蛋白总量太少，毛细血管床血液含去氧血红蛋白达不到 50g/L 的缘故；相反，某些红细胞增多的患者（如高原性红细胞增多症），虽不缺氧，但出现发绀，这是由于血红蛋白总量很多，毛细血管床血液含去氧血红蛋白达 50g/L 以上的缘故。

知识链接

一氧化碳中毒

一氧化碳（CO）是一种无色、无味、无臭的窒息性气体，俗称“煤气”。中毒机制是由于 CO 与 Hb 结合的能力是 O_2 的 210 倍，所以，CO 极易与 Hb 结合，生成一氧化碳血红蛋白（HbCO），使血红蛋白丧失携氧的能力和作用，引起机体缺氧。但是由于此时去氧血红蛋白并未增多，因此不出现发绀，而呈现一氧化碳血红蛋白特有的樱桃红色。

100ml 的血液中 Hb 能结合 O_2 的最大量称 Hb 氧容量（oxygen capacity），Hb 实际结合的 O_2 量称为 Hb 氧含量（oxygen content）。Hb 氧含量和 Hb 氧容量的百分比称为 Hb 氧饱和度（oxygen saturation）。在通常情况下，血中溶解的 O_2 极少，可忽略不计。因此，常把 Hb 氧容量称为血氧容量；把 Hb 氧含量称为血氧含量；血氧含量占血氧容量的百分比，称为血氧饱和度。

2. 氧离曲线及其影响因素

（1）氧离曲线：氧离曲线（oxygen dissociation curve）是 PO_2 与血氧饱和度之间关

系的曲线（图 5-10）。该曲线反映在不同 PO_2 下，O_2 与 Hb 结合或解离的情况。曲线呈 S 形，可分为三段：①氧离曲线上段，相当于 60～100mmHg （PO_2 8.0～13.3kPa）。其特点是曲线比较平坦，表明在这段范围内 PO_2 的变化对血氧饱和度影响不大。②氧离曲线中段，相当于 40～60mmHg（PO_2 5.3～8.0kPa）。其特点是曲线较陡直，表明在这段范围内 PO_2 稍有下降，血氧饱和度就有较大下降。③氧离曲线下段，相当于 15～40mmHg（PO_2 2.0～5.3kPa）。其特点是曲线最陡。表明在这段范围内 PO_2 稍有下降，血氧饱和度就有很大下降。

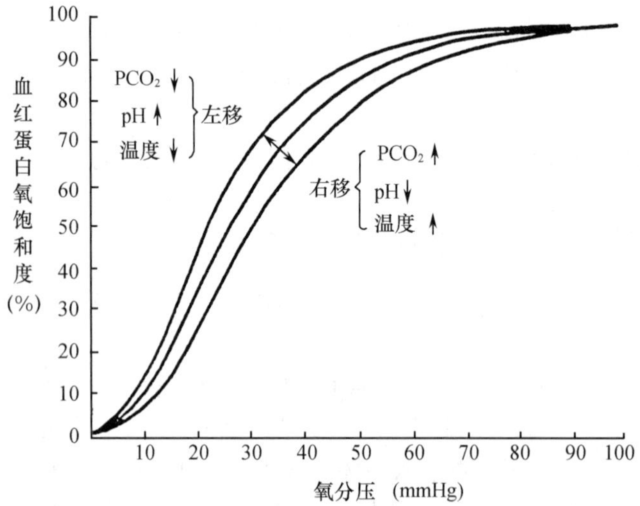

图 5-10 氧解离曲线及主要影响因素

（2）影响氧离曲线的因素：①PCO_2 和 pH 的影响：当 PCO_2 升高或 pH 降低时，可使氧离曲线右移，表示 Hb 与 O_2 的亲和力降低，有利于 O_2 的释放；相反，当 PCO_2 降低或 pH 升高时，可使氧离曲线左移。表示 Hb 与 O_2 的亲和力增高，不利于 O_2 的释放。②温度的影响：温度升高（如运动时），氧离曲线右移，Hb 与 O_2 的亲和力降低，可解离更多的 O_2 供组织利用。相反，温度下降（如低温麻醉时），氧离曲线左移，Hb 与 O_2 的亲和力增高，不利于 O_2 的释放。在临床进行低温麻醉时，要注意到这一点。③2，3-二磷酸甘油酸（2，3-DPG）的影响：2，3-DPG 是红细胞在无氧酵解中产生的，对 Hb 与 O_2 的亲和力有重要的调节作用。2，3-DPG 浓度升高，氧离曲线右移，有利于 O_2 解离。相反，2，3-DPG 浓度降低，氧离曲线左移，不利于 O_2 解离。在高原缺氧、贫血的情况下，糖酵解加强，2，3-DPG 增多，氧离曲线右移，有利于释放较多的 O_2，改善组织的缺氧状态。在血库中用抗凝剂枸橼酸-葡萄糖液保存 3 周后的血液，由于糖酵解停止，红细胞内 2，3-DPG 含量降低，导致 Hb 与 O_2 的亲和力增加，O_2 不易解离出来。所以，急救患者最好输新鲜血液。

知识链接

波尔效应

酸度对 Hb 氧亲和力的影响称为波尔效应（Bohr effect）。波尔效应有重要的生理意义，它既可促进肺毛细血管血液的氧合，又有利于组织中毛细血管血液释放 O_2。当血液流经肺时，由于 CO_2 向肺泡扩散，致使血液 PCO_2、H^+ 浓度均降低，使 Hb 与 O_2 的亲和力增高，血液结合的 O_2 量增加；血液流经组织时，由于 CO_2 向血液扩散，致使血液 PCO_2、H^+ 浓度均升高，使 Hb 与 O_2 的亲和力降低，促进 HbO_2 解离，向组织释放 O_2。

二、二氧化碳的运输

1. 物理溶解 血液中 CO_2 的溶解度虽比 O_2 大，但 100ml 血液中 CO_2 的溶解量也不超过 3ml，约占血液运输 CO_2 总量的 5%。

2. 化学结合 血液中 CO_2 的化学结合有两种形式，一是形成碳酸氢盐，约占 CO_2 运输总量 88%，是 CO_2 运输的主要形式；二是形成氨基甲酸血红蛋白，约占运输总量的 7%。

（1）碳酸氢盐形式的运输：血液流经组织时，CO_2 进入血液，在红细胞内碳酸酐酶的作用下，与 H_2O 结合成 H_2CO_3。由于碳酸酐酶在血浆中含量极少，在红细胞中含量丰富，反应要比在血浆中约快 5000 倍，不到 1 秒即达到平衡，所以这一反应主要是在红细胞内进行。生成的 H_2CO_3 很快解离成 HCO_3^- 和 H^+。由于 CO_2 不断进入红细胞，使红细胞内 HCO_3^- 和 H^+ 含量逐渐增多，因为红细胞对负离子通透性大，所以大量的 HCO_3^- 扩散到血浆中，与 Na^+ 结合成 $NaHCO_3$ 运输，少量的 HCO_3^- 与红细胞内 K^+ 结合形成 $KHCO_3$。红细胞对正离子的通透性很小，正离子不易透出，便吸引细胞外的负离子（主要是 Cl^-）内流，以维持红细胞两侧的电位平衡，这种现象称为 Cl^- 转移。H^+ 与 HbO_2 结合，促进 O_2 的释放，有利于组织的供氧。上述反应是可逆的。当血液流经肺时，上述反应向相反方向进行，释放出 CO_2，扩散入肺泡（图 5-11）。

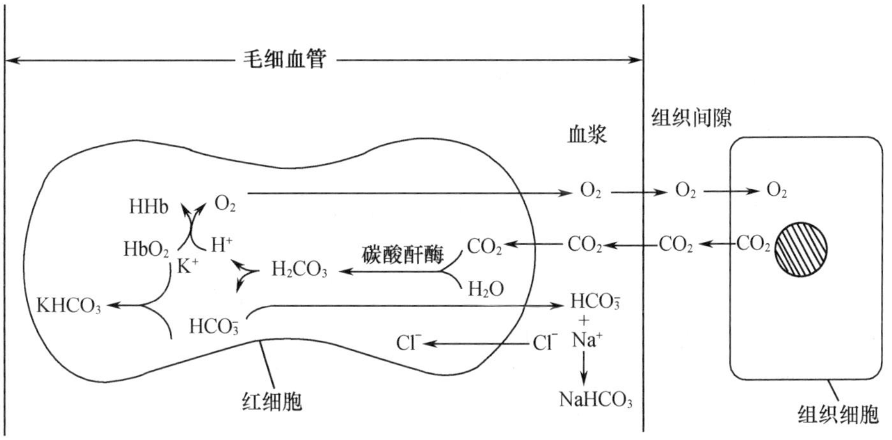

图 5-11 CO_2 以碳酸氢盐形式运输示意图

（2）氨基甲酸血红蛋白形式的运输：CO_2 能直接与 Hb 上的自由氨基（NH_2）结合成氨基甲酸血红蛋白（HbNHCOOH），反应如下：

$$HbNH_2O_2 + H^+ + CO_2 \underset{\text{肺}}{\overset{\text{组织}}{\rightleftharpoons}} HHbNHCOOH + O_2$$

此反应迅速、可逆、无需酶的参与，调节这一反应的主要因素是氧合作用。去氧血红蛋白酸性低，容易与 CO_2 直接结合，而氧合血红蛋白酸性高，不易与 CO_2 直接结合，因而，当血液流经组织时，氧合血红蛋白解离释放出 O_2，迅速与 CO_2 结合成氨基甲酸血红蛋白；血液流经肺部时，血红蛋白与 O_2 结合成氧合血红蛋白，CO_2 被释放出来。以氨基甲酸血红蛋白形式的运输仅占 CO_2 运输总量的 7%，但在肺部释放出的 CO_2 中却有 17.5%是从氨基甲酸血红蛋白释放出来的，说明这种运输形式的效率较高。

第四节 呼吸运动的调节

呼吸运动是一种节律性的活动，其深度和频率随机体内外环境的改变而变化。例如在劳动或运动时，呼吸运动加深加快，肺通气量增大，吸入更多的 O_2，排出更多的 CO_2，以适应机体的代谢需要。呼吸运动随环境改变而发生相应变化都是在神经系统的调节和控制下进行的。

一、呼 吸 中 枢

呼吸中枢（respiratory center）是指在中枢神经系统中产生和调节呼吸运动的神经细胞群。这些细胞群广泛分布于大脑皮质、间脑、脑桥、延髓和脊髓等部位。脑的各级部位在呼吸节律的产生和调节中所起的作用不同，正常呼吸有赖于它们之间的相互配合。

实验表明，产生节律性呼吸的基本中枢在延髓，在脑桥存在有调节、完善呼吸节律的呼吸调整中枢，正常的呼吸节律是延髓和脑桥呼吸中枢共同作用的结果。

（一）脊髓

脊髓中支配呼吸肌的运动神经元位于第 3～5 脊髓颈段（支配膈肌）和胸段脊髓前角（支配肋间肌和腹肌等）。脊髓是联系脑和呼吸肌的中继站和整合某些呼吸反射的初级中枢。

（二）低位脑干

低位脑干指延髓和脑桥。近年来用微电极记录神经元放电方法记录到低位脑干的某些部位有较多与呼吸有关的神经元。

1. 延髓 延髓的呼吸神经元主要集中分布在背内侧和腹外侧两个区域，两侧对称，分别称为背侧呼吸组和腹侧呼吸组。前者主要集中在孤束核的腹外侧部，以吸气神经元为主，其主要作用是使吸气肌收缩而引起吸气。后者主要集中在疑核、后疑核及面神经后核附近。在这些部位分布有多种类型呼吸神经元。其主要作用是呼气肌收缩而引起主动呼气，还可调节咽喉部辅助呼吸肌的活动以及延髓和脊髓内呼吸神经元的活动。

2. 脑桥 脑桥的呼吸神经元相对集中于臂旁内侧核及其外侧，为呼吸调整中枢所在部位。在这些部位分布主要有呼气神经元。主要作用是抑制吸气，使吸气向呼气转换，防止吸气过长过深。

（三）高位中枢

呼吸还受到高位中枢的影响，高位中枢包括大脑皮层、边缘系统、下丘脑等，都有与呼吸活动相关的神经元。大脑皮层可控制呼吸运动神经元的活动以保证其他重要活动的进行。例如：说话、唱歌、吹奏乐器、哭笑等的完成，呼吸活动受到大脑皮层的随意控制；又如，在一定限度内的随意屏气或呼吸加深加快也是靠大脑皮层的控制实现的。大脑皮层对呼吸的调节是随意的，低位脑干的调节是不随意的自主调节。

关于呼吸节律的形成机制迄今尚未完全阐明。目前比较公认的是起步细胞学说和神经元网络学说。前者认为节律性呼吸是由延髓内具有起步样活动的神经元的节律性兴奋引起的，犹如窦房结起搏细胞的节律兴奋引起整个心脏产生节律性收缩一样。神经元网络学说认为，呼吸节律的产生依赖于延髓内呼吸神经元之间的相互联系和相互作用（图 5-12）。

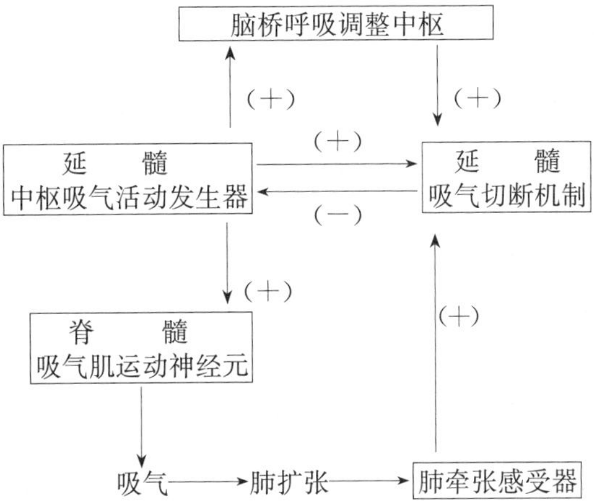

图 5-12　呼吸节律形成机制示意图

＋表示兴奋；－表示抑制

二、呼吸运动的反射性调节

节律性呼吸活动虽然起源于脑，但可受到来自呼吸器官本身以及血液循环等其他器官系统感受器传入冲动的反射性调节。

（一）肺牵张反射

由肺的扩大或缩小引起的反射性呼吸变化，称为肺牵张反射（pulmonary stretch reflex），又称黑-伯反射。包括肺扩张反射和肺萎陷反射。

1. 肺扩张反射　肺扩张反射的感受器主要分布在支气管和细支气管的平滑肌中，称为肺牵张感受器。吸气时，由于肺扩张，肺牵张感受器受到牵张刺激而兴奋，发放冲动增加，其冲动沿迷走神经传入纤维传至延髓，通过一定的神经联系，促进吸气向呼气转化。肺扩张反射是一种负反馈调节机制，是肺扩张时抑制吸气活动的反射。其生理意义是使吸气不致过长、过深，促使吸气及时转为呼气。它与脑桥呼吸调整中枢共同调节呼吸的频率和深度。切断两侧迷走神经后，动物呼吸变得慢而深，就是因为失去了肺扩张反射这一负反馈机制所致。临床上，肺水肿、肺充血、肺炎的患者，由于肺的顺应性降低，吸气时支气管受到较强的牵张刺激，可引起这一反射，而致呼吸变快变浅。但是，肺扩张反射在正常成年人平静呼吸时的作用很弱。

2. 肺萎陷反射　是肺萎陷时增强吸气活动或促进呼气转换为吸气的反射。目前对这一反射感受器的性质尚不十分清楚。这一反射在平静呼吸时不参与调节，只有在肺萎陷比较明显时才出现，对阻止呼气过深和肺不张等可能起到一定作用。

（二）呼吸肌本体感受性反射

呼吸肌本体感受性反射是指呼吸肌的本体感受器（肌梭和腱器官）受牵拉刺激时，反射性地引起其所在呼吸肌的收缩。这一反射在平静呼吸时参与作用调节，当气道阻力增加（如支气管痉挛）时，能发挥较明显的作用。可见，呼吸肌本体感受性反射对克服气道阻力具有重要作用。

（三）化学感受性反射

化学因素（主要是 CO_2、O_2、H^+）对呼吸运动的调节，也是一种反射性调节。这些化学因素可通过化学感受器反射性地引起呼吸运动的改变，以保持血液中 O_2 与 CO_2 含量及 pH 值的相对稳定。化学感受器按其部位的不同分为两大类：①外周化学感受器，位于颈动脉体（球）与主动脉体（球），能感受血液中 PO_2、PCO_2 和 H^+ 浓度的变化，反射性地调节呼吸。②中枢化学感受器，位于延髓腹外侧的表浅部位，对脑脊液和局部组织间液的 H^+ 浓度变化极为敏感，但不感受缺 O_2 的刺激。

1. CO_2 对呼吸运动的影响 CO_2 是调节呼吸最重要的生理性化学因素。由于 CO_2 对呼吸有很强的刺激作用，故一定量的 CO_2 对维持呼吸中枢的兴奋性是十分必要的。当吸入气中 CO_2 的含量增加到 1%时，肺通气量开始增加，呼吸加深加快；若吸入气体中 CO_2 增加到 4%时，肺通气量就超过一倍以上；但是，当吸入气中 CO_2 的含量超过 7%时，肺通气量不再增加甚至下降，CO_2 在体内堆积，可出现呼吸困难、头昏、头痛等症状；若 CO_2 的含量超过 15%～20%时，呼吸被抑制，肺通气量显著降低，可出现昏迷，甚至呼吸中枢麻痹导致呼吸停止。

CO_2 刺激呼吸是通过两条途径实现的，即通过刺激中枢化学感受器和外周化学感受器反射性地引起呼吸中枢兴奋，使呼吸加深加快，肺通气增加。以中枢途径为主，约占总效应的 80%（图 5-13）。

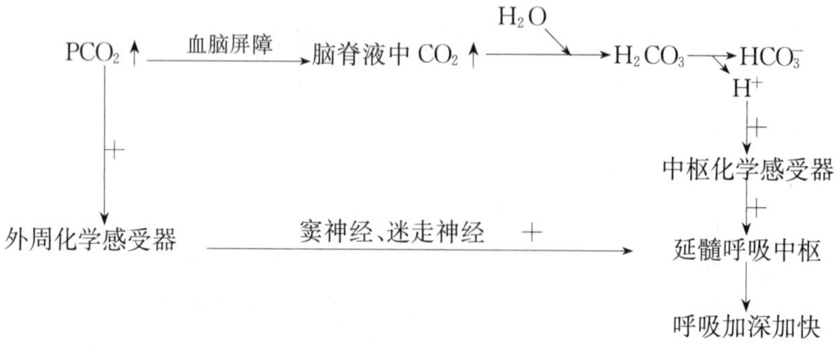

图 5-13 PCO_2↑对呼吸运动的影响

+表示兴奋

2. H^+ 对呼吸的影响 血液中 H^+ 浓度增高，呼吸加深加快，肺通气量增加；相反，血液中 H^+ 浓度降低时，呼吸抑制，肺通气量降低。H^+ 浓度对呼吸的影响途径与 CO_2 对呼吸运动的影响途径相似，不同的是 H^+ 不易透过血-脑屏障，限制了它对中枢化学感受器的作用。所以 H^+ 浓度增高对呼吸运动的影响主要是通过刺激外周化学感受器实现的。

3. 缺 O_2 对呼吸的影响 吸入气中 O_2 含量降低时，呼吸加深加快，肺通气量增加。缺 O_2 对呼吸运动的影响完全是通过刺激外周化学感受器所实现的。缺 O_2 对呼吸中枢的直接作用是抑制。所以，轻度缺 O_2 可以通过对外周化学感受器的刺激而兴奋呼吸中枢，在一定程度上对抗缺 O_2 对呼吸中枢的直接抑制作用。但当严重缺 O_2（PO_2＜5kPa）时，来自外周化学感受器的刺激作用不足以对抗缺 O_2 对呼吸中枢的抑制作用，因而使呼吸运动减弱，甚至呼吸停止（图 5-14）。

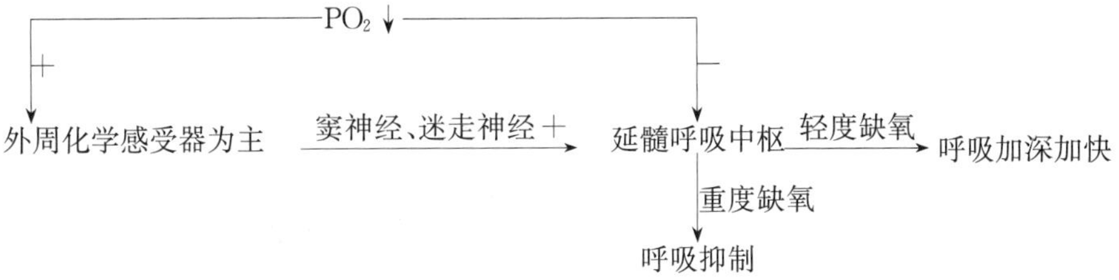

图 5-14　缺 O_2 对呼吸运动的影响

+表示兴奋；−表示抑制

4. CO_2、H^+和缺 O_2 在呼吸调节中的相互作用　血液中 PCO_2、H^+ 浓度及 PO_2 均对呼吸运动有调节作用，三者之间相互影响，相互作用。如：CO_2 增多时，H^+ 浓度也增加，两者的共同作用使兴奋呼吸的作用大大增强；H^+ 浓度升高时，呼吸增强，肺通气量增大，CO_2 排出增多，PCO_2 降低，从而抵消了一部分 H^+ 兴奋呼吸的作用；缺 O_2 时，由于肺通气量增大，PCO_2 和 H^+ 浓度均降低，使缺 O_2 对呼吸的兴奋作用大为减弱。因此，在临床工作中对有关问题要做全面分析，找出主要矛盾，恰当处理，以获得最佳效果。

（四）防御性呼吸反射

由呼吸道黏膜受刺激引起的，以清除激惹物为目的的反射性呼吸变化，称防御性呼吸反射。常见有咳嗽反射和喷嚏反射。

1. 咳嗽反射　咳嗽反射是常见的重要防御性反射。感受器位于喉、气管和支气管的黏膜。从感受器来的冲动沿迷走神经传入延髓，然后经传出神经到声门、呼吸肌。先是短促或深地吸气，接着紧闭声门，呼气肌强烈收缩，肺内压和胸膜腔内压急剧上升，然后声门突然打开，由于气压差极大，气体便以极高的速度从肺内冲出，排出呼吸道内异物或分泌物，起到维持呼吸道畅通的作用。但由于剧烈咳嗽时胸内压升高明显，阻碍静脉血回流，使静脉压和脑脊液压显著升高。因此，长期频繁的咳嗽对机体不利，应当及时制止。

2. 喷嚏反射　喷嚏反射类似咳嗽反射，是由鼻黏膜感受器受到刺激而引起，传入冲动沿三叉神经传到中枢，反射性地引起腭垂下降，舌压向软腭，使气流从鼻腔猛烈冲出，其生理意义是清除鼻腔中的异物。

（胡　敏）

思考题

1. 呼吸的全过程包括哪些环节？根据呼吸的过程分析造成机体缺 O_2 的常见原因。
2. 简述胸内负压的形成原因及生理意义。什么情况下胸内负压可呈正压？
3. 简述肺换气和组织换气的过程及影响肺换气的因素。
4. 血液运输 O_2 和 CO_2 的方式有哪些？
5. 简述血液中 CO_2、H^+浓度升高及缺 O_2 对呼吸的影响及作用途径。

第六章　消化和吸收

学习目标

1. 掌握消化和吸收的概念；胃液、胰液、胆汁的成分和作用；小肠的吸收；排便反射。

2. 熟悉交感神经和副交感神经对消化道的主要作用；胃的运动形式及排空，胃液分泌的调节；小肠的运动形式；主要营养物质的吸收。

3. 了解胃肠道激素的概念和主要作用；食物在口腔、大肠内的消化过程。

第一节　概　　述

人类食物中，除维生素、无机盐和水外，主要成分是糖、脂肪和蛋白质三大营养物质。这些大分子物质必须经过消化系统的加工、分解变成小分子物质如葡萄糖、氨基酸、甘油和脂肪酸等，才能透过消化管黏膜进入血液和淋巴循环，供组织利用。维生素、无机盐和水不需要分解就可直接吸收利用。

消化（digestion）是指食物在消化管道内被加工、分解成为小分子物质的过程。消化过程包括机械性消化和化学性消化两个方面。机械性消化是通过消化管的运动，将食物磨碎，与消化液充分混合，同时将其向消化管远端推送的过程。化学性消化是通过消化液中各种消化酶的化学作用将食物分解成小分子物质的过程。食物经消化后，透过消化管黏膜，进入血液和淋巴循环的过程，称为吸收（absorption）。消化和吸收是两个既密切联系又相辅相成的过程。它为机体新陈代谢提供了必不可少的物质和能量来源，并将不能被消化和吸收的食物残渣，以粪便的形式排出体外。

一、消化管平滑肌的生理特性

消化管中，除口腔、咽、食管上段的肌肉和肛门外括约肌是横纹肌外，其余部分都是由平滑肌组成的。消化管平滑肌除具有肌组织的一般特性，如兴奋性和收缩性外，还有其自身的特点。

1. 兴奋性较低，收缩缓慢　消化管平滑肌的电兴奋性较骨骼肌和心肌低，收缩和舒张的速度都很慢。

2. 紧张性　平滑肌经常保持微弱的持续收缩状态的特性，称为平滑肌的紧张性。这种特性可保持消化管内一定的基础压力，有利于维持胃肠的形态和位置，消化管的各种运动也是在紧张性收缩的基础上进行的。

3. 伸展性　消化管平滑肌能作大幅度的伸展，以适应实际的生理需要，这一特性使中空器官（特别是胃）在容纳较多食物时也不发生明显的压力变化。

4. 自动节律性　离体的消化管平滑肌，置于适宜的环境中，仍能进行良好的节律性收缩，但与心肌相比，其收缩缓慢且不规则。

5. 对不同性质的刺激敏感性不同　消化管平滑肌对电刺激不敏感，对化学、温度、机械牵张刺激很敏感。突然拉长、迅速改变温度，均可引起平滑肌强烈收缩。微量的乙酰胆碱能引起其收缩，微量的肾上腺素则使其舒张。

二、消化道的神经支配及其作用

消化道受内在神经系统和外来神经系统的双重支配，两者相互协调，共同调节消化道功能。

胃肠内在神经系统又称肠神经系统，存在于胃肠壁内，分为黏膜下神经丛（submucosal plexus）和肌间神经丛（myenteric plexus）两部分，两者合称壁内神经丛。壁内神经丛中存在感觉神经元、运动神经元和大量的中间神经元，因此，可以完成局部反射。黏膜下神经丛主要调节消化管壁上的腺细胞和上皮细胞的功能。肌间神经丛的运动神经元主要支配平滑肌细胞。在整体，内在神经系统的活动受外来神经纤维的支配（图 6-1）。

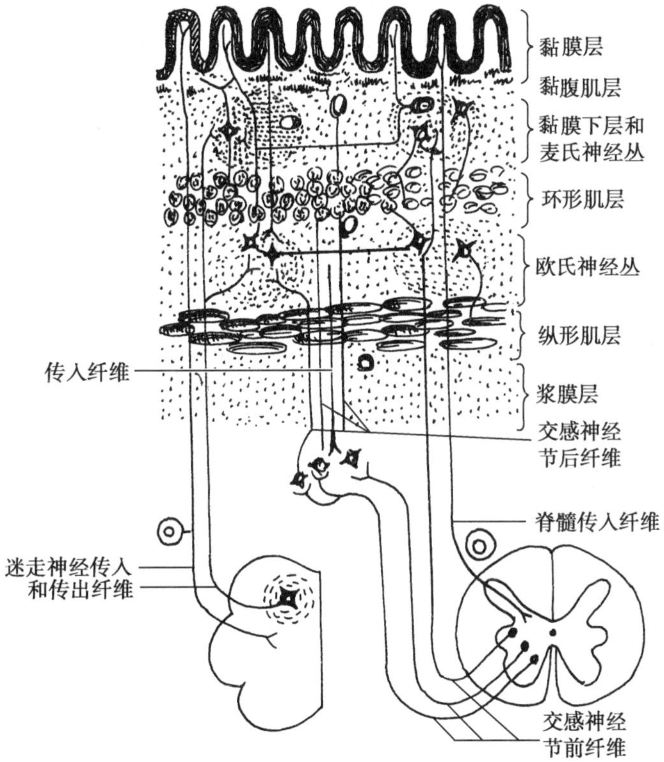

图 6-1　消化道内壁内神经丛及其植物神经的关系模式图

显示管壁各层及壁内神经丛

外来神经系统包括躯体神经和自主神经（图 6-2）。口、咽、食管上端和肛门外括约肌受躯体神经支配，消化管其余部分由自主神经支配。自主神经包括交感神经和副交感神经。交感神经从脊髓胸腰段侧角发出，在腹腔神经节、肠系膜神经节或腹下神经节更换神经元后发出节后纤维，节后纤维末梢释放去甲肾上腺素；交感神经兴奋时胃肠运动减弱，腺体分泌减少，括约肌收缩。支配胃肠的副交感神经主要是迷走神经和盆神经，其节前纤维直接进入胃肠组织，在壁内神经丛中更换神经元，大部分节后纤维末梢释放乙酰胆碱，对胃肠运动和分泌起兴奋作用；副交感神经兴奋时，胃肠道运动增强，腺体分泌增加，括约肌舒张。

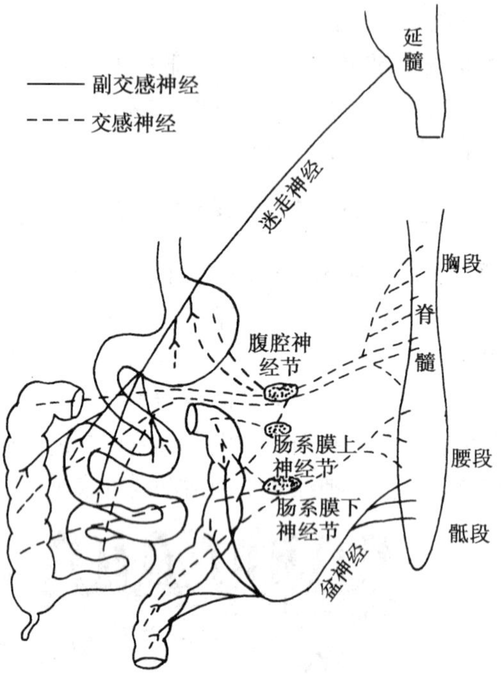

图 6-2 胃肠的神经支配示意图

三、胃 肠 激 素

消化管黏膜面积大，黏膜内散在分布着 40 多种内分泌细胞，是体内最大、最复杂的内分泌器官，能合成和释放多种有生物活性的化学物质，统称为胃肠激素（gastrointestinal hormone）。胃肠激素的种类和数量较多，生理作用较广泛，主要表现在以下三个方面：①调节消化腺的分泌和消化管的运动；②调节其他激素的释放，例如抑胃肽有促进胰岛素分泌的作用；③某些胃肠激素具有促进胃肠道组织的代谢和生长作用，即营养作用。胃肠激素的分泌部位、主要生理作用和引起释放的主要因素归纳于表 6-1。

表 6-1 主要胃肠激素的分泌和生理作用

激素名称	分泌部位及细胞	主要生理作用	引起释放的因素
胃泌素（促胃液素）	胃窦、十二指肠黏膜 G 细胞	促进胃液分泌（以 HCl 为主）、胃肠运动、黏膜生长，促进胰液和胆汁分泌	迷走神经、蛋白质消化产物
促胰液素（胰泌素）	十二指肠、空肠黏膜 S 细胞	促进胰液中水和 HCO_3^- 的分泌，抑制胃液分泌和胃肠运动	盐酸、蛋白质消化产物
缩胆囊素（促胰酶素）	十二指肠、空肠黏膜 I 细胞	促进胰酶分泌，促进胆囊收缩和胆汁排放，增强小肠的运动，促进胰腺外分泌组织增长	蛋白质及脂肪消化产物、盐酸
抑胃肽	小肠上部黏膜 K 细胞	抑制胃液分泌和胃的运动，促进胰岛素的释放	脂肪、葡萄糖、氨基酸

近年来研究证明，原来认为只存在于中枢神经系统的神经肽，也在消化系统中发现，一些最初在胃肠道发现的肽，也存在于中枢神经系统中。这些双重分布的肽统称为脑-肠肽（brain-gut peptide）。已知的脑-肠肽有胃泌素、胆囊收缩素、生长抑素等20余种，其作用和意义尚在探讨中。

第二节　口腔内消化

消化过程从口腔开始。在口腔中食物停留约15～20秒钟，经咀嚼研磨并与唾液混合形成食团后吞咽入胃。唾液对食物有较弱的化学分解作用。

一、唾液及其作用

人体口腔中有三对大唾液腺：腮腺、颌下腺和舌下腺，还有无数散在的小唾液腺，唾液是这些腺体分泌的混合液体。

（一）唾液的性质和成分

唾液（saliva）是无色无味的低渗液，近于中性（pH6.6～7.1）。其成分主要是水，约占99%，其余为有机物和无机物。有机物主要为黏蛋白、唾液淀粉酶（salivary amylase）、球蛋白和溶菌酶等；无机物有 Na^+、K^+、HCO_3^-、Cl^- 和一些气体分子等。

（二）唾液的作用

唾液的主要作用有：①湿润口腔和食物，便于咀嚼、吞咽并引起味觉；②清洁和保护口腔，清除口腔中食物残渣，冲淡并中和进入口腔的有害物质，唾液中的溶菌酶和免疫球蛋白还具有杀灭细菌和病毒的作用；③排泄功能，进入体内的物质如铅、汞等可随唾液排出；④消化作用，唾液淀粉酶（最适pH为7.0）可将淀粉水解为麦芽糖。

（三）唾液分泌的调节

唾液分泌的调节完全是反射性调节，包括非条件反射和条件反射。唾液分泌的基本中枢在延髓，下丘脑和大脑皮质还存在高级中枢。食物对口腔黏膜的机械、化学和温度刺激可引起非条件反射。在这些刺激的作用下，口腔黏膜和舌的感受器兴奋，经Ⅴ、Ⅶ、Ⅸ、Ⅹ对脑神经传入到位于延髓、下丘脑和大脑皮质的中枢。然后通过副交感和交感神经传出到唾液腺，调节其分泌。食物的颜色、形状、气味和进食的环境以及有关的语言、文字等均成为条件刺激，可引起唾液分泌。通常进食时条件反射和非条件反射调节唾液分泌的作用同时存在。

二、吞　　咽

咀嚼后形成的食团，由口腔经咽和食管进入胃内的过程叫吞咽（deglutition）。吞咽动作可分为三期（图6-3）。第一期是吞咽的随意期，由口腔到咽，是在大脑皮质的支配下进行的。第二期是咽腔期，由咽到食管上端，由一系列急速的反射动作协调完成。此期咽部肌群收缩，软腭上升，咽后壁向前突出，封闭鼻咽通道；喉头上升并紧贴会厌，封闭咽与气管的通道，呼吸暂停；食管上口张开，咽肌收缩，食团从咽被挤入食管。第三期是食管期，沿食管下移到胃，是通过食管肌肉的顺序收缩，即蠕动来完成的。蠕动（peristalsis）是消化管的基本运动形式，表现为食团的上端为收缩波，下端为舒张波，并且收缩波与舒张波顺序向前推进，推送食团前进。吞咽反射的基本中枢在延髓，其传入和传出神经均在第Ⅴ、Ⅸ、Ⅹ和Ⅻ对脑神经中。婴幼儿中枢神经系统发育不够完善，吞咽时气管通道常未封闭，因此应避免喂食易掉入气管的食物，如蚕豆、花生米等喂给婴幼儿。临床上，昏迷、深度麻醉和患某些神经系统疾病时，可引起吞咽障碍，此时上呼吸道分泌物或食物容易误入气管。因此，在临床护理工作中，对此类患者要及时清除呼吸道分泌物，保持呼吸道通畅，以防吸入性肺炎或窒息。

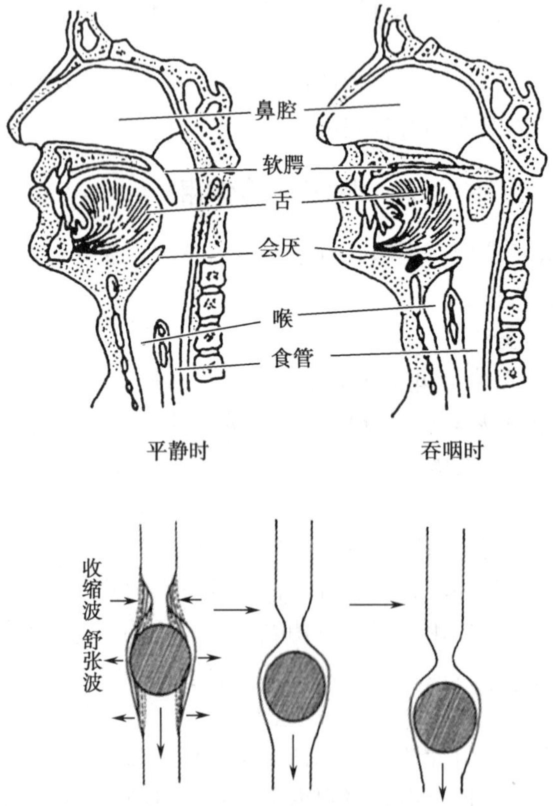

图 6-3 吞咽的过程

第三节 胃内消化

胃的主要功能是暂时贮存食物并初步消化食物。成人胃的容量约 1～2L。食物在胃内通过机械性消化和化学性消化，与胃液混合形成食糜并逐步、分批排入十二指肠。

一、胃液的分泌

食物在胃内的化学性消化是通过胃液作用实现的。胃液主要由胃腺分泌，胃腺包括贲门腺、泌酸腺及幽门腺。

（一）胃液的性质、成分和作用

纯净的胃液是无色透明的酸性液体，pH 为 0.9～1.5，正常成人每日分泌量大约为 1.5～2.5L。除水外，主要成分及作用如下：

1. 盐酸 又称胃酸，由泌酸腺中的壁细胞分泌。盐酸的主要生理作用有：①激活胃蛋白酶原，使其转变为有活性的胃蛋白酶；②为胃蛋白酶分解蛋白质提供适宜的酸性环境；③使食物中的蛋白质变性，易于分解；④杀死进入胃内的细菌；⑤盐酸进入小肠后，可促进胰液、胆汁和小肠液分泌；⑥进入小肠后有利于铁和钙的吸收。因此，盐酸分泌不足或缺乏，可引起腹胀、腹泻等消化不良症状。如果分泌过多，则会对胃和十二指肠造成侵蚀，可诱发溃疡病。

胃液中的盐酸以两种形式存在：一种是游离状态，称游离酸；另一种是与蛋白质结合为盐酸蛋白盐，称结合酸。胃液中游离酸占绝大部分。正常人空腹时盐酸的排出量称基础酸排出量，约每小时0～5mmol。在食物或某些药物刺激下，盐酸排出量可明显增加，正常人盐酸最大排出量可达每小时20～50mmol。男性盐酸分泌率高于女性，50岁以后分泌率有所下降。

胃液中H^+的分泌是靠细胞顶膜上的质子泵，即H^+，K^+-ATP酶实现的。测定结果表明，胃液中H^+的最高浓度可达150mmol/L，比血浆中的H^+浓度高约300万倍。因而，壁细胞分泌H^+是逆着巨大浓度差进行的主动转运过程，需要消耗大量能量。质子泵是一种镶嵌于膜内的转运蛋白，具有转运H^+、K^+和水解ATP的功能，壁细胞利用ATP分解释放的能量将H^+逆浓度差转运到胃腔内。现已证实，质子泵是各种因素引起的胃酸分泌的最后通路，因此抑制质子泵的药物（如奥美拉唑）在临床上已广泛用于治疗消化性溃疡。

知识链接

消化性溃疡

消化性溃疡包括胃溃疡和十二指肠溃疡，是一种常见病和多发病。过去普遍认为，溃疡病的发生与胃酸分泌过多，诱发胃黏膜自行消化和破坏胃黏膜屏障有关，并认为健康的胃是无菌的，故有“无酸无溃疡”的说法。1983年，澳大利亚珀斯皇家医学院医生Marshall和病理学家Warren首次报道了导致胃炎和胃溃疡的细菌——幽门螺杆菌（Hp）。在全世界掀起了研究幽门螺杆菌的热潮。研究证实，90%以上的十二指肠溃疡和80%以上的胃溃疡都是因幽门螺杆菌感染引起。“定居”在胃内的幽门螺杆菌可产生毒素和有毒性的酶，损害胃黏膜，破坏胃黏膜屏障，使局部产生炎症和免疫反应，并刺激胃泌素分泌，最终导致胃部疾病的发生。

对用抗生素根除幽门螺杆菌而治愈溃疡的患者做长期随访观察，发现其复发率在10%以下；而仅用抑酸剂愈合溃疡的患者，一年内的复发率高达60%～90%。因而有人提出“没有幽门螺杆菌，就没有溃疡”。幽门螺杆菌的发现对胃部疾病的诊断和治疗是一场革命，它从根本上改变了对胃病的认识，使其治疗更为简单而有效。

因此Marshall和Warren获得了2005年诺贝尔生理学及医学奖。

2. 胃蛋白酶原　胃蛋白酶原（pepsinogen）主要由泌酸腺的主细胞分泌，不具有活性。进入胃腔后，在盐酸和已被激活的胃蛋白酶的作用下，转变为有活性的胃蛋白酶。在酸性环境中，胃蛋白酶能使食物中的蛋白质水解，生成际、胨、少量多肽及氨基酸。胃蛋白酶作用的最适pH为2.0～3.5，当pH>5时，胃蛋白酶活性消失。因此，胃酸分泌不足导致的蛋白质消化不良，用胃蛋白酶和稀盐酸合剂治疗。

3. 黏液和碳酸氢盐　黏液是由胃黏膜表面上皮细胞、泌酸腺的颈黏液细胞、贲门腺和幽门腺共同分泌的。主要成分是糖蛋白，覆盖在胃黏膜表面，形成厚约500μm的凝胶样保护层，作用是减少粗糙食物对胃黏膜的机械性损伤。胃内的 HCO_3^- 主要由胃黏膜的上皮细胞分泌。在基础状态下，胃内 HCO_3^- 的分泌速率仅为 H^+ 分泌速率的 5%，进食时分泌速率增加。

单独的黏液和碳酸氢盐都不能有效地保护胃黏膜，但两者联合作用则可构成黏液-碳酸氢盐屏障（mucus-bicarbonate barrier），能有效地保护胃黏膜不受胃腔内盐酸和胃蛋白酶的侵蚀。H^+ 在扩散中不断地被上皮细胞分泌且向黏液层表面扩散的 HCO_3^- 中和，使黏液层内出现 pH 梯度。即黏液浅层的 pH 较低，为酸性；而黏液深层胃黏膜表面的 pH 较高，保持中性或稍偏碱性。这样既避免了酸对黏膜的侵蚀，又使胃蛋白酶丧失了活性。

正常情况下，黏液层靠近胃腔侧的糖蛋白受到胃蛋白酶的水解作用后，由凝胶状态变为溶胶状态进入胃液（图 6-4）。但黏液水解速度与上皮细胞分泌速度之间处于动态平衡，从而保证了黏液屏障的连续性和完整性。

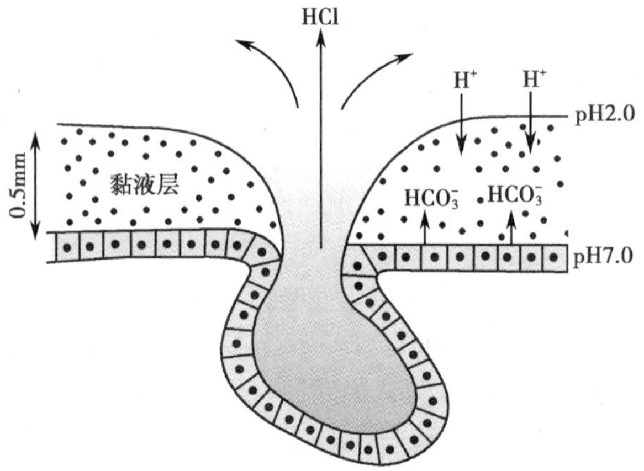

图 6-4 黏液-碳酸氢盐屏障模式图

4. 内因子 内因子（intrinsic factor）是由泌酸腺中壁细胞分泌的一种糖蛋白，内因子有两个特异性结合部位，一个与食物中的维生素 B_{12} 结合形成复合物，保护维生素 B_{12} 不被肠道细菌所破坏，另一个与回肠黏膜上皮细胞的特异性受体结合，促进回肠对维生素 B_{12} 的吸收。内因子缺乏时（如胃大部切除的患者），维生素 B_{12} 吸收障碍，影响红细胞成熟，引起巨幼红细胞性贫血。

（二）胃液分泌的调节

人在空腹时胃液分泌很少，称基础胃液分泌或非消化期胃液分泌。进食时或进食后经过神经和体液因素刺激胃液大量分泌，称消化期胃液分泌。促进壁细胞分泌盐酸的主要内源性物质有：乙酰胆碱（Ach）、胃泌素（促胃液素）和组胺等；而抑制盐酸分泌的主要是生长抑素。

根据感受食物刺激的部位不同，人为地将消化期胃液分泌分为头期、胃期和肠期（图 6-5）。实际上，这三期几乎同时进行，互相重叠。消化期促进胃液分泌的因素总结如下（表 6-2）。

表 6-2　促进胃液分泌的因素

	分泌机制	分泌特点
头期	条件与非条件反射：迷走神经为共同传出神经，其末梢递质 ACh 引起胃腺分泌。 迷走-胃泌素：迷走神经的末梢递质 GRP（胃泌素释放肽）引起胃窦部 G 细胞分泌胃泌素	分泌量多，酸度和胃蛋白酶原的含量高，消化力强。 分泌量与食欲、精神因素有关
胃期	扩张胃体和胃底→迷走-迷走长反射和壁内神经丛短反射→胃腺分泌。 扩张胃窦部→壁内神经丛短反射→G 细胞释放胃泌素；或迷走-迷走长反射→胃腺分泌。 食物的化学成分→G 细胞释放胃泌素	分泌量大，酸度高。 消化力（胃蛋白酶原含量）<头期
肠期	食物进入小肠→G 细胞释放胃泌素，同时还释放肠泌酸素→胃酸分泌，以体液调节为主	分泌量、酸度和胃蛋白酶分泌量较少，酸度和胃蛋白酶含量均较低

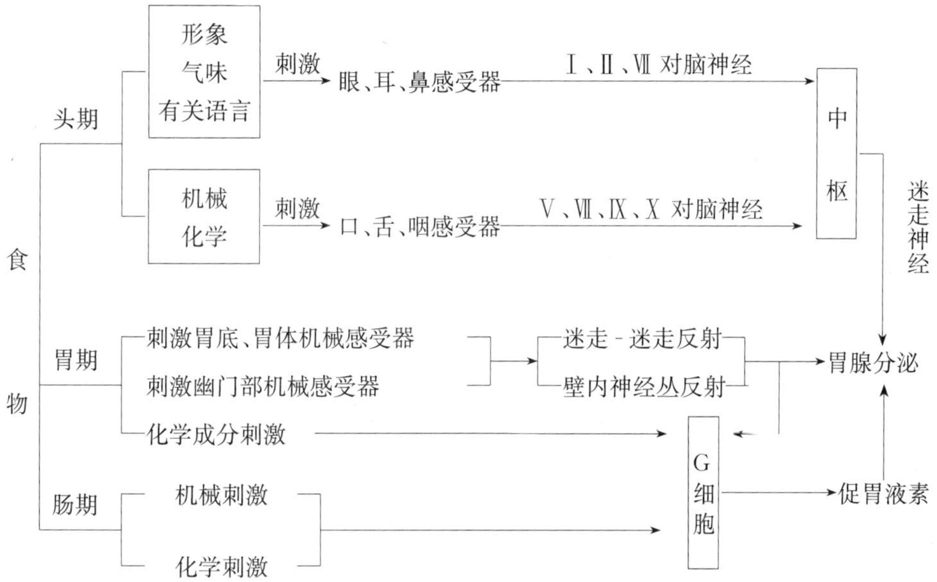

图 6-5　胃液分泌的调节示意图

抑制胃液分泌的因素主要有：①盐酸：当胃内 pH 降至 1.2～1.5，或十二指肠处于酸化状态（pH<2.5）时，胃泌素释放受抑制，胃液分泌减少。②脂肪：进入小肠的脂肪可刺激肠抑胃素释放，抑制胃液分泌。③高渗溶液：高渗食糜进入小肠后，可刺激小肠内渗透压感受器，通过肠-胃反射，抑制胃液分泌。④其他：如恶劣的情绪、交感神经紧张性增高、药物（如阿托品）等均可抑制胃液分泌。

二、胃的运动

食物在胃内的机械性消化是通过胃的运动来实现的。胃底和胃体前部称头区，运动较弱，主要作用是容纳食物。胃体远端和胃窦称尾区，运动较强，主要功能是进行机械性消化，并逐步将食糜排入十二指肠。

（一）胃运动的主要形式

1. 紧张性收缩 胃壁平滑肌常处于一定程度的持续收缩状态，称为紧张性收缩（tonic contraction）。其生理意义在于维持胃的正常位置和形态，并保持胃腔内具有一定的基础压力，促进胃液渗入食物进行化学性消化，是其他运动形式的基础。临床上出现的胃下垂或胃扩张，常与胃的紧张性收缩过度降低有关。

2. 容受性舒张 咀嚼和吞咽时，食物刺激口、咽、食管等处的感受器，反射性地引起头区胃壁肌肉舒张，胃内容积增大，称容受性舒张（receptive relaxation）。它能使胃容纳大量食物而胃内压无明显变化。

胃的容受性舒张是通过迷走-迷走反射实现的，其传出神经是抑制性神经纤维，末梢释放的递质可能是某种肽类物质或一氧化氮（NO）。

3. 蠕动 胃的蠕动是在食物入胃后5分钟左右开始的。蠕动波始于胃的中部，以3次/分的频率向幽门方向推进。一个蠕动波需1分钟左右到达幽门，通常是一波未平，一波又起。蠕动初起时，波幅较小，在向幽门传播过程中幅度渐大，收缩力渐强，传播速度渐快。之后幽门括约肌舒张，食糜进入十二指肠（图6-6）。

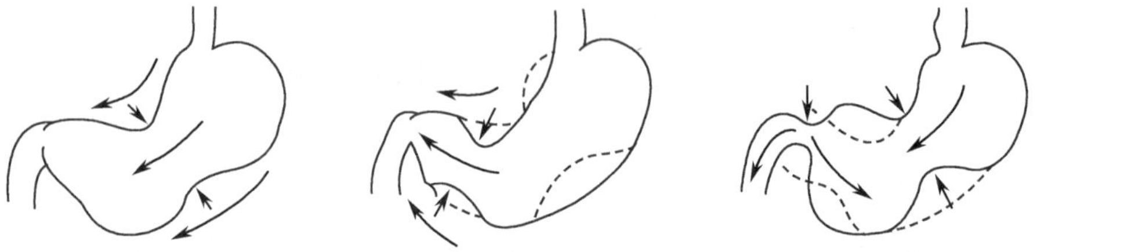

图6-6 胃的蠕动示意图

胃的蠕动起始于胃的中部，向幽门方向推进（A）；并可将食糜推入十二指肠（B）；强有力的收缩波还可将部分食糜反向推回到近侧胃窦或胃体，使食糜在胃内进一步被磨碎（C）

胃蠕动的主要生理意义是：①磨碎固体食物；②搅拌食物，使之与胃液充分混合，以利于化学性消化；③推送食糜通过幽门进入十二指肠。

（二）胃排空及其控制

食糜由胃排入十二指肠的过程称为胃排空（gastric emptying）。食物入胃后5分钟左右开始排入十二指肠。胃排空的速度与食糜的物理性状和化学组成有关。一般来说，稀薄的、液态的食糜比黏稠、固态的食物排空快；颗粒小的比大块食物排空快；等渗液比非等渗液排空快。在三大主要营养物质中，糖类排空最快，蛋白质次之，脂肪类最慢。混合性食物由胃完全排空约需4～6小时。胃排空的动力是胃的运动以及由此形成的胃与十二指肠之间的压力差。凡能增强胃运动的因素，均使胃内压升高，并加快胃排空；反之，则减慢胃的排空。

胃排空速度受两个方面的因素控制：

1. 胃内食物促进排空 胃内食物对胃壁的机械和化学刺激，可通过神经反射和体液因素调节，使胃运动加强，胃内压升高，从而促进胃排空。

2. 十二指肠内因素抑制胃排空 进入十二指肠的酸、脂肪、高张溶液及食物对肠腔的机械扩张等均可刺激肠壁上的相应感受器，反射性地抑制胃运动，使胃排空减慢，这种反射称为肠-胃反射（entero-gastric reflex）。该反射的传出神经冲动可通过迷走神经、壁内神经丛，甚至还可通过交感神经等多种途径到达胃。肠-胃反射对胃酸的刺激十分敏感，当小肠内 pH 低至 3.5～4.0 时，即引起该反射，抑制胃的运动和胃排空，从而延缓胃内酸性食糜进入十二指肠。酸和脂肪还可刺激小肠黏膜释放胰泌素、抑胃肽等多种激素来抑制胃排空。

(三) 呕吐

呕吐 (vomiting) 是将胃及小肠上段内容物经口腔强力驱出的过程。呕吐中枢位于延髓，与呼吸中枢、心血管中枢有着密切的联系，故呕吐前除有消化道症状（如恶心）外，还常出现呼吸急促和心跳加快等症状。引起呕吐的原因很多，机械性或化学性刺激作用于舌根、咽部、胃、大小肠、胆总管、腹膜、泌尿生殖器官等部位的感受器，均可引起呕吐。视觉或内耳前庭器官受到某种刺激，也可引起呕吐。颅内压增高时可直接刺激呕吐中枢，引起喷射性呕吐。呕吐是一种具有保护意义的反射活动，通过呕吐可把胃、肠内有害物质排出。因此，临床上对食物中毒的患者，可借助催吐的方法将胃内的毒物排出。但剧烈而频繁的呕吐，不但影响正常进食、消化和吸收，甚至会丢失大量的消化液，严重时可造成体内水、电解质和酸碱平衡紊乱。

第四节 小肠内消化

小肠内消化是整个消化过程中最重要、最主要的阶段。在这里，食糜经过小肠运动的机械性消化，胰液、胆汁和小肠液的化学性消化，整个消化过程基本完成，未被消化的食物残渣进入大肠参与粪便的形成。食糜在小肠内停留时间随食物的性质而有所不同，一般为 3～8 小时。

一、胰液的分泌

胰液是由胰腺的腺泡细胞和小导管管壁上皮细胞分泌的，这是胰腺的外分泌功能。在各种消化液中，胰液的消化能力最强。

(一) 胰液的成分和作用

胰液是无色的碱性液体，pH7.8～8.4，每日分泌量为 1～2L。

1. 胰液的无机物成分和作用 胰液中 HCO_3^- 的含量为血浆 HCO_3^- 浓度的 4 倍，主要由胰腺小导管上皮细胞分泌，主要作用是中和进入十二指肠的胃酸，保护肠黏膜免受酸的侵蚀；同时也为小肠内的多种消化酶提供适宜的 pH 环境。胰液中的 HCO_3^- 浓度受胰液分泌速度的影响，在一定范围内，分泌速率加快，HCO_3^- 浓度升高。胰液中的 HCO_3^- 浓度升高时，Cl^- 浓度降低，但负离子的总浓度保持恒定。胰液中的阳离子 Na^+、K^+ 和 Ca^{2+} 浓度比较恒定，并与血浆中 Na^+、K^+ 浓度相近，不受分泌速率的影响。

2. 胰液的有机物成分和作用 胰液中的有机物主要是多种消化酶，由腺泡细胞分泌。主要有：

(1) 胰淀粉酶：胰淀粉酶 (pancreatic amylase) 是一种 α 淀粉酶，可将淀粉水解为麦芽糖。胰淀粉酶作用的最适 pH 为 6.7～7.0。

(2) 胰脂肪酶：胰脂肪酶 (lipase) 可将三酰甘油分解为脂肪酸、甘油一酯和甘油。最适 pH 为 7.5～8.5。目前认为，胰脂肪酶只有在辅脂酶存在的条件下才能发挥其作用。辅脂酶 (colipase) 是胰腺分泌的另一种小分子蛋白质。它与胰脂肪酶在三酰甘油的表面形成一种高亲和度的复合物，牢牢地附着在脂肪颗粒表面，防止胆盐把胰脂肪酶从脂肪表面置换下来。

(3) 蛋白水解酶：主要有胰蛋白酶 (trypsin)、糜蛋白酶 (chymotrypsin) 两种，它们都是以无活性的酶原形式存在于胰液中。小肠液中的肠致活酶 (enterokinase) 可将无活性的胰蛋白酶原激活，变为有活性的胰蛋白酶。此外，胃酸、胰蛋白酶本身，以及组织液也能激活胰蛋白酶原。糜蛋白酶原在胰蛋白酶的激活下转变为有活性的糜蛋白酶。胰蛋白酶与糜蛋白酶作用很相似，都能将蛋白质水解成际和胨，当两者共同作用于蛋白质时，能将蛋白质分解成小分子多肽和氨基酸。

正常胰液中除上述三种消化酶外，还含有羧基肽酶、核糖核酸酶和脱氧核糖核酸酶等水解酶。它们都以酶原的形式存在，由胰蛋白酶激活。核糖核酸酶和脱氧核糖核酸酶能使相应的核酸部分水解为单核苷酸。

正常情况下，胰液中的蛋白水解酶并不消化胰腺本身，因为胰蛋白酶是以无活性的酶原形式分泌，此外，腺泡细胞还同时分泌少量胰蛋白酶抑制物 (trypsin inhibitor)。胰蛋白酶抑制物是多肽，可 1∶1 地与胰蛋白酶结合，形成无活性的化合物，防止少量胰蛋白酶原在胰腺内被激活而发生的自身消化。由于胰蛋白酶抑制物浓度比胰蛋白酶原低得多，它不能阻止病理情况下大量胰蛋白酶原活化所致的胰腺自身消化过程。

知识链接

急性胰腺炎

急性胰腺炎是消化系统的常见疾病，诱因可为胆道疾患、酗酒和暴饮暴食等。正常胰腺能分泌多种酶，以无活性的酶原形式存在。当胰腺导管痉挛或饮食不当引起胰液分泌剧增时，胰管内压力升高并导致胰小管和胰腺腺泡破裂，胰蛋白酶原释放并渗入胰腺间质中并被组织液激活，消化自身的胰腺组织，从而引发急性胰腺炎。临床通过抑制或减少胰液分泌的方法进行治疗。

胰液中含有三大营养物质的消化酶，因此，胰液是所有消化液中作用最全面、消化能力最强的消化液。胰液缺乏会明显影响蛋白质和脂肪的消化和吸收，脂肪消化吸收障碍又影响脂溶性维生素的吸收，但对糖的消化吸收影响不大。

(二) 胰液分泌的调节

胰液的分泌受神经和体液双重调节。

1. 神经调节 食物的色、香、形、味对口腔、咽、食管、胃和小肠的刺激，都可通过条件反射和非条件反射引起胰液分泌。传出神经主要是迷走神经。迷走神经可通过末梢释放的乙酰胆碱直接作用于胰腺，也可通过引起胃泌素的释放，间接引起胰腺分泌。迷走神经引起的胰液分泌的特点是：含酶量丰富，水分和碳酸氢盐含量很少。

2. 体液调节 能引起胰液分泌的激素主要有胰泌素和胆囊收缩素。

(1) 胰泌素：又称促胰液素，由小肠上段黏膜内的 S 细胞分泌。引起其释放的最强刺激因素是盐酸，其次是蛋白质分解产物和脂肪酸，糖类几乎没有作用。胰泌素主要作用于胰腺小导管上皮细胞，使其分泌大量水和碳酸氢盐，而酶含量很低。

(2) 胆囊收缩素：胆囊收缩素是由小肠上段的 I 细胞分泌的。引起其释放的因素，由强到弱依次为：蛋白质分解产物、脂肪酸、盐酸和脂肪，糖类无作用。胆囊收缩素有两个重要作用：促进胰腺腺泡细胞分泌消化酶和促进胆囊收缩排放胆汁。胆囊收缩素可以直接作用于腺泡细胞上的胆囊收缩素受体，引起胰酶分泌；还作用于迷走神经传入纤维，通过迷走-迷走反射，促使胰酶分泌。

二、胆汁的分泌和排出

胆汁由肝细胞分泌，在消化期，胆汁经肝管、胆总管直接排入十二指肠；在非消化期，胆汁经胆囊管进入胆囊贮存。

（一）胆汁的性质和成分

胆汁（bile）是较黏稠且味苦的有色液体。肝脏分泌的胆汁称肝胆汁，为金黄色或橘棕色，pH7.4；胆囊贮存的胆汁称胆囊胆汁，因被浓缩颜色变深，呈弱酸性，pH6.8。每日分泌量约为0.8～1.0L。

胆汁的成分较为复杂，除水、Na^+、K^+、Ca^{2+}和HCO_3^-等无机成分外，有机成分主要有胆汁酸和胆色素，以及少量胆固醇、卵磷脂等，不含消化酶。胆汁酸与甘氨酸或牛磺酸结合形成的钠盐或钾盐称为胆盐（bile salt），它是胆汁参与消化和吸收的主要成分。胆色素是血红蛋白的分解产物，包括胆红素及其氧化物——胆绿素。胆色素的种类和浓度决定了胆汁的颜色。肝合成的胆固醇中，约一半转化为胆汁酸，其余一半随胆汁排入小肠。

知识链接

胆 石 症

本病主要见于成年人，女性常见，男女比例约为1∶3。约70%的胆囊结石为胆固醇性结石或以胆固醇为主的混合性结石。胆汁中胆盐、胆固醇和卵磷脂的适当比例是维持胆固醇呈溶解状态的必要条件。胆固醇分泌过多或胆盐、卵磷脂合成减少时，可致胆汁中的胆固醇呈过饱和状态，胆固醇易沉积并形成结石。结石损害胆囊，并引起慢性胆囊炎、胆囊萎缩、胆囊癌。若结石嵌顿在胆囊颈部或胆囊管中，会引起胆绞痛、急性胆囊炎或胆囊积水。结石进入胆总管可引起胆管炎和急性胰腺炎。部分胆囊结石可多年或终生无明显症状，大多数在不同时期会引发不同程度的临床症状。

（二）胆汁的作用

胆汁对脂肪的消化和吸收有重要作用，主要是胆盐和胆汁酸的作用。

胆汁的主要作用有：①乳化脂肪。胆盐、胆固醇和卵磷脂可作为乳化剂，降低脂肪表面张力，使脂肪乳化成微滴，从而增加脂肪酶的作用面积，加速脂肪分解。②帮助脂肪吸收。胆盐与脂肪酸、甘油一酯、胆固醇等结合形成水溶性复合物，将不溶于水的甘油一酯、长链脂肪酸等分解产物运送到肠黏膜表面，促进肠黏膜对分解产物的吸收。③促进了脂溶性维生素A、D、E、K的吸收。④胆盐在小肠内被吸收后可直接刺激肝细胞分泌胆汁，称为胆盐的利胆作用。因此，胆盐还是促进胆汁自身分泌的体液因素。

（三）胆汁分泌和排出的调节

消化道内的食物是引起胆汁分泌和排出的自然刺激物。高蛋白膳食引起的胆汁流出最多，高脂肪或混合食物次之，糖类作用最小。在胆汁的排出过程中，胆囊和Oddi括约肌的活动具有相互协调关系，即胆囊收缩，Oddi括约肌舒张；相反，胆囊舒张时，Oddi括约肌则收缩。胆汁分泌受神经和体液因素双重调节，以体液调节为主。

1. 神经调节 进食动作或食物对胃、小肠的刺激可通过神经反射引起肝胆汁分泌轻度增加，胆囊收缩也轻度加强。反射的传出途径是迷走神经，切断两侧迷走神经或用胆碱能受体阻断剂，均可阻断这种效应。忧郁、紧张、恐惧及疼痛刺激均可引起 Oddi 括约肌紧张性增强，甚至痉挛，阻碍胆汁排出。

2. 体液调节

（1）胃泌素：胃泌素可通过血液循环作用于肝细胞和胆囊，促进肝胆汁分泌和胆囊收缩。也可先引起胃酸分泌，后者通过作用十二指肠黏膜 S 细胞，引起胰泌素释放而间接刺激肝胆汁分泌。

（2）胰泌素：能使胆汁的分泌量和 HCO_3^- 含量增加，而胆盐的含量并不增加。

（3）胆囊收缩素：能降低 Oddi 括约肌的紧张性，使其舒张，引起胆囊强烈收缩，促使胆囊胆汁大量排放。

（4）胆盐：胆盐进入小肠后，大约 90%被回肠末端吸收入血，通过肝门静脉回到肝脏，再组成胆汁分泌进入小肠，这一过程称为胆盐的肠-肝循环（图 6-7）。返回到肝的胆盐有刺激肝胆汁分泌的作用。每次进餐后可进行 2～3 次肠-肝循环，每个胆盐分子约经过 10 余次的肠-肝循环后才随粪便排出。

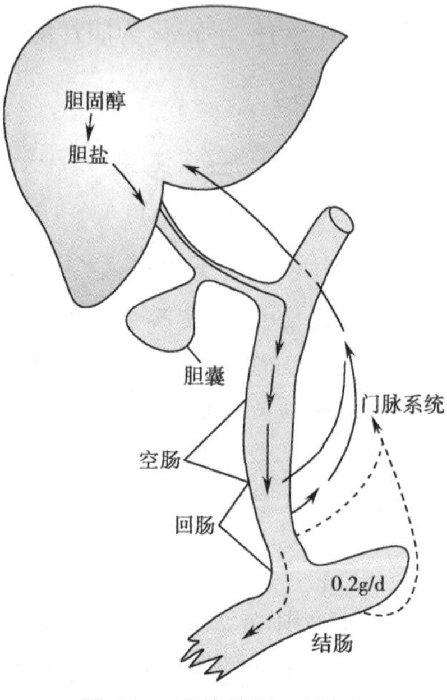

图 6-7 胆盐的肠-肝循环

三、小肠液的分泌

小肠内有两种腺体，即十二指肠腺和小肠腺。十二指肠腺分泌含黏蛋白的碱性黏稠液体，可防止胃酸对十二指肠上皮的侵蚀。小肠腺的分泌物构成了小肠液的主要部分。

（一）小肠液的性质、成分和作用

小肠液是弱碱性液体，pH 约为 7.6，渗透压和血浆相等。分泌量大，成年人每日分泌量为 1～3L。其成分除水和无机盐外，还有肠致活酶和黏蛋白。小肠液的主要作用是：①保护十二指肠黏膜免受胃酸的侵蚀；②大量小肠液可稀释消化产物，降低肠内容物渗透压，有利于小肠内的水分及营养物质的吸收；③肠致活酶可激活胰液中的胰蛋白酶原，有利于蛋白质的消化。

小肠液中除肠致活酶外，并不含有其他消化酶，但在小肠上皮细胞的刷状缘或细胞内存在着多种寡糖酶和肽酶，它们对一些进入上皮的营养物质起消化作用，从而阻止没有完全分解的消化产物吸收入血。这些酶可随脱落的肠上皮细胞入肠腔内，但它们对肠腔内消化并不起作用。

（二）小肠液分泌的调节

小肠液的分泌在不同条件下，分泌量有较大变化。食糜对肠黏膜的机械和化学刺激可引起分泌，尤其对机械性扩张刺激敏感，食糜量越大，分泌越多。一般认为，这些刺激主要是通过壁内神经丛的局部反射而引起的，外来神经的作用并不明显。胃泌素、胰泌素和血管活性肠肽等都有刺激小肠液分泌的作用。

四、小肠的运动

小肠的运动功能是继续研磨食糜，并与小肠内消化液充分混合，与肠黏膜广泛接触，有利于营养物质的吸收，同时从小肠上段向下段推进食糜。

（一）小肠的运动形式

1. 紧张性收缩 紧张性收缩是小肠进行其他运动形式的基础。它在进餐后增强，有利于肠内容物的混合与推进，也有利于吸收。

2. 分节运动 分节运动（segmentation contraction）是一种以环行肌为主的节律性收缩和舒张运动。食糜所在的一段肠管上环行肌在许多点同时收缩，把食糜分割成许多食团，随后，原来收缩处舒张，原来舒张处收缩，使原来的食团分割为两半，而邻近的两半则合为一个新的食团。如此反复进行，可使食糜不断地分开，又不断地混合（图 6-8）。分节运动的作用是：①将食糜与消化液充分混合，以便于消化酶对食物进行消化；②使食糜与肠壁紧密接触，为吸收创造有利条件；③挤压肠壁促进血液和淋巴回流，以利于吸收。

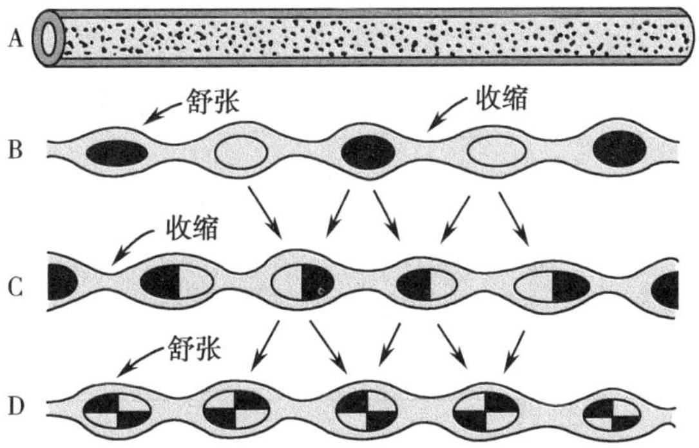

图 6-8 小肠分节运动模式图

小肠各段分节运动的频率不同。在人类，十二指肠为 11 次/分，回肠末端为 8 次/分，这有利于将食糜向大肠方向推进。

3. 蠕动 小肠的任何部位均可发生蠕动，可将食糜向大肠方向推进，其速度约为 0.5～2.0cm/s。小肠蠕动波很弱，通常只推进约数厘米后即消失。蠕动的意义在于使分节运动作用后的食糜向前推进，到达一个新的节段后再开始分节运动。

在小肠还常可见一种推进速度快（2～25cm/s）、传播距离较远的蠕动，称蠕动冲

(peristaltic rush)。它可将食糜从小肠的始端一直推送到末端，有时还可推送到大肠。蠕动冲可能是由吞咽动作或食糜刺激十二指肠所引起的。

（二）小肠运动的调节

1. 壁内神经丛的作用 当机械性或化学性刺激作用于肠壁时，通过壁内神经丛的局部反射可引起小肠蠕动。切断支配小肠的外来神经，蠕动仍可进行，说明壁内神经丛在小肠运动调节中具有重要作用。

2. 外来神经作用 一般来说，副交感神经兴奋使小肠运动增强，而交感神经兴奋使小肠运动减弱。但上述效果还与肠肌当时的状态有关，若肠肌的紧张性高，则无论副交感神经，还是交感神经兴奋均能使其运动减弱；相反，如紧张性低，则这两种神经兴奋都有增强其活动的作用。

3. 体液因素的作用 胃泌素、胆囊收缩素和乙酰胆碱可使小肠运动增强，而胰泌素、肾上腺素、胰高血糖素可使小肠运动减弱。

（三）回盲括约肌的功能

在回肠末端与盲肠交界处环行肌显著增厚，称回盲括约肌，它经常保持一定的收缩状态，可防止回肠内容物过快地进入大肠，从而延长食糜在小肠内停留的时间，有利于小肠内容物的消化和吸收；它还阻止大肠内容物反流入回肠。

食物从口腔经食管至胃并通过小肠后，消化过程基本完成，现简要概括如下（表6-3）。

表6-3 口腔、胃、小肠消化的比较

部位	运动形式 （机械性消化）	消化液	消化酶的作用和食物的分解 （化学性消化）
口腔	咀嚼 吞咽	唾液	部分淀粉 $\xrightarrow{\text{唾液淀粉酶}}$ 麦芽糖
胃	紧张性收缩、容受性舒张、蠕动	胃液	部分蛋白质 $\xrightarrow{\text{胃蛋白酶}}$ 朊、胨、少量多肽和氨基酸
小肠	紧张性收缩、分节运动、蠕动	胰液	淀粉 $\xrightarrow{\text{胰淀粉酶}}$ 麦芽糖（二糖） $\xrightarrow{\text{二糖酶}}$ 葡萄糖（单糖）
		胆汁	脂肪 $\xrightarrow{\text{胆盐}}$ 脂肪微滴 $\xrightarrow{\text{胰脂肪酶}}$ 甘油、脂肪酸、甘油一酯
		小肠液	蛋白质 $\xrightarrow[\text{糜蛋白酶}]{\text{胰蛋白酶}}$ 朊、胨、多肽 $\xrightarrow{\text{多肽酶}}$ 氨基酸

第五节 大肠的功能

人类的大肠内没有重要的消化活动。大肠的主要作用是吸收水和电解质，参与机体对水、电解质平衡的调节；吸收由结肠内细菌合成的维生素B复合物和维生素K；完成对食物残渣的加工，形成并暂时贮存粪便。

一、大肠液的分泌

大肠液是由大肠腺和大肠黏膜杯状细胞分泌的。大肠液的主要成分是黏液和碳酸氢盐，pH8.3～8.4。大肠液的主要作用在于其中的黏蛋白能保护肠黏膜和润滑粪便。

二、大肠内细菌的作用

大肠内有许多来自食物和空气中的细菌，大肠内的环境适宜细菌的生长繁殖。粪便中的细菌约占粪便固体重量的20%～30%。细菌对糖及脂肪的分解称为发酵，能产生乳酸、醋酸、CO_2、沼气等。细菌对蛋白质的分解称为腐败，能产生氨、硫化氢、组胺、吲哚等。这些分解产物大部分是有害的，随粪便或气体排出体外，少量由肠壁吸收后到肝进行解毒。若消化不良或便秘时，有害物质不能及时清除，被吸收入血太多，会损害肝脏功能。

大肠内的细菌还可以利用肠内较为简单的物质合成B族维生素和维生素K，因此，长期使用肠道抗生素时，可引起上述维生素缺乏，应注意补充。

大肠内正常菌群能抑制致病菌的生长，因此，长期大量使用肠道抗生素会导致菌群失调而致疾病。

三、食物中纤维素对胃肠功能的主要影响

纤维素能与水结合形成凝胶，限制水的吸收，并使肠内容物容积增加；能刺激肠运动，缩短粪便在肠内停留时间，增加粪便体积，促进排便；能降低食物中热量比率，减慢含能物质的摄取，有助于纠正异常肥胖。

四、大肠的运动和排便

（一）大肠运动的形式

1. 袋状往返运动 这种运动在空腹时最多见。是由环行肌不规则的收缩引起的。它使结肠袋中的内容物向两个方向作短距离的位移，但并不向前推进，只是进行缓慢的揉搓，能促进水分的充分吸收。

2. 分节推进运动或多袋推进运动 一个结肠袋的内容物被推送到下一邻近肠段的运动，称为分节推进运动；一段结肠上同时发生较多袋状收缩，并将其内容物向下推移，称为多袋推进运动。进食后或结肠受到拟副交感药物刺激时，这种运动增强。

3. 蠕动 大肠的蠕动是由一些稳定向前的收缩波所组成，它的推动力较强，尤其在降结肠。大肠还有一种进行很快且前进很远的蠕动，称为集团蠕动（mass peristalsis）。它通常开始于横结肠，能将一部分大肠内容物推送至降结肠或乙状结肠。集团蠕动常见于进餐后，可能是胃内容物进入十二指肠，由十二指肠-结肠反射所引起。十二指肠-结肠反射敏感者，餐后或进食时可有排便感觉，这种现象多见于幼儿。

（二）排便

食物残渣在大肠内可停留10个小时以上，绝大部分的水、无机盐和维生素被大肠黏膜吸收；其余部分经细菌分解后形成粪便。一般情况下直肠内没有粪便，当肠的蠕动将粪便推入直肠时，会刺激直肠壁内的感受器使之兴奋，兴奋经盆神经和腹下神经中的传入纤维，传至脊髓腰骶部的初级排便中枢，同时上传到大脑皮质，引起便意。如果条件不许

可，大脑皮质将发出抑制性的传出冲动，抑制排便；如果条件许可，大脑皮质发出兴奋性的传出冲动，使初级排便中枢兴奋，兴奋经盆神经传出，使降结肠、乙状结肠和直肠收缩，肛门内括约肌舒张，同时，阴部神经的传出冲动减少，肛门外括约肌也舒张，粪便排出体外。另外，排便时，腹肌和膈肌收缩以增加腹压，促进排便（图 6-9）。

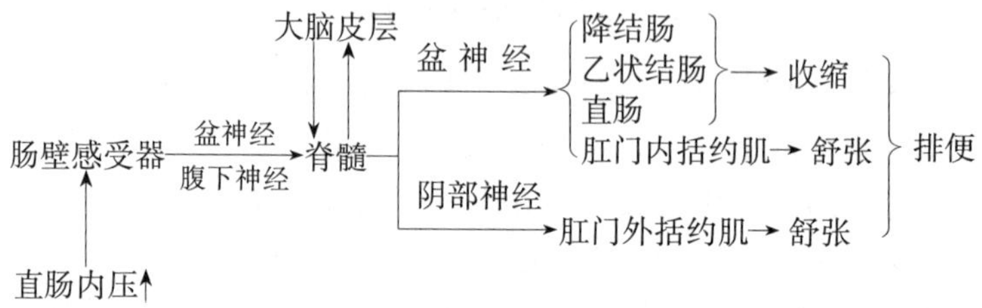

图 6-9 排便反射的途径模式图

正常人的直肠对粪便的压力刺激具有一定的阈值，当达到此阈值时，会引起便意而排便。如果经常有意地抑制排便，就会使直肠对粪便的压力刺激变得不敏感，阈值升高，使粪便在直肠内停留时间延长，水分吸收过多而变得干燥，导致便秘。临床上，炎症引起直肠壁内压力感受器敏感性增高时，直肠内只要有少量粪便或黏液即可引起便意，总有便而未尽的感觉，称为“里急后重”；如排便反射的反射弧任一部分受损，粪便不能排出，称大便潴留；如果初级排便中枢和高级中枢的联系中断，使排便反射失去大脑皮层的控制，将导致大便失禁。

第六节 吸 收

一、概 述

（一）吸收的部位

口腔黏膜仅吸收硝酸甘油等少数药物，食物在食管内基本不被吸收，胃内食物的吸收很少，仅能吸收酒精和少量水分，大肠一般只能吸收水分和无机盐，小肠是吸收的主要部位。一般认为，糖类、蛋白质和脂肪的消化产物大部分是在十二指肠和空肠吸收的。回肠具有主动吸收胆盐和维生素 B_{12} 的作用（图 6-10）。

（二）小肠在吸收中的有利条件

小肠在吸收中的有利条件为：①小肠有巨大的吸收面积，成人的小肠长约 5～7m，小肠黏膜有许多环形皱褶，皱褶上有大量绒毛，绒毛表面柱状上皮细胞还有许多微绒毛，这使吸收面积达到 $200m^2$ 左右；②食物在小肠内已经被分解成可吸收的小分子物质；③食糜在小肠内停留 3～8 小时，时间较长，使营养物质有充分的消化和吸收时间；④小肠黏膜绒毛内有丰富的毛细血管和毛细淋巴管。

（三）吸收的途径和机制

营养物质和水的吸收可通过两条途径：一是跨细胞途径，即通过绒毛柱状上皮细胞的腔面膜进入细胞内，再通过细胞底侧面膜到达细胞间液转而进入血液或淋巴；二是旁细胞途径，通过细胞间的紧密连接，进入细胞间隙，随即进入血液或淋巴。营养物质通过细胞膜的转运机制包括扩散、易化扩散、主动转运和胞饮等。

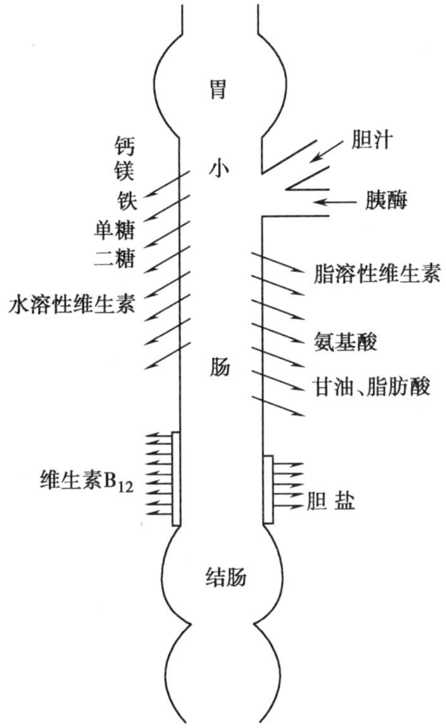

图 6-10　各种营养物质在消化管中的吸收部位模式图

二、主要营养物质的吸收

（一）糖的吸收

糖类只有分解为单糖后才能被吸收。各种单糖的吸收速度不同，己糖的吸收很快，而戊糖吸收很慢。在己糖中，半乳糖和葡萄糖的吸收为最快，果糖次之，甘露糖最慢。

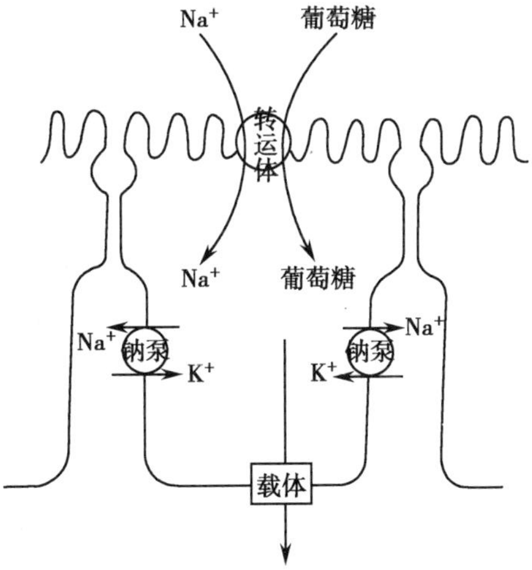

图 6-11　葡萄糖吸收过程示意图

单糖的吸收是一种继发性主动转运过程（图 6-11）。肠黏膜上皮细胞刷状缘上存在着一种依赖 Na^+ 的转运体蛋白，它与 Na^+ 和单糖结合形成复合物，选择性地把葡萄糖和半乳糖从刷状缘的肠腔面转运入细胞内，然后再扩散入血。每次可将一分子葡萄糖和两个

Na^+同时转运到细胞内。细胞底侧膜上的Na^+泵将Na^+泵出细胞，维持胞内较低的Na^+浓度，从而使转运体不断转运Na^+入胞，同时为单糖的转运提供动力，使之逆浓度差转运入胞内。半乳糖的吸收机制与葡萄糖相似。

（二）蛋白质的吸收

食物中的蛋白质经消化分解为氨基酸后，几乎全部被小肠吸收。氨基酸的吸收过程与葡萄糖吸收相似，属于继发性主动转运。在小肠上皮细胞刷状缘上存在着数种转运氨基酸的运载系统，分别选择性转运中性、酸性和碱性氨基酸。另外，还存在着二肽和三肽转运系统，也属于继发性主动转运，动力来自于H^+跨膜转运。进入细胞内的二肽和三肽可被细胞内的二肽酶和三肽酶分解为氨基酸，然后进入血液循环。

（三）脂肪的吸收

脂肪消化后形成脂肪酸、甘油一酯、胆固醇等，并与胆盐形成混合微胶粒。胆盐具有亲水性，能携带脂肪的消化产物通过覆盖在小肠绒毛表面的静水层到达微绒毛。在这里甘油一酯、脂肪酸和胆固醇又逐渐地从混合微胶粒中释出，并透过微绒毛的脂蛋白膜进入黏膜细胞，胆盐留在肠腔内被重新利用。长链脂肪酸及甘油一酯进入细胞后，在肠上皮细胞的内质网中大部分被重新合成三酰甘油，并与细胞中生成的载脂蛋白形成乳糜微粒。乳糜微粒随即进入高尔基复合体中，被包裹在囊泡内，最后以胞吐的方式离开上皮细胞，进入细胞间隙，扩散入淋巴（图6-12）。中、短链三酰甘油水解产生的脂肪酸和甘油一酯，可直接进入肝门静脉而不进入淋巴。由于膳食中的动、植物油中含长链脂肪酸多，所以脂肪的吸收途径以淋巴为主。

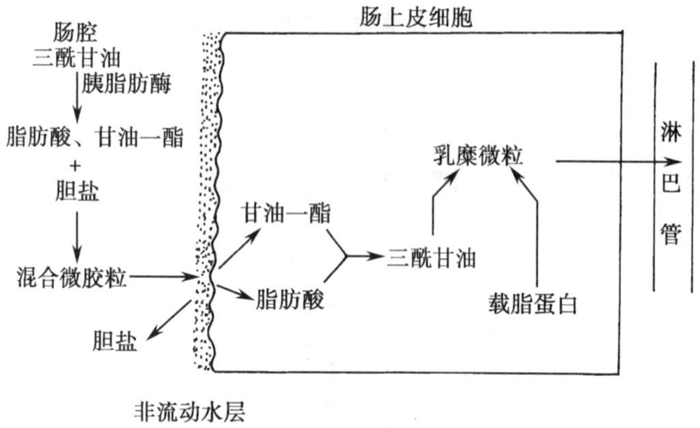

图6-12　脂肪在小肠内消化和吸收的主要形式

（四）水的吸收

人体每日由胃肠吸收的水大约8L，主要包括消化液中的水和饮食进入的水。水的吸收是被动的，各种溶质被吸收时所产生的渗透压梯度是水吸收的动力。严重呕吐、腹泻可使人体丢失大量水和电解质，从而导致水和电解质平衡紊乱。

（五）无机盐的吸收

1. 钠的吸收　成人每天摄入的钠和消化腺分泌的钠，大约95%～99%由胃肠道吸收，从粪便排出的钠不到4mmol。钠的吸收是主动的，肠上皮细胞的底侧膜上的钠泵将胞内的Na^+主动转运入血，造成胞内Na^+浓度降低，肠腔内Na^+借助于刷状缘上的载体，以易化扩散形式进入细胞内。由于这种载体往往和单糖或氨基酸共用，所以钠的主动吸收为单糖和氨基酸的吸收提供动力。反之，单糖和氨基酸的存在也促进Na^+的吸收，所以，空肠对钠的吸收能力较强。

2. 铁的吸收　正常人体每日吸收约 1mg 的铁，仅为食物含铁量的 1/10。铁吸收的主要部位是十二指肠和空肠上段。胃酸有利于铁的溶解，能促进铁吸收；因高价铁不易被吸收，维生素 C 能将高价铁还原为亚铁离子，因而促进铁吸收。

3. 钙的吸收　小肠各部位都有吸收钙的能力。食物中的钙，仅有一小部分能被吸收。维生素 D 能促进小肠对钙的吸收；肠内的酸和脂肪酸均能促进钙的吸收。可溶性的钙（氯化钙、葡萄糖酸钙）才能被吸收，离子状态的钙最易吸收。食物中的草酸和植酸与钙结合形成不溶性的钙盐，则不能被吸收。

4. 负离子吸收　小肠吸收的负离子主要有 Cl^- 和 HCO_3^-。Na^+ 被吸收所造成的电位变化可促进负离子向细胞内移动而被动吸收。

（六）胆固醇的吸收

肠道内的胆固醇主要来源于饮食和胆汁。胆汁中的胆固醇是游离的，可被吸收。食物中的部分胆固醇是酯化的，在肠腔中经胆固醇酯酶的催化，水解为游离胆固醇和脂肪酸，游离胆固醇通过形成混合微胶粒，进入小肠上皮细胞后又重新酯化，生成胆固醇酯，最后与载脂蛋白一起组成乳糜微粒经由淋巴系统进入血循环。胆固醇的吸收受许多因素的影响，食物中的胆固醇主要存在于蛋黄和动物脂肪中。如果吃此类食物越多，食物中胆固醇含量越高，其吸收越多。食物中的脂肪和脂肪酸能促进胆固醇吸收；各种植物醇（如豆固醇等）则能抑制其吸收。食物中的纤维素、果胶、琼脂等易与胆盐形成复合物，妨碍微胶粒的形成，限制肠管对胆固醇的吸收，从而减少胆固醇的吸收。

（七）维生素的吸收

维生素分为脂溶性维生素和水溶性维生素两类。脂溶性维生素 A、D、E、K 的吸收机制与食物中脂类消化吸收的机制相似。水溶性维生素 B_1、B_2、B_6、PP、C 主要以扩散的方式在小肠上段被吸收，但维生素 B_{12} 必须与内因子结合形成水溶性复合物才能在回肠被吸收。

（郭　兵）

思考题

1. 胃液的主要成分有哪些？各由何种细胞分泌？其生理作用是什么？
2. 胰液主要成分有哪些？各有何生理作用？
3. 为什么小肠是营养物质主要的消化和吸收部位？
4. 阐述糖、蛋白质和脂肪的吸收途径和形式。
5. 胃肠激素有哪些？各有何生理作用？

第七章　能量代谢与体温

学习目标

1. 掌握能量代谢的概念；基础代谢率的概念、正常值和测定意义；体温的概念、正常值和生理变异。

2. 熟悉影响能量代谢的因素；机体产热的主要器官、散热的方式。

3. 了解机体能量的来源和去路；体温调节中枢和调定点学说。

第一节　能量代谢

人体生命活动的最基本特征是新陈代谢。新陈代谢过程中，能量代谢与物质代谢是紧密相联的，物质在合成代谢时，需要消耗能量，而物质在氧化分解过程中，伴有能量的释放。生理学中通常把在物质代谢过程中所伴随着能量的释放、转移、贮存和利用，称为能量代谢（energy metabolism）。

一、机体能量的来源和利用

（一）能量的来源

机体一切生命活动所需的能量，主要来自于糖和脂肪的氧化分解，其中70％以上来自于葡萄糖，其次是脂肪。在生理状态下，蛋白质是机体细胞的重要组成成分，不作为供能物质。只有在某些特殊情况下，如长期不能进食或消耗量极大时，体内的糖原和贮存的脂肪大量消耗，能量极度缺乏时，机体才开始分解蛋白质，以维持必需的生理活动。

（二）能量的利用

糖、脂肪、蛋白质等能源物质在体内氧化时所释放的能量，其总量的50％以上直接转化为热能，用来维持体温；其余不足50％是可以被机体利用的自由能，这部分能量以高能磷酸键的形式贮存于腺苷三磷酸（adenosine triphosphate，ATP）分子中。当机体组织细胞进行各种功能活动需要耗能时，ATP的一个高能磷酸键断裂，ATP转变成腺苷二磷酸（adenosine diphosphate，ADP），同时将大量能量释放出来。据测定，1mol的ATP转变成ADP时，可释放出33.5kJ的能量。因此ATP既是体内重要的贮能物质，又是直接的供能物质。但体内以ATP形式的贮能是有限的，在能量产生过剩时，ATP可将其高能磷酸键转移给肌酸，形成磷酸肌酸（creatine phosphate，CP）。CP只是贮能形式，不能直接供能。在ATP消耗较快时，CP可将高能磷酸键再转给ADP形成ATP。机体细胞利用ATP分解所释放的能量，可以完成各种生理功能，如肌肉收缩、神经传导、各种生物活性物质的合成、物质转运、腺体分泌等。能量利用的最终结果，除骨骼肌收缩时所完成的机械功以外，其他都转化为热能，参与体温的维持（图 7-1）。

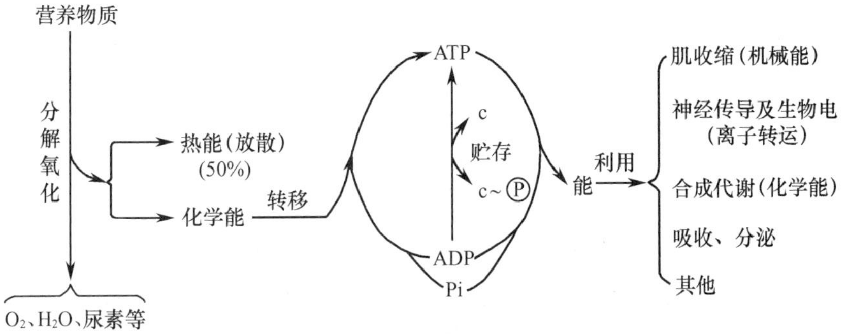

图 7-1　能量的释放、转移、贮存和利用示意图

C：肌酸；Pi：无机磷酸；C～P：磷酸肌酸

二、影响能量代谢的因素

机体的能量代谢在各种因素的影响下，经常发生变化。许多因素可以影响能量代谢，主要有以下几方面：

（一）肌肉活动

肌肉活动对能量代谢的影响最为显著。机体任何轻微的活动都可提高能量代谢。运动强度越大，O_2 耗量越多，能量消耗也越多。人在剧烈运动或劳动时，机体的产热量可达安静时的 10～20 倍，而且在肌肉活动停止后，其能量代谢在一段时间内仍然维持在较高水平。所以能量代谢率可作为评价劳动强度或运动强度的指标（表 7-1）。

表 7-1　劳动或运动时的能量代谢率　　单位：KJ/（m^2 · min）

机体的状态	产热量	机体的状态	产热量
静卧	2.73	扫地	11.36
开会	3.40	打排球	17.04
擦窗	8.30	打篮球	24.22
洗衣	9.89	踢足球	24.96

（二）环境温度

机体在安静状态下，环境温度 20～30℃时能量代谢最稳定。

当环境温度低于 20℃时，能量代谢开始增强，因为在低温寒冷的环境中，骨骼肌会发生战栗或肌紧张增强，体内能量代谢显著提高，以维持正常体温。当环境温度超过 30℃时，机体内的生物化学反应速度加快，呼吸、循环功能加强等，也可使能量代谢提高。

（三）食物的特殊动力效应

进食后，机体同样处于安静状态，其产热量也比进食前有所增加。这种由于摄入食物引起机体产生“额外”热量的现象，称为食物的特殊动力效应（specific dynamic effect）。此效应 1 小时左右开始，延续 7～8 小时。

进食蛋白质食物可额外增加产热 30%，糖和脂肪可增加 4%～6%，混合性食物可增加 10%。食物特殊动力效应的机制还不十分清楚，可能与营养物质在体内的中间代谢反应有关。

（四）精神活动

机体处于精神紧张状态时，如激动、愤怒、恐惧、焦虑，能量代谢增高。这可能是精神状态变化时，肌紧张增强，交感神经-肾上腺髓质系统兴奋，参与代谢的激素分泌增多等因素，使能量代谢增强。

三、基础代谢

测定能量代谢时，易受到上述多种影响因素的干扰。所以，人体在不同功能状态或环境条件下测定的能量代谢，不具有可比性。为此，规定在基础状态下测定人体的能量代谢值，作为衡量机体能量代谢的标准较为准确。基础状态是指人体处于清晨、清醒、静卧、肌肉放松、空腹（禁食 12 小时以上）、环境温度在 20～25℃、无精神紧张的状态。它排除了肌肉活动、食物的特殊动力效应、环境温度和精神活动等对能量代谢的影响。在这种状态下的能量代谢消耗，主要用在维持人体的最基本生命活动如心跳、呼吸等。我们把人体在基础状态下的能量代谢称为基础代谢（basal metabolism）。单位时间内的基础代谢，称为基础代谢率（basal metabolism rate，BMR）。基础代谢率不是人体最低的能量代谢率，熟睡时的代谢率更低，但做梦时可增高。

基础代谢率在正常生理情况下，受性别、年龄的影响。当其他情况相同时，男性略高于女性，幼儿略高于成人，年龄越大，代谢率越低（表 7-2）。

表 7-2 我国正常人基础代谢率的平均值 单位：kJ/(m^2 · min)

年龄（岁）	11～15	16～17	18～19	20～30	31～40	41～50	51 以上
男性	195.5	193.4	166.2	157.8	158.7	154.0	149.0
女性	172.5	181.7	154.0	146.5	141.7	142.4	138.6

一般来说，BMR 的实际测定值和上述正常平均值比较，如相差在 10%～15%以内，都属正常。当相差超过 20%时，才有可能是病理性变化。在各种疾病中，甲状腺功能亢进时，BMR 可比正常值高 25%～80%；甲状腺功能低下时，BMR 可比正常值低 20%～40%。因此，BMR 的测定是临床诊断甲状腺疾病的辅助方法。此外，糖尿病、红细胞增多症、白血病等，BMR 升高；肾上腺皮质功能低下、肾病综合征以及垂体性肥胖症等，BMR 降低。

第二节 体 温

人和高等动物的体温都是相对恒定的，这是内环境稳态的重要表现，是机体进行新陈代谢和正常生命活动的必要条件。

机体的温度分为体表温度（shell temperature）和体核温度（core temperature）。体表温度容易随着环境温度的变化而发生变化，不稳定，各部位之间的差异也较大。机体的深部温度称体核温度，比体表温度高，而且比较稳定。生理学通常将机体深部的平均温度称为体温（body temperature）。由于体内各器官的代谢水平不同，各内脏器官的温度也存在一定差别。

一、正常体温及生理变动

（一）正常体温

由于深部温度特别是血液循环温度不易测试，所以临床上常用直肠、口腔和腋窝等部位的温度来代表体温。

测量直肠温度时，如果将温度计插入直肠6cm以上，所测定得的值就接近深部温度，其正常值为36.9～37.9℃。口腔是临床上常用的测温部位。其优点是所测得的温度值比较准确，测量方便。但对于不能配合的患者，如哭闹的小儿以及烦躁的患者，则不适宜测口腔温度。口腔温度的正常值为36.7～37.7℃。采取腋窝作为测温部位时需要指出的是，腋窝处是皮肤表面的一部分，其温度较低，并不能代表深部温度。只有让被测者将上臂紧贴胸廓，使腋窝紧闭形成人工体腔，机体内部的热量才能逐渐传导至腋窝，使腋窝的温度逐渐升高至接近与机体深部温度的水平，这时所测得的温度才能反映深部温度。因此测定腋窝温度的时间至少需要10分钟左右，而且测温时还应保持腋窝处干燥。腋窝温度的正常值为36.0～37.4℃。

（二）体温的生理性变动

虽然体温是相对稳定的，但许多因素可以引起体温的生理性变动，主要影响因素有：

1. 昼夜变化　正常人（新生儿除外）的体温按昼夜变化呈周期性波动，清晨2～6时体温最低，午后1～6时最高。波动幅度一般不超过1℃。体温的这种昼夜周期性波动称为昼夜节律或日节律（circadian rhythm）。这种现象与地球的自转周期相吻合，因此认为与下丘脑的生物钟功能有关。

2. 性别　成年女性的体温平均比男性高0.3℃，而且基础体温（指基础状态下的体温）随月经周期发生规律性变化（图7-2）。月经期到排卵日之前体温较低，排卵日最低，排卵后体温升高，并且维持在较高水平，直到下次月经期前。排卵后的体温升高，一般认为是由于孕激素的生热作用。临床上通过测定女性月经周期中基础体温的变化，有助于了解有无排卵及排卵的日期。

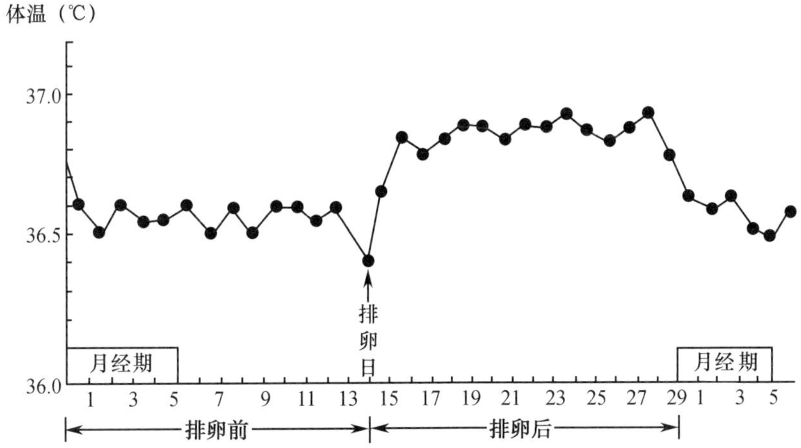

图7-2　女性基础体温变化曲线

3. 年龄　体温的高低与体内能量代谢有关，不同年龄的人能量代谢不同，体温也不同。儿童、青少年的体温较高，随着年龄增长体温逐渐接近成人体温。老年人的体温偏低。新生儿尤其是早产儿的体温调节中枢发育还不成熟，调节体温的能力差，体温易受环境温度变化而变化。在护理工作中，应该注意老年人和新生儿的体温特点，病房内注意保持适宜的温度。

4. 情绪与肌肉活动　肌肉活动、情绪激动、精神紧张等情况，都会使机体产热量增加，造成体温升高。

知识链接

环境温度与“黄金分割”

早在古希腊和罗马时代，一些艺术家就发现，最能体现美的比例关系就是“黄金分割”，即1∶0.618。“黄金分割”这一数学定理与生命、生长发育、健康、疾病、衰老和死亡等也有着千丝万缕的联系，有时甚至是生命内在形式的基本规律。例如，人的正常体温是37℃，在这一温度下，人体的各种生理功能才能维持和正常发挥。但人类在什么样的环境温度下会感觉最舒服呢？根据黄金分割的原理，将人的正常体温乘以0.618．则为22.87℃，这也是为什么人们总是感到平均温度在23℃左右的秋季是最好的季节的原因之一。实验也表明，人处于这种环境温度下，机体内的新陈代谢和各种生理功能处于最佳状态，比如各种酶的代谢、人的消化功能、人体免疫机能、人的心情等都很好。

二、机体的产热和散热

机体在代谢过程中不断地产生热量，同时又将热量不断地散发到体外。正常体温的维持依赖于这种产热（thermogenesis）与散热（thermolysis）过程的动态平衡（图7-3）。

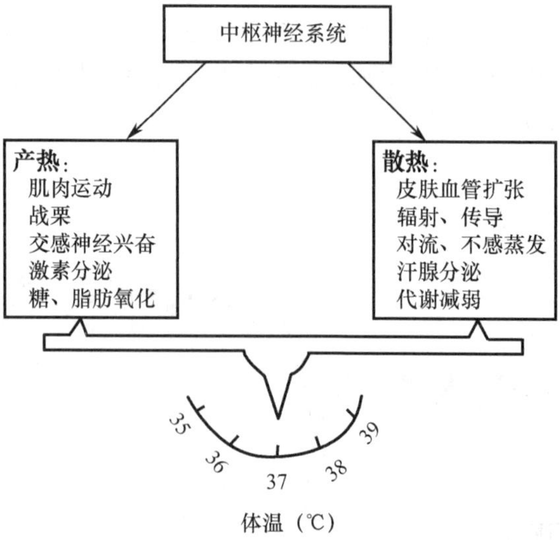

图7-3　人体的热平衡示意图

（一）产热过程

机体的热量来源于各种组织的能量代谢。

在安静状态下，主要的产热器官是内脏器官，约占全身产热量的56％。劳动或运动时，骨骼肌是主要的产热器官，其产热量可达到机体产热量的90％。骨骼肌产生热量的潜力很大，剧烈运动时，机体产热量可比安静时提高 40 多倍。寒冷刺激能使骨骼肌战栗，虽然基本不做功，但能最大程度地产生热量。战栗还能促进甲状腺激素分泌和交感神经-肾上腺髓质系统活动增强，分泌大量的肾上腺髓质激素，增强组织细胞对糖、脂肪的氧化分解，提高组织的代谢率，增加机体的产热量（表 7-3）。

表 7-3　几种组织、器官的产热量比较

器官、组织	占体重百分比（%）	产热量（%）	
		安静状态	劳动或运动
脑	2.5	16	1
内脏	34.0	56	8
骨骼肌	56.0	18	90
其他	7.5	10	1

（二）散热过程

机体散热的主要途径有：皮肤、呼吸道、消化道、泌尿道等。其中最主要的散热器官是皮肤。当环境温度低于人的体表温度时，大部分体热可以通过皮肤的辐射、传导和对流方式向外界发散，一小部分随呼吸及尿、粪等排泄物散发。

1. 散热方式

（1）辐射（radiation）散热：指机体的热量以热射线形式传给外界较冷物体的散热方式。辐射散热量的多少取决于皮肤与周围环境的温度差和机体的有效散热面积。皮肤与环境之间的温差越大，有效散热面积越大，则散热量越多，反之则少；当环境温度超过皮肤温度时，皮肤反而会吸收周围的热量，使体温升高。在环境温度较低以及机体处于安静状态时，此方式散热量约占总散热量的 60%。

（2）传导（conduction）散热：指机体将热量直接传给与皮肤接触的较冷物体的散热方式。传导散热量的多少取决于与皮肤表面接触物的温度差、接触物体的导热性和接触面积。棉毛织物、木材、脂肪导热性能差，传导散热量少。肥胖的人，深部的热量不易向外散发，因此炎热天气特别容易出汗。水的导热性好，临床上用冰袋、冰帽为高热患者降温，就是利用这个原理。

（3）对流（convection）散热：指通过气体流动来交换热量的散热方式。它是传导散热的一种特殊形式。对流散热量的多少取决于气体的流速。风速越大，散热量越多。皮肤表层覆盖衣物，不易实现对流；棉毛纤维间空气不易流动，有利于保温。

（4）蒸发（evaporation）散热：是机体通过体表水分的蒸发来散热的一种方式。体表每蒸发 1ml 水，可使机体散发 2.43kJ 的热量。蒸发散热分为不感蒸发（insensible perspiration）和发汗（sweating）两种形式。不感蒸发是指机体不论环境温度的高低，体内水分均可直接透过皮肤和黏膜表面蒸发。这种蒸发是在整个体表持续进行的，由于未形成明显水滴，不易被人觉察。人体 24 小时的不感蒸发量约为 1L，其中皮肤蒸发量约为 0.6～0.8L，呼吸道蒸发量为 0.2～0.4L。不感蒸发受体温影响较大，体温上升 1℃时，蒸发量增加约 15%。发汗也称可感蒸发，是指通过汗腺活动向体表分泌汗液的过程。汗液蒸发时可带走大量的热量。人在安静状态下，环境温度达到 30℃左右便开始发汗，发汗速度受环境温度和空气湿度的影响。环境温度越高，发汗速度越快。如果空气湿度大，气温达

25℃便可引起发汗。人在劳动或运动时，气温在 20℃以下，亦可引起发汗。汗液中水分占 99%以上，溶质成分中以 NaCl 为主，还有少量的 KCl 和尿素等。大量出汗时，由于水分的丢失比盐的丢失多，容易发生高渗性脱水。对高热不退的患者使用酒精擦浴降温，就是利用了蒸发散热的原理。

精神紧张或情绪激动时，常出现手掌、足底、前额等局部汗腺的分泌，称为精神性发汗，在体温调节中作用不大。

2. 散热的调控 机体主要通过皮肤血流量的调节和发汗来调控散热。

当皮肤温度高于环境温度时，主要通过辐射、传导和对流方式散热，散热量大小主要取决于皮肤与外界环境之间的温度差。在寒冷环境中，交感神经活动增强，皮肤小动脉收缩，血流量减少，皮肤与环境之间的温差减小，散热量减少。而在炎热环境下，交感神经活动减弱，皮肤小动脉舒张，动-静脉吻合支大量开放，血流量增加，皮肤温度升高，散热量增多。当环境温度等于或高于皮肤温度时，辐射、传导和对流方式散热效果甚微，主要依靠蒸发散热来调节体温。

三、体温调节

维持机体体温的相对稳定，有赖于自主性体温调节和行为性体温调节的共同参与，使机体的产热和散热过程处于动态平衡之中。

自主性体温调节是根据体内外环境温度的变动，在体温调节机构的控制下，通过改变皮肤血流量、汗腺活动、战栗等反应，使机体的产热量和散热量保持平衡，从而维持体温相对稳定的过程（图 7-4）。行为性体温调节是指机体通过改变自身的姿势和行为，来保暖或增加散热的过程。如在寒冷环境下增加衣服，在炎热环境中减少衣服等，它是自主性体温调节的补充。

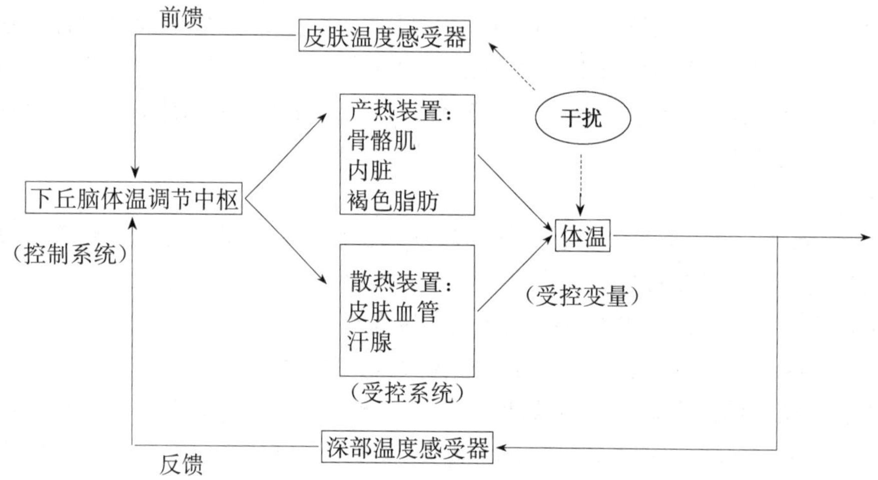

图 7-4 自主性体温调节过程示意图

（一）温度感受器

温度感受器是感受机体各个部位温度变化的特殊结构，按其分布的位置可分为外周温度感受器和中枢温度感受器两类。前者是游离的神经末梢，后者是神经元。

1. 外周温度感受器 此种感受器分布于皮肤、黏膜和内脏中，主要感受环境的冷热变化，并将信息传入体温调节中枢。

2. 中枢温度感受器　存在于中枢神经系统内的对温度变化敏感的神经元，称为中枢温度感受器。下丘脑、脑干网状结构、延髓和脊髓等部位都有对温度敏感的神经元。其中，有些神经元在局部组织温度升高时兴奋，称为热敏神经元；有些神经元在局部组织温度降低时兴奋，称为冷敏神经元。在视前区-下丘脑前部（preopticanterior hypothalamus area，PO/AH）中，存在热敏神经元和冷敏神经元，它们能够感受机体深部组织的温度变化，从而参与体温调节。

（二）体温调节中枢

调节体温的中枢存在于从脊髓到大脑皮质的整个中枢神经系统中，但是体温调节的基本中枢位于下丘脑。实验表明，PO/AH 是体温调节中枢整合的关键部位。

由 PO/AH 发出的指令性信号可通过不同途径调节效应器活动，以维持体温的稳定。主要包括下述途径：①通过交感神经系统来调节皮肤血管舒缩反应和汗腺分泌活动，改变机体的散热量；②由躯体神经调节骨骼肌活动（如战栗），调节机体的产热量；③通过改变激素的分泌，如甲状腺激素、肾上腺髓质激素等，调节机体的代谢率，最终调节产热和散热过程。

（三）调定点学说

体温调定点（set point）学说认为，在 PO/AH 中设置了一个控制体温的调定点，即机体设置的温度值，如 37℃。当体温处于这个温度值时，热敏神经元和冷敏神经元的活动处于动态平衡状态，产热和散热过程处于平衡状态，因此体温能维持在调定点设定的温度值水平。当体温高于调定点 37℃时，热敏神经元活动增强，增加散热；当温度低于 37℃时，冷敏神经元活动增强，增加产热，最终使体温维持在 37℃左右。此学说认为，细菌感染所致的发热，是致热原导致体温调定点上移，PO/AH 的热敏神经元对温度反应的阈值升高，而冷敏神经元的阈值降低，因此体内的产热活动加强，散热活动减弱，于是体温升高，导致发热。

知识链接

发　热

在致热原的作用下，或各种原因引起体温调节中枢功能紊乱，使机体产热增多，散热减少，体温升高超出正常范围，称为发热。以口腔温度为标准，临床上发热可分为：①低热：37.3～38℃；②中等发热：38.1～39℃；③高热：39.1～41℃；④超高热：41℃以上。发热一般分为 3 个阶段：体温上升期、高热持续期和体温下降期。应根据不同病情给予不同方法来降温（物理降温、药物治疗等措施）。

（韩玉霞）

思考题

1. 影响能量代谢的主要因素有哪些？
2. 机体的散热方式主要有哪几种？根据散热原理，如何降低高热患者的体温？
3. 视前区-下丘脑前部（PO/AH）在体温调节中起哪些作用？

第八章　肾脏的排泄

学习目标

1. 掌握肾小球的滤过作用及其影响因素；尿量。

2. 熟悉 Na^+、Cl^-、葡萄糖和水的重吸收；肾小管和集合管的分泌功能；尿生成的调节；尿液的理化特性；尿的排放。

3. 了解肾的结构和血液循环的特点；尿浓缩和稀释及其基本过程。

尿的生成与排出是机体实现新陈代谢所必需的一项重要生理活动。机体在新陈代谢过程中产生的代谢终产物（如尿素、尿酸、肌酐、胆色素、氨等）、过剩的物质以及进入体内的异物（如药物、毒物）等，经血液循环通过相应的途径排出体外，这一生理过程称为排泄（excretion）。机体的主要排泄器官有皮肤、肺、消化道、肾等，其中肾脏就是以生成尿的形式排出机体代谢终产物。肾脏可根据机体需要，随时改变尿的质与量，调节体内水、电解质和酸碱平衡，以维持机体内环境的稳态。肾脏排出的代谢终产物种类最多、数量最大（表 8-1），是人体最重要的排泄器官。

表 8-1　人体的主要排泄途径

排泄途径	排泄物质
肾	水、无机盐、尿素、尿酸、肌酸、肌酐、药物、色素等
肺	CO_2、水分、挥发性物质
皮肤	水、无机盐、尿素、乳酸等
消化器官	胆色素、无机盐、铅、汞等

肾脏除具有排泄主要功能外，还具有内分泌功能，能分泌肾素、前列腺素、促红细胞生成素、激肽，还能生成 1，25-二羟胆钙化醇等。因此，肾脏在心血管活动的调节、造血和钙、磷代谢中也起着重要作用（详见相关章节）。本章重点讨论肾脏的排泄功能。

第一节　肾的结构及血液循环特点

一、肾的结构特点

（一）肾单位和集合管

肾单位（nephron）是肾脏的基本结构和功能单位。正常人的两肾有 170 万～240 万个肾单位，它们与集合管一起共同完成尿的生成过程。肾单位由以下各部分组成（图 8-1）：

- 肾单位
  - 肾小体
    - 肾小球
    - 肾小囊
  - 肾小管
    - 近端小管
      - 近曲小管
      - 髓袢降支粗段
    - 髓袢细段
      - 髓袢降支细段
      - 髓袢升支细段
    - 远端小管
      - 髓袢升支粗段
      - 远曲小管

（髓袢降支粗段、髓袢降支细段、髓袢升支细段、髓袢升支粗段合称髓袢）

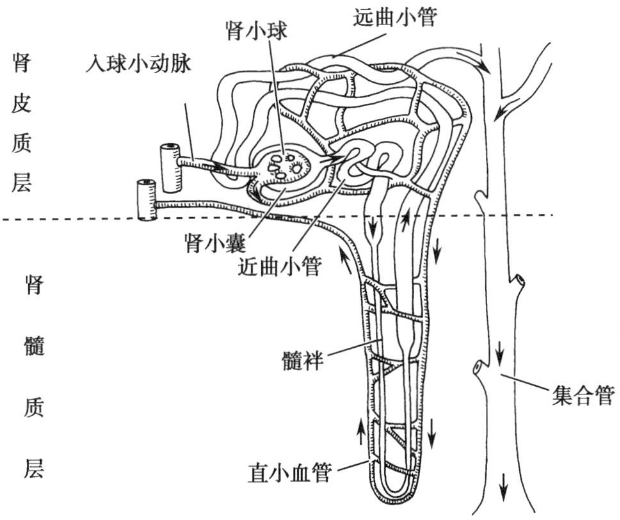

图 8-1　肾单位和肾血管示意图

集合管虽不包括在肾单位内，但在结构上与远曲小管相连，在尿的生成过程中，特别是在尿的浓缩和稀释过程中起着重要作用。尿液在集合管内生成后，汇入乳头管，最后经肾盏、肾盂、输尿管进入膀胱贮存。

肾单位按其结构及所在部位不同，可分为皮质肾单位（cortical nephron）和近髓肾单位（juxtamedullary nephron），两者结构和功能特点不同。

1. 皮质肾单位　约占肾单位总数的 85%～90%，入、出球小动脉的口径比为 2∶1，出球小动脉分支形成小管周围毛细血管网，包绕在皮质部分的肾小管周围，有利于肾小管的重吸收。皮质肾单位的近球细胞能分泌肾素，当肾脏灌注压降低时，可引起近球细胞分泌肾素。

2. 近髓肾单位　近髓肾单位的肾小体主要分布于近髓的内皮质层，约占肾单位总数的 10%～15%。其髓袢较长，可深入到内髓质层。入、出球小动脉的口径无明显差异，出球小动脉分支形成的小血管，不但包绕于邻近的近曲小管或远曲小管周围，且还形成一种 U 形直小血管与髓袢并行。近髓肾单位的近球细胞几乎不分泌肾素，其主要功能是浓缩与稀释尿液。

（二）近球小体

近球小体（juxtaglomerular apparatus），又称球旁器（图 8-2），主要分布在皮质肾单位，由近球细胞（颗粒细胞）、致密斑和球外系膜细胞三部分组成。

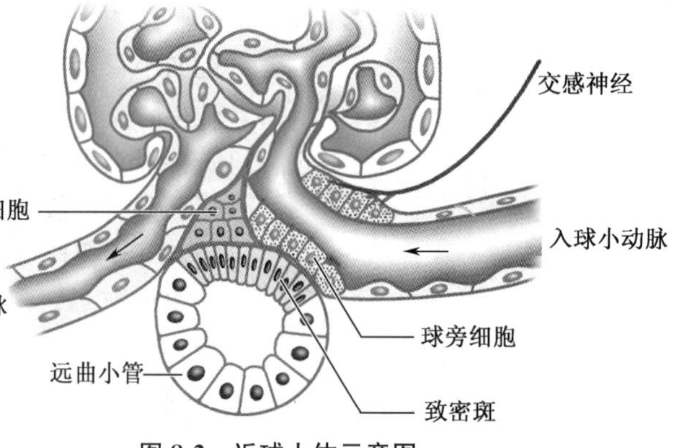

图 8-2 近球小体示意图

近球细胞是入、出球小动脉中的一些特殊分化的平滑肌细胞，细胞内含有分泌颗粒。当肾脏灌注压降低时，可刺激近球细胞促使其合成并释放肾素。肾素是血管紧张素生成过程中一种关键的蛋白水解酶，调节着肾血流量和肾小球毛细血管血压。致密斑是位于远曲小管起始部，在贴近近球细胞处呈斑状隆起的上皮细胞，它能监测小管液的流量及其中 NaCl 含量的变化，并传递给近球细胞，进而影响肾素的释放，以调节远曲小管的液体成分。球外系膜细胞是分布在入、出球小动脉和致密斑之间的一群细胞，具有吞噬和收缩等功能。因此，近球小体在监控和调节肾血流量、肾小球毛细血管血压以及远曲小管的液体成分等方面具有重要调节作用。

二、肾的血液循环特点

（一）血流量大

正常成人安静时，两肾血流量约为 1200ml/min，相当于心排出量的 20%～25%，其中流经肾皮质的约占 94%，故通常所说的肾血流量主要是指肾皮质血流量。肾血流量大的特点对尿的生成、血液的净化以及维持机体内环境相对稳定具有重要作用。

（二）有两套毛细血管网且血压差异大

肾动脉入肾后分支成入球小动脉，入球小动脉再反复分支构成串联的肾小球毛细血管网和肾小管周围的毛细血管网，最后再汇合成肾静脉出肾，返回心脏（图 8-1）。肾内两套毛细管网具有不同的特点，以适应其各自不同的功能需求。肾小球毛细血管网介于入球小动脉和出球小动脉之间，皮质肾单位入球小动脉的口径比出球小动脉的粗 1 倍，故入球小动脉的血流阻力小，而出球小动脉口径小则血流阻力大。因此，肾小球内血压较高，有利于肾小球滤过；而肾小管周围毛细血管网的血压较低，且因水分滤出而具有较高的胶体渗透压，从而有利于肾小管的重吸收和组织液回流。

肾的自身结构和血液循环特点，为其实现尿生成功能提供了基础。

第二节 尿的生成过程

尿的生成是在肾单位和集合管中进行的，其基本过程包括肾小球的滤过、肾小管与集合管的重吸收和分泌。通过肾小球的滤过作用形成原尿，通过肾小管、集合管的重吸收和分泌作用及对尿液的浓缩或稀释作用，最后形成终尿（图 8-3）。

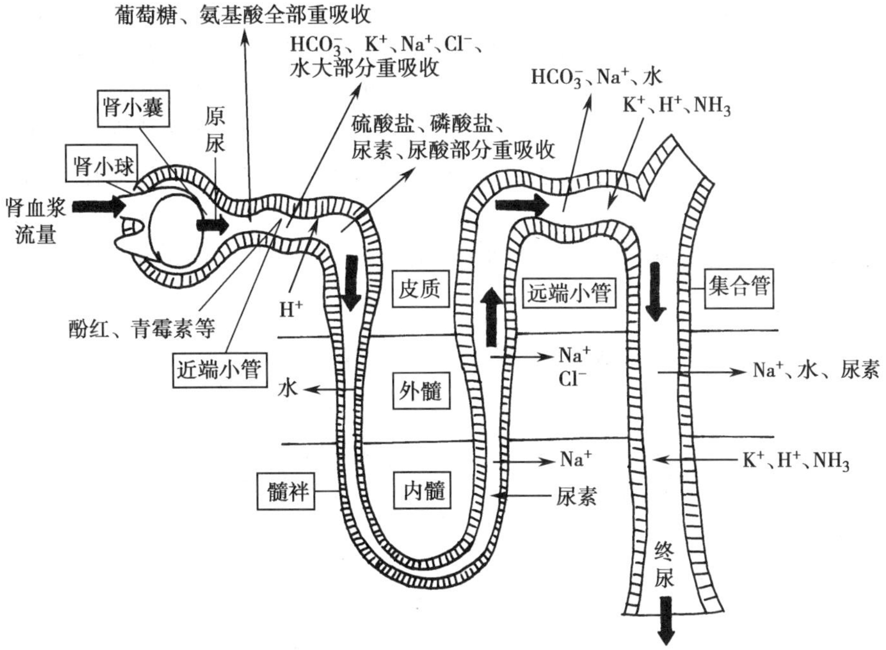

图 8-3　尿生成基本过程示意图

一、肾小球的滤过作用

肾小球的滤过是尿生成的第一步。血液流经肾小球毛细血管时，血浆中除血浆蛋白外的水分和小分子物质通过滤过膜，进入肾小囊形成原尿的过程，称为肾小球的滤过作用(glomerular filtration)。通过微穿刺技术从大鼠肾小囊腔内抽取原尿进行化学分析，证明原尿中除蛋白质含量极低外，其他各种成分的浓度及晶体渗透压、酸碱度等都与血浆基本相同（表 8-2），故原尿是血浆的超滤液。

表 8-2　血浆、原尿和终尿的主要成分比较（g/L）

成　分	血　浆	原　尿	终　尿
水	900	980	960
蛋白质	80	0.3	0
葡萄糖	1	1	0
钠	3.3	3.3	3.5
钾	0.2	0.2	1.5
氯	3.7	3.7	6.0
磷酸根	0.03	0.03	1.2
尿素	0.3	0.3	20.0
尿酸	0.02	0.02	0.5
肌酐	0.01	0.01	1.5
氨	0.001	0.001	0.4

决定肾小球滤过的主要因素有肾血浆流量、滤过膜、有效滤过压。

(一) 滤过膜及其通透性

1. 滤过膜的组成 滤过膜由三层结构组成，即肾小球毛细血管内皮细胞层、基膜层和肾小囊脏层上皮细胞层，每层的结构和功能特点不同。电镜下观察到：毛细血管内皮细胞上有许多直径约70～90nm的小孔，称为窗孔，可防止血细胞通过，但不阻止血浆蛋白的滤出；基膜层是由水合凝胶构成的微纤维网，具有4～8nm的多角形网孔，其网孔的大小决定分子大小不同的溶质是否可滤过，是滤过膜的主要屏障；上皮层的细胞具有足突，足突间形成裂隙，裂隙表面附有一层滤过裂隙膜，膜上有直径约4～11nm的微孔，能阻止血浆蛋白通过。内皮细胞层、基膜层和上皮细胞层三种结构共同构成了肾小球滤过的机械屏障（图8-4）。

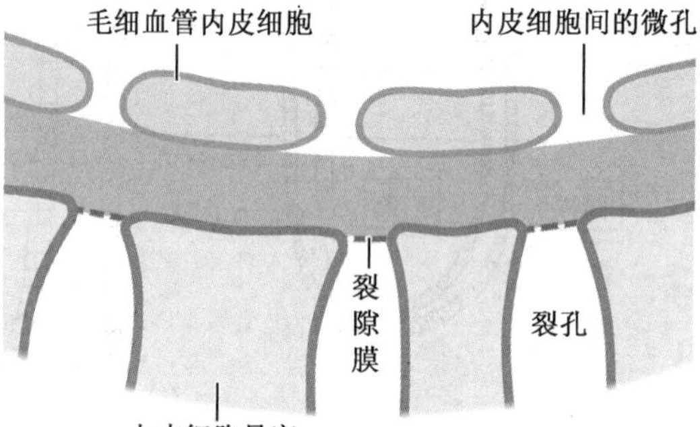

图8-4 肾小球滤过膜示意图

研究还发现，在滤过膜的上皮细胞、足突及其滤过裂隙膜上均覆盖着一层带负电荷的酸性糖蛋白，构成了肾小球滤过的电学屏障。

2. 滤过膜的通透性 滤过膜的组织结构特点，使其具有一定的通透性。血浆中的物质能否通过滤过膜，主要取决于被滤过物质的分子大小及所带电荷。一般来说，有效半径大于或等于4.2nm的大分子物质完全不能滤过；有效半径小于4.2nm的物质，随有效半径的减小，被滤过的量逐渐增多。有些物质分子量不大，但由于与血浆蛋白结合，因而也不能滤过。如血红蛋白分子量约64 000，有可能通过滤过膜，但正常情况下，由于它和血浆触珠蛋白结合成复合物，故不能滤出。只有当大量溶血时，血浆中血红蛋白量超过触珠蛋白结合能力时，未被结合的血红蛋白才被滤出，因而出现血红蛋白尿。此外，血浆清蛋白分子量虽小，但由于其带有负电荷，因而难以通过滤过膜的电学屏障，故滤液中几乎无蛋白质。

(二) 有效滤过压

肾小球滤过的动力是有效滤过压（effective filtration pressure，EFP）。与组织液生成的有效滤过压相似，是由滤过的动力和阻力两部分组成的。

1. 滤过的动力 肾小球毛细血管血压和肾小囊内液的胶体渗透压是肾小球滤过的动力。由于肾小囊内超滤液中的蛋白质含量极低，所形成的胶体渗透压可忽略不计，故肾小球毛细血管血压是促使肾小球滤过的唯一动力。实验测得入球小动脉端和出球小动脉端的毛细血管内压力几乎相等，约为45mmHg。

2. 滤过的阻力 肾小囊内压和血浆胶体渗透压是肾小球滤过的阻力。囊内压约10mmHg，通常情况下比较稳定。因血浆中的水和晶体物质不断被滤出，血浆胶体渗透压逐渐升高：在入球端约为 25mmHg，出球端约为 35mmHg。

因此，肾小球有效滤过压＝肾小球毛细血管血压－（血浆胶体渗透压＋肾小囊内压）（图 8-5）。

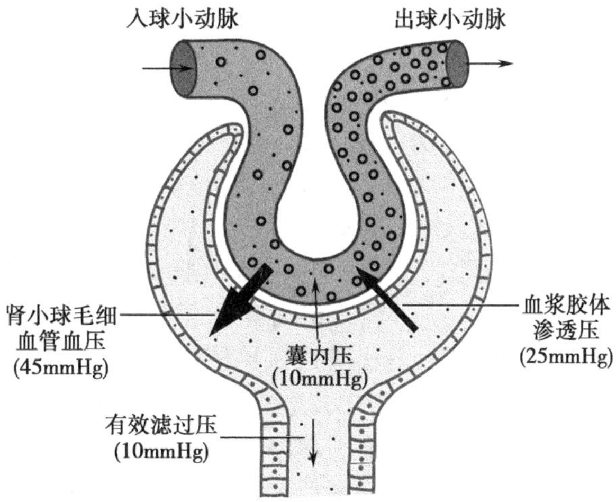

图 8-5　肾小球有效滤过压示意图

◦代表不可滤过的大分子物质；•代表可滤过的小分子物质

入球端的有效滤过压＝45－（25＋10）＝10mmHg

当血浆胶体渗透压升高到 35mmHg 时，有效滤过压下降到零，滤过便停止。即：出球端的有效滤过压＝45－（35＋10）＝0mmHg

由此可见，尽管肾小球毛细血管全长都具有滤过功能，但只有从入球小动脉端到有效滤过压开始下降到零的这一段毛细血管才具有滤过作用。产生滤过作用的毛细血管长度取决于血浆胶体渗透压上升的速度及血浆流量的大小。一般情况下，滤过只发生在入球端的毛细血管段。

（三）肾小球滤过率

肾血浆流量（renal plasma flow，RPF）是尿生成的前提，正常成人安静状态下的肾血浆流量约为 660ml/min。肾小球滤过率（glomerular filtration rate，GFR）是指每分钟两肾生成的原尿量，是衡量肾功能的重要指标之一。正常成人安静时两侧肾小球滤过率约为 125ml/min，故两侧肾脏每 24 小时滤出的原尿量可达 180L。正常成人在安静状态下，每分钟流经肾的血浆量约有 1/5 经肾小球滤入肾小囊成为原尿。

（四）影响肾小球滤过的因素

上述决定肾小球滤过的三个主要因素中的任何一个因素发生变化，都将对肾小球的滤过作用产生不同程度的影响。

1. 滤过膜的改变　主要包括有效滤过面积和滤过膜的通透性两个方面。成人两肾全部肾小球毛细血管总滤过面积约 1.5m^2 以上，这样大的滤过面积有利于血浆的滤过。因此，当肾脏发生某些病理改变，如急性肾小球肾炎时，因肾小球毛细血管管腔狭窄或完全阻塞，导致有效滤过面积减少，肾小球滤过率降低，患者可出现少尿，甚至无尿。当病变造成滤过膜上带负电荷的糖蛋白减少而使其电学屏障作用降低或滤过膜的机械屏障被破坏时，一些本来不能滤过的大分子物质，如血浆蛋白、红细胞等也能通过滤过膜，患者将出现蛋白尿和血尿。

2. 有效滤过压的改变 构成有效滤过压的三个因素中的任何一个因素发生改变，都会影响肾小球的滤过率。

（1）肾小球毛细血管血压：当人体动脉血压波动在80～180mmHg范围内，因肾血管的自身调节作用（见本章第三节），肾血流量保持相对稳定，肾小球毛细血管血压的变化不大，肾小球滤过率基本不变。若因休克、大出血等导致动脉血压显著下降，甚至超出了肾血流量自身调节范围时，肾小球毛细血管血压会降低，继而有效滤过压和肾小球滤过率下降，尿量减少。原发性高血压晚期，肾小球入球小动脉硬化、管腔狭窄，肾小球毛细血管血压明显降低，也会导致肾小球滤过率下降，出现少尿，甚至无尿。

（2）血浆胶体渗透压：正常人的血浆胶体渗透压不会有很大变动，只有某些原因使血浆蛋白浓度降低时（如静脉快速输入大量生理盐水、肝脏合成血浆蛋白减少、肾脏排泄血浆蛋白增多），才会引起血浆胶体渗透压下降，继而有效滤过压增加，滤过率升高，尿量增多。

（3）肾小囊内压：生理情况下，肾小囊内压比较稳定。病理情况下，如输尿管结石、肿瘤压迫等引起输尿管梗阻，可致肾盂内压升高，肾小囊内压升高，继而有效滤过压下降，肾小球滤过率降低。此外，异型输血引起溶血时，大量的血红蛋白滤过会导致肾小管堵塞，使肾小囊内压升高，肾小球滤过率降低，患者出现少尿或无尿。

知识链接

为何会出现生理性蛋白尿？

生理性蛋白尿是机体受到某些刺激而引起的暂时性蛋白尿，刺激消除后即可消失，肾脏本身不存在病理改变，尿蛋白定性试验一般不超过+，定量试验<0.5g/24h。其常见原因有：①寒冷、剧烈活动、疼痛等因素引起肾局部血管痉挛，致微血管壁通透性增加，引起功能性蛋白尿。②直立位、脊柱前凸姿态等因素压迫肾静脉而引起体位性蛋白尿。③进食摄入或静脉输入过多可引起摄入性蛋白尿。④处于妊娠状态的机体所引起的妊娠性蛋白尿。⑤由于尿液中混入生殖系统分泌排泄物等而造成的假性蛋白尿。

3. 肾血浆流量的改变 肾血浆流量改变是影响肾小球滤过的最主要因素。在其他条件不变的情况下，肾血浆流量与肾小球滤过率呈正变关系。当肾血浆流量增加时（如经静脉输入大量生理盐水时），肾小球滤过率会升高。这是因为随着肾血浆流量增加，肾小球毛细血管内血浆胶体渗透压的上升速度减慢，可生成滤液的肾小球毛细血管段延长。当肾血浆流量减少时，如发生休克时，交感神经兴奋致肾血管剧烈收缩，血浆胶体渗透压上升的速度加快，肾小球滤过率降低。

二、肾小管、集合管的重吸收和分泌作用

对原尿和终尿量进行比较发现两者的量和成分有很大不同（见表8-2），这主要是因为肾小管和集合管的重吸收和分泌作用。原尿进入肾小管更名为小管液。小管液在流经肾小管和集合管时，其中的水和绝大部分溶质被肾小管和集合管上皮细胞重新转运回血液的过程，称为肾小管和集合管的重吸收（reabsorption）；小管上皮细胞将自身的代谢产物或血浆中的某些物质转运到小管液中的过程，称为肾小管和集合管的分泌（secretion）（见图8-3）。

（一）重吸收部位、方式及特点

1. 重吸收的主要部位 肾小管各段和集合管因形态结构上存在差异，所以重吸收能力不尽相同。近端小管重吸收的物质种类最多，数量最大，是物质重吸收的主要部位。正

常情况下，小管液中的葡萄糖、氨基酸等营养物质，几乎全部在近端小管被重吸收；80%～90%的 HCO_3^-，65%～70%的水和 Na^+、K^+、Cl^- 等，也在近端小管被重吸收（表 8-3）。其他各段肾小管和集合管重吸收的量虽少于近端小管，但与机体内水、电解质和酸碱平衡的调节密切相关。

表 8-3 肾小管和集合管的重吸收特点

部位	主要溶质的重吸收情况
近端小管	全部：氨基酸、葡萄糖
	大部分：水（65～70%）、Na^+、K^+、Cl^-、HCO_3^-、Ca^{2+}
	部分：尿素、尿酸、硫酸盐、磷酸盐
	完全不吸收：肌酐
髓袢降支	部分：水（10%）
髓袢升支	部分：Na^+、Cl^-、K^+、尿素
远端小管	部分：水（10%）*、Na^+、Cl^-、HCO_3^-
集合管	部分：水（10～20%）*、尿素、Na^+、Cl^-

注：1. 波浪下划线表示该溶质属被动重吸收；双实下划线表示该溶质属继发性重吸收；无下划线则表示该溶质属主动重吸收
2. * 表示该处的水要在 ADH 的作用下才能重吸收

2. 重吸收方式 肾小管和集合管的重吸收分为主动重吸收和被动重吸收。

（1）主动重吸收：根据能量来源不同，主动重吸收又分为原发性主动重吸收和继发性主动重吸收两种。原发性主动重吸收转运过程中所需能量主要由细胞膜上的 Na^+，K^+-ATP 酶（钠泵）水解 ATP 直接提供，能逆着电化学梯度转运 Na^+ 和 K^+；继发性主动重吸收所需能量是间接从钠泵活动形成的 Na^+ 跨膜电化学势能中得来，例如近端小管的 Na^+-H^+ 逆向转运（见后文）。

肾小管上皮还存在一种转运体能同时转运两种或两种以上的物质。如果几种物质以同一方向从膜的一侧向另一侧转运，称同向转运（symport），如近端小管 Na^+ 和葡萄糖的转运；反之则称为逆向转运（antiport），如近端小管 Na^+-H^+ 交换（见后文）。

（2）被动重吸收：被动重吸收不需消耗能量，其重吸收的多少，除靠浓度差、电位差及渗透压差作用外，还取决于肾小管上皮细胞对重吸收物质的通透性。Cl^-、尿素、HCO_3^- 及水在肾小管和集合管主要进行的是被动重吸收。

3. 重吸收特点

（1）选择性重吸收：肾小管和集合管对溶质的重吸收具有选择性：对葡萄糖、氨基酸是完全重吸收；对 Na^+、K^+、HCO_3^- 是大部分重吸收；肌酐则不能被重吸收。这样既保留了对机体有用的物质，又能清除有害和过剩的物质，实现血液净化。

（2）有限性重吸收：实验表明，各种物质在肾小管和集合管的重吸收都有一个最大限度，若血浆中某物质浓度过高，致使小管液中该物质的浓度超出了上皮细胞对其最大重吸收限度时，此物质就会在尿液中出现。如血浆中葡萄糖浓度升高，并使小管液中的葡萄糖浓度升高到超出近端小管上皮细胞的吸收限度时，增多的葡萄糖不能被全部重吸收，就会出现糖尿。把尿中刚开始出现葡萄糖时的血糖浓度称为肾糖阈（renal glucose threshold），正常值为 8.88～9.99mmol/L（1.6～1.8g/L）。血糖浓度超过肾糖阈后，随着血糖浓度的升高，尿中的葡萄糖也增多。

（二）几种主要物质的重吸收

1. NaCl 和水的重吸收　小管液中的 NaCl 和水约有 99%在肾小管和集合管被重吸收，尿中排出的 NaCl 和水不到滤过量的 1%。因此，如果水的重吸收量减少 1%，尿量就会增加一倍。除髓袢降支细段外，肾小管各段和集合管都有重吸收 NaCl 的能力；除髓袢升支对水几乎不通透外，肾小管各段和集合管都对水具有重吸收能力（表 8-3）。Na^+的重吸收是以钠泵介导的主动重吸收为主；水的重吸收则是被动的渗透过程，取决于小管内外的渗透压差和管壁对水的通透性。

在近端小管，NaCl 和水的重吸收约占滤液总量的 65%～70%，Na^+主要靠基侧膜上的 Na^+泵主动重吸收，Cl^-随之被动重吸收。由于肾小管上皮细胞的管腔膜对 Na^+的通透性较大，小管液中 Na^+的浓度比细胞内高，Na^+就以 Na^+-葡萄糖同向转运或 Na^+-H^+交换的方式进入细胞内。进入细胞的 Na^+随即被基底侧膜上的钠泵泵入组织液，使上皮细胞内 Na^+浓度降低，小管液中的 Na^+就不断地进入细胞内。伴随着 Na^+的重吸收，细胞内呈正电位，管腔内呈负电位，加之小管液中的 Cl^-浓度比小管细胞内高，Cl^-顺其电位差和浓度差而被动重吸收。NaCl 进入管周组织液，使其渗透压升高，促使小管液中的水不断进入上皮细胞及管周组织液，于是组织静水压升高，又可促使 Na^+和水通过基底侧膜进入相邻的毛细血管而被重吸收。部分 Na^+和水也可能通过紧密连接回漏到小管腔内（图 8-6）。因此，在近端小管 Na^+的重吸收量等于主动重吸收量减去回漏量。

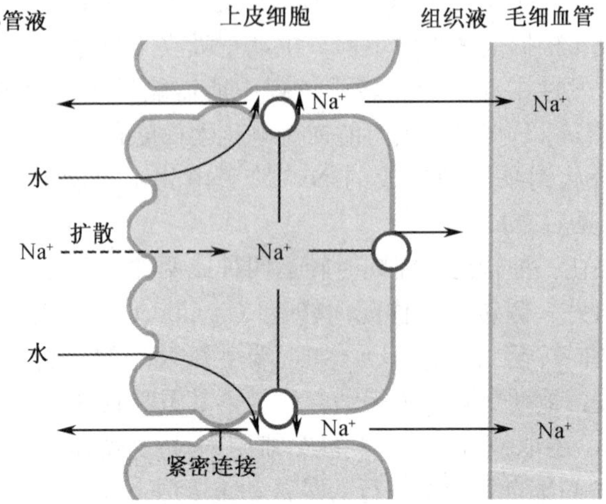

图 8-6　近端小管对 NaCl 和水的重吸收示意图

空心圆表示钠泵

髓袢各段对 NaCl 和水的重吸收机制不同。髓袢降支细段对 NaCl 几乎没有通透性，但对水的通透性高。于是水分不断渗透至管周组织液，并使小管液中 NaCl 浓度升高。升支细段对水几乎不通透，但对 NaCl 的通透性高，NaCl 便顺浓度差扩散至管周组织液。而升支粗段对 NaCl 的重吸收是通过管腔膜上的同向转运体和基底侧膜上的钠泵协同作用实现的，属继发性主动转运。

在远端小管和集合管，NaCl 和水的重吸收约占滤液总量的 12%。远端小管和集合管重吸收的多少是按机体水、盐平衡的需要，受抗利尿激素和醛固酮的调节，故称为调节性重吸收。除远端小管和集合管外的肾小管各段对 NaCl 和水的重吸收量与机体是否缺盐、缺水无关，故称为必需性重吸收。

肾小管和集合管对 NaCl 和水的重吸收，在机体维持细胞外液总量和渗透压相对稳定中起着重要作用。此外，Na^+ 的主动重吸收在对其他物质如葡萄糖、氨基酸、HCO_3^- 等的重吸收及 K^+ 和 H^+ 的分泌功能中也起着重要的作用。

2. HCO_3^- 的重吸收　小管液中 99%的 HCO_3^- 以 CO_2 的形式被重吸收，80%以上在近端小管被重吸收，其余在髓袢、远端小管和集合管被重吸收。HCO_3^- 不易透过管腔膜，其重吸收与上皮细胞的 Na^+-H^+ 交换（见后文）相耦联进行。分泌入小管液中的 H^+ 与 HCO_3^- 结合生成 H_2CO_3，随后 H_2CO_3 分解为 CO_2 和水。CO_2 是高度脂溶性物质，可迅速通过管腔膜进入细胞内。在细胞内，CO_2 和水在碳酸酐酶的作用下重新结合生成 H_2CO_3，H_2CO_3 又解离成 H^+ 和 HCO_3^-。H^+ 经 Na^+-H^+ 交换再进入小管液，大部分 HCO_3^- 以 Na^+-HCO_3^- 同向转运的方式进入细胞间隙再入血（图 8-8），小部分 HCO_3^- 则是以 Cl^--HCO_3^- 逆向转运的方式进入细胞间隙再入血。由于 CO_2 通过管腔膜的速度更快，故 HCO_3^- 的重吸收常优先于 Cl^-。HCO_3^- 是体内重要的碱储备，其优先重吸收对于体内酸碱平衡的维持具有重要意义。

3. K^+ 的重吸收　小管液中的 K^+ 流经肾小管各段时，其中约 70%在近端小管被重吸收；约 20%在髓袢被重吸收；其余的 K^+ 在远端小管和集合管可继续被重吸收。小管液中的 K^+ 逆浓度差主动转运入细胞，然后扩散至管周组织液并入血。终尿中的 K^+ 绝大部分由远端小管和集合管分泌（见后文）。

4. 葡萄糖和氨基酸的重吸收　正常情况下，小管液在流经近端小管时，其中的葡萄糖和氨基酸几乎全部被重吸收入血，近端小管以后的小管液中葡萄糖和氨基酸的浓度接近零，因此尿中几乎没有葡萄糖和氨基酸。如果近端小管以后的小管液中仍含有葡萄糖或氨基酸，则终尿中将出现葡萄糖或氨基酸。葡萄糖和氨基酸的重吸收都是继发性主动转运过程。小管液中葡萄糖和 Na^+ 与管腔膜上的同向转运体结合后转运入细胞。在细胞内，Na^+、葡萄糖和转运体分离，Na^+ 被泵入组织液，葡萄糖则和管周膜上的载体结合，易化扩散至管周组织液再入血。小管液中氨基酸的重吸收机制与葡萄糖的重吸收相似，只是其通过的转运体的结构不同（图 8-7）。

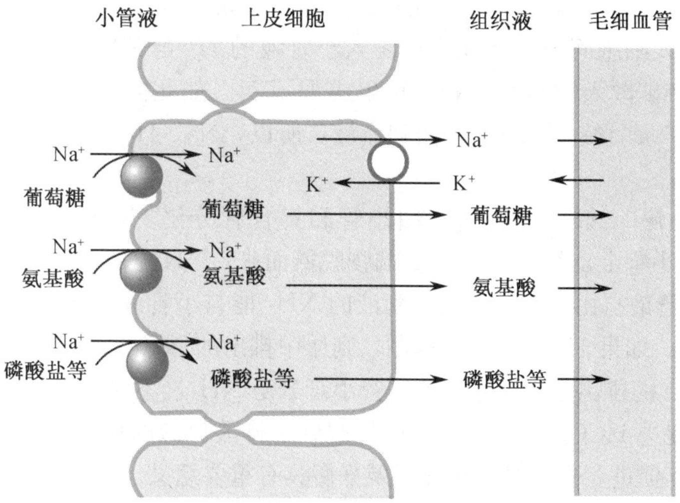

图 8-7　近端小管对葡萄糖、氨基酸和磷酸盐等的重吸收示意图

实心圆表示转运体；空心圆表示钠泵

5. 其他物质的重吸收 小管液中 $HPO_4{}^{2-}$、$SO_4{}^{2-}$ 等的重吸收与葡萄糖重吸收的机制基本相同。小管液中微量的蛋白质，通过肾小管上皮细胞的吞饮作用而被重吸收。尿素则在近端小管和髓袢升支细段及内髓部集合管内顺浓度差扩散而被动重吸收。

（三）几种主要物质的分泌

肾小管和集合管主要能分泌 H^+、NH_3 和 K^+，对保持体内的酸碱和电解质的平衡具有重要意义（见图 8-8）。

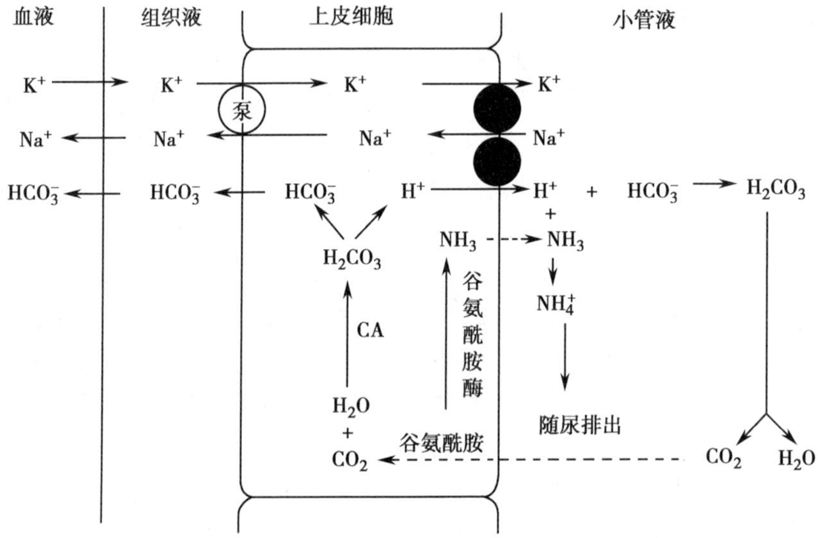

图 8-8 H^+、K^+、NH_3 的分泌及其关系示意图

●表示转运体；┈┈表示单纯扩散

1. H^+ 的分泌 肾小管各段和集合管上皮细胞均有分泌 H^+ 的作用，但主要在近端小管。H^+ 的分泌是以 Na^+-H^+ 交换的方式进行。由细胞代谢产生或从小管液进入细胞的 CO_2，在碳酸酐酶的催化下，与水生成 H_2CO_3，后者又离解成 H^+ 和 HCO_3^-。细胞内的 H^+ 和小管液中 Na^+ 与细胞膜上的转运体结合，H^+ 被分泌到小管液中，小管液中的 Na^+ 则被吸收入血液，此过程称 Na^+-H^+ 交换。细胞内生成的 HCO_3^- 大部分以 Na^+-HCO_3^- 同向转运的方式进入细胞间隙再入血。分泌入小管液的 H^+ 与其内的 HCO_3^- 生成 H_2CO_3，后者分解 CO_2 又扩散入细胞在细胞内再生成 H_2CO_3。如此循环反复，每分泌一个 H^+，即可重吸收一个 Na^+ 和一个 HCO_3^- 回到血液。所以，Na^+-H^+ 交换实际上是肾脏排酸保碱的过程。

2. NH_3 的分泌 NH_3 主要由远曲小管和集合管分泌。肾小管上皮细胞所分泌的 NH_3，主要由肾小管上皮细胞内的谷氨酰胺脱氨而来。NH_3 具有脂溶性，能通过细胞膜向 pH 较低的小管液自由扩散。进入小管液的 NH_3 能与小管液中的 H^+ 结合成为 $NH_4{}^+$，并随尿排出体外。如果 H^+ 的分泌被抑制，则尿中排出的 $NH_4{}^+$ 也就减少，故上皮细胞分泌 H^+ 对于 $NH_4{}^+$ 的排出是十分重要的。肾小管分泌 NH_3，不仅由于 $NH_4{}^+$ 形成而促进排 H^+，而且也能促进 HCO_3^- 的重吸收，间接起到了排酸保碱的作用。可见 NH_3 的分泌与 H^+ 的分泌能相互促进，这对维持机体酸碱平衡具有重要意义。

3. K^+ 的分泌 尿中的 K^+ 主要由远曲小管和集合管分泌，K^+ 的分泌是一种被动过程，其分泌与 Na^+ 的重吸收有密切关系。远曲小管和集合管上皮细胞对 Na^+ 的主动重吸收，造成了小管腔内的负电位，K^+便顺电位差从上皮细胞进入小管液，故Na^+的主动重吸收可促进K^+的分泌。这种Na^+重吸收与分泌K^+相互关联的现象，称为Na^+-K^+交换。由于泌K^+和泌H^+都是与Na^+进行交换，故Na^+-K^+交换和Na^+-H^+交换两者间呈竞争性抑制，这与小管液中可供交换的Na^+数量有关。在酸中毒时，肾小管上皮细胞内碳酸酐酶的活性增强，H^+生成增多，Na^+-H^+交换增多，从而抑制Na^+-K^+交换，使K^+的分泌减少，将导致血钾浓度升高。而高钾血症时，由于Na^+-K^+交换增强，Na^+-H^+交换受抑制，可引起体内H^+浓度增加而产生酸中毒。

另外，尿中K^+的排出量与饮食有明显的相关性：高K^+饮食可排出大量的K^+，低K^+饮食则尿中排K^+量减少，不进食也能排出一部分K^+。在临床上，应对不能进食的患者适当补充K^+，以免发生低血钾症。

4. 其他物质的排泄　体内的某些代谢产物如肌酐和进入体内的物质如青霉素、酚红等，它们均可在近端小管被直接排入小管腔中通过尿液而排出体外。肌酐还可从肾小球滤过，每日随尿排出的肌酐量大于滤过的量，当肾小管功能受损或肾小球滤过率减少时，血肌酐含量均可增多。因此，血肌酐水平是判定肾功能的一个重要指标。进入体内的青霉素、酚红等在血液中大多与血浆蛋白结合而运输，主要由近端小管排入小管液。

三、尿的浓缩和稀释

肾脏在生成尿的过程中，还可根据机体水平衡的需要对尿进行浓缩或稀释，以维持体液平衡和渗透压相对恒定。

（一）尿浓缩及稀释概念

尿液的浓缩和稀释是根据尿的渗透压与血浆渗透压相比较而确定的。生理情况下，当机体缺水时，尿量减少，尿的渗透压将比血浆渗透压高，称为高渗尿（hypertonic urine），表示尿液被浓缩；如果机体水过剩时，尿的渗透压将比血浆渗透压低，称为低渗尿（hypotonic urine），表示尿被稀释。如果肾稀释和浓缩尿的功能受损，则无论机体缺水还是水过多，终尿的渗透压与血浆渗透压几乎相等，称为等渗尿（isosmotic urine）。正常人尿的渗透压可在50～1200mOsm/（kgH_2O）范围内变动，测量尿的渗透压可以了解肾浓缩和稀释尿的能力。

（二）尿浓缩及稀释的基本过程

尿的浓缩和稀释过程主要在远曲小管和集合管内进行，必须具备两个基本条件：①肾髓质高渗梯度的存在是尿浓缩的基础；②抗利尿激素的释放量是决定尿液浓缩程度的关键因素。

当机体缺水时，血浆渗透压升高，抗利尿激素分泌增多（见本章第三节），远曲小管和集合管对水的通透性增加，管内的水因管外的高渗透压而被“吸出”，尿的渗透压明显升高而使尿液被浓缩，导致尿量减少并呈高渗（图8-9）；反之，当机体水过剩时，血浆渗透压降低，抗利尿激素分泌减少，远曲小管和集合管对水的通透性降低，水的重吸收减少，尿液被稀释，导致尿量增多并呈低渗（图8-10）。可见水的重吸收对终尿量的影响十分显著，是调节终尿量的关键因素。通过尿的浓缩或稀释，使尿的排出能很好地适应机体水平衡的需要。

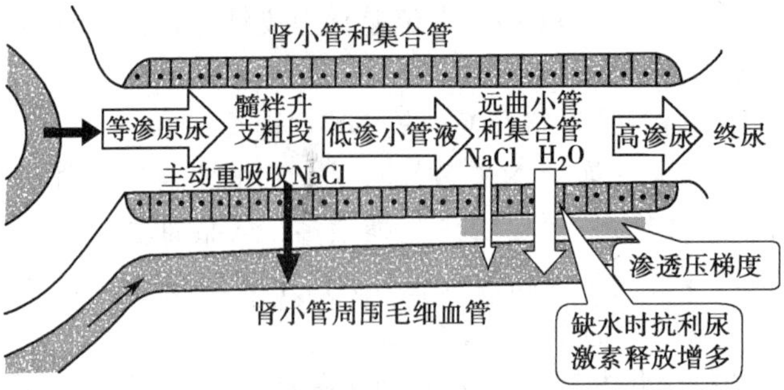

图 8-9　尿的浓缩过程示意图

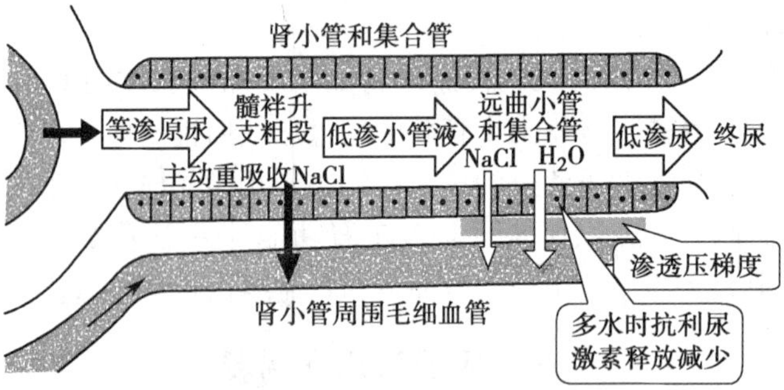

图 8-10　尿的稀释过程示意图

第三节　尿生成的调节

尿的生成有赖于肾小球的滤过和肾小管、集合管的重吸收及分泌。因此，凡是可以调节这三个过程的因素都能调节尿的生成。

一、神经调节

肾血管主要受交感神经支配，其节后纤维末梢主要释放去甲肾上腺素。正常人在安静状态下，肾交感神经紧张性较低，对肾血流量无明显的影响。肾交感神经兴奋时，通过收缩入球小动脉，使肾血流量减少，肾小球滤过率降低，以适应机体在紧急情况下血液重新分配的需要。例如在人体剧烈运动或环境温度升高时，可反射性地引起肾交感神经活动增强，使肾血管收缩，肾血流量减少，而肌肉和脑组织的血流量将增多，以保证整体功能活动的进行。

此外，肾交感神经还可通过以下两个方面来调节尿的生成：①刺激近端细胞释放肾素，使血管紧张素Ⅱ和醛固酮分泌增加，促进肾小管对 NaCl 和水的重吸收；②增加近端小管和髓袢上皮细胞对 Na^+、Cl^- 和 H_2O 的重吸收。

二、自身调节

（一）肾血流量的自身调节

实验表明，当动脉血压在 80～180mmHg（10.7～24.0kPa）范围内变动时，肾血流量总能保持基本不变（图 8-11），这种现象即使在去除肾神经或离体肾脏中仍然存在，说明这是一种自身调节。把这种不依赖神经和体液因素的作用，在一定血压变动范围内保持肾血流量相对稳定的现象称为肾血流量的自身调节（autoregulation of renal blood flow）。目前多数学者认为肾血流量的自身调节是通过肾入球小动脉平滑肌的舒缩实现的。当肾动脉压降低时，入球小动脉舒张，阻力减小，肾血流量不致减少；反之，当肾动脉血压升高时，入球小动脉收缩，口径缩小，阻力增大，肾血流量就不会随动脉血压升高而增多，以保持肾血流量相对稳定。当动脉血压低于 80mmHg 或高于 180mmHg 时，由于入球小动脉血管平滑肌舒缩达到极限，即超过了肾自身调节能力，肾血流量就会随血压的改变而发生明显变化。所以通过肾血流量的自身调节作用，使肾血流量在动脉血压 80～180mmHg 范围内变动时仍能维持相对稳定，以保证机体安静时肾泌尿功能的完成。

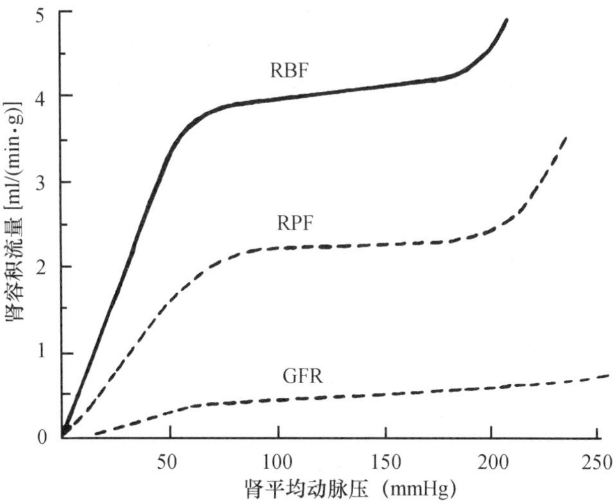

图 8-11　肾血流量的自身调节

RBF：肾血流量；RPF：肾血浆流量；GFR：肾小球滤过率

（二）小管液中溶质浓度

小管液中溶质所形成的渗透压，是对抗肾小管重吸收水的力量。如果小管液中某种溶质的浓度高，则产生的渗透压就大，从而阻碍肾小管对水分的重吸收，使尿量增多。糖尿病患者出现多尿现象，就是因为其血糖升高超过了肾糖阈，肾小管不能将小管液中增多的葡萄糖全部重吸收，导致小管液中葡萄糖含量增加，小管液渗透压升高，阻碍了水的重吸收，使尿量增多并出现糖尿。临床上根据上述原理，使用某些不能被肾小管重吸收的物质（如甘露醇等），以增加肾小管液中的渗透压，阻碍水的重吸收，从而达到利尿消肿的目的，这种利尿方式称为渗透性利尿（osmotic diuresis）（图 8-12）。

静脉注入甘露醇 ↓

糖尿病患者→血糖＞肾糖阈→小管液葡萄糖↑→小管溶质浓度↑

↓

尿量↑←水重吸收↓←对抗水重吸收←肾小管液渗透压↑

图 8-12　渗透性利尿的作用机制示意图

（三）球-管平衡

实验表明，近端小管的重吸收率与肾小球滤过率之间存在一定的平衡关系，当肾小球滤过率增加时，近端小管中的 Na^+ 及水的重吸收率也相应会增加；反之则降低。即无论肾小球滤过率有何变化，近端小管对 Na^+ 和水的重吸收率始终保持在滤过率的 65%～

70%，这一现象称为球-管平衡（glomerulo-tubular balance）。这种多滤过多吸收、少滤过少吸收的平衡关系，与近端小管对 Na^+ 的定比重吸收有关。其生理意义在于使尿中 Na^+ 和水的排出量不会因肾小球滤过率的增减而出现大幅度的变动。在某些情况下，球-管平衡状态可被打破。如在使用渗透性利尿剂时，由于小管液中溶质浓度升高，妨碍了水的重吸收，近端小管的重吸收率将明显低于65%～70%，使尿量增加。

三、体液调节

（一）抗利尿激素

1. 抗利尿激素的作用 抗利尿激素（antidiuretic hormone，ADH），又称血管升压素，主要由下丘脑视上核和室旁核内分泌神经元分泌，在神经垂体贮存并释放入血。ADH主要生理作用是能提高远曲小管和集合管上皮细胞对水的通透性，促进水的重吸收，使尿量减少，从而发挥抗利尿作用。

2. 抗利尿激素分泌的调节 调节抗利尿激素分泌的主要因素是血浆晶体渗透压、循环血量和动脉血压的变化（图8-13）。

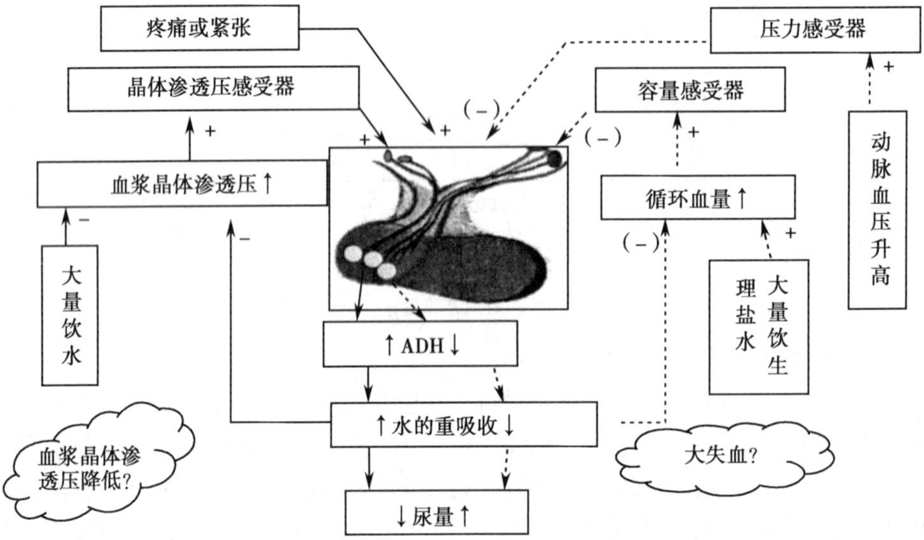

图8-13 ADH分泌及其分泌调节示意图

（1）血浆晶体渗透压的改变：血浆晶体渗透压是影响抗利尿激素释放的最主要因素。在下丘脑视上核及其附近存在对血浆晶体渗透压改变十分敏感的渗透压感受器（osmoreceptor）。当血浆晶体渗透压升高时（如人体大量出汗、呕吐、腹泻等失水时），可刺激渗透压感受器，使抗利尿激素合成和分泌增加，水的重吸收增多，导致尿液浓缩，尿量减少。相反，正常人如果在短时间内一次饮用1～2L清水，约20分钟后，尿量就会明显增加。这种由于大量饮清水后，引起尿量明显增多的现象称为水利尿（water diuresis）。水利尿的产生主要是由于大量水被吸收入血，血浆晶体渗透压降低，抑制抗利尿激素的合成和释放造成的。实验表明，如果是饮入等量的生理盐水，对血浆渗透压影响不大，故尿量增加不明显。

（2）循环血量的改变：在左心房和胸腔大静脉处存在容量感受器（volume receptor）。当循环血量发生改变时，可刺激容量感受器，反射性调节ADH的释放，从而调整血容量。当血容量过多时（如静脉大量补液），对容量感受器刺激增强，兴奋经迷走神经传入下丘脑，反射性地抑制 ADH 的合成和释放，从而引起利尿，排出体内过多水分，使血容量恢复正常；反之，当血容量减少时，对容量感受器的刺激减弱，ADH 释放增加，水重吸收增多，尿量减少，从而有利于血容量的恢复。

（3）动脉血压变化：动脉血压升高，对压力感受器刺激增强，也可反射性地抑制 ADH 的释放；反之，动脉血压下降时，对压力感受器的刺激减弱，反射性增加 ADH 的释放，使尿量减少。

从上可见，当血浆晶体渗透压、循环血量和动脉血压发生改变时，都可调节抗利尿激素的分泌和释放，维持机体的晶体渗透压和血容量的相对稳定。此外，剧烈的疼痛，应激性刺激，恶心、呕吐以及血管紧张素Ⅱ等，均可促进抗利尿激素释放；而心房钠尿肽则可抑制其释放。在临床上，由于下丘脑、下丘脑-垂体束或神经垂体病变，引起抗利尿激素合成、释放障碍，患者尿量增多，每日可达 10L 以上，称为尿崩症。

（二）醛固酮

1. 醛固酮的作用 醛固酮（aldosterone）是肾上腺皮质球状带分泌的一种激素。其主要作用是促进远曲小管和集合管对 Na^+ 的主动重吸收和促进 K^+ 的分泌。由于 Na^+ 的重吸收同时伴有 Cl^- 和水的重吸收，所以，醛固酮有保 Na^+、保水和排 K^+ 的作用，使尿量减少。

2. 醛固酮分泌的调节 醛固酮的分泌主要受肾素-血管紧张素-醛固酮系统以及血 K^+、血 Na^+ 浓度的调节（图 8-14）。

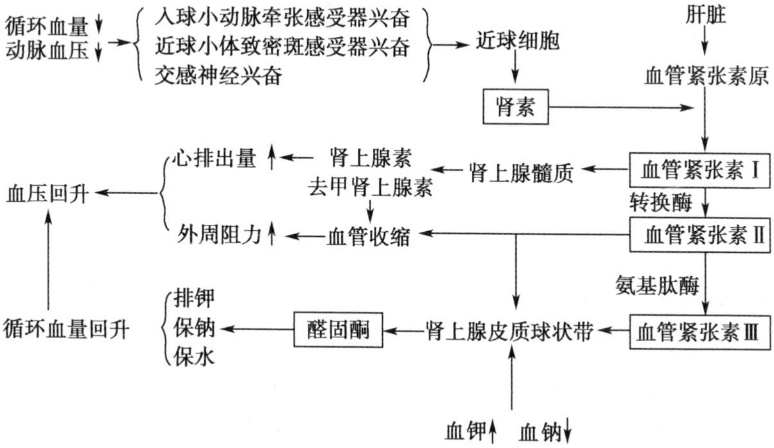

图 8-14 醛固酮的分泌及其分泌调节示意图

方框表示肾素-血管紧张素-醛固酮系统

（1）肾素-血管紧张素-醛固酮系统：肾素主要由近端细胞分泌。它能催化血浆中的血管紧张素原（主要在肝脏产生，是一种 α 球蛋白）分解，生成血管紧张素Ⅰ（10 肽），血管紧张素Ⅰ可刺激肾上腺髓质分泌肾上腺素；血管紧张素Ⅰ在血液和组织中转换酶作用下降解，生成血管紧张素Ⅱ（8 肽），血管紧张素Ⅱ可刺激肾上腺皮质球状带合成和分泌醛固酮，从而实现保 Na^+ 保水排 K^+ 作用，使尿量减少；血管紧张素Ⅱ可在氨基肽酶的作用下降解成血管紧张素Ⅲ（7 肽），它和血管紧张素Ⅱ都具有收缩血管和刺激醛固酮分泌的作用，但血管紧张素Ⅱ的缩血管作用较强，而血管紧张素Ⅲ则主要刺激醛固酮的分泌。血管紧张素Ⅱ还能刺激神经垂体释放抗利尿激素，因而能增加远曲小管和集合管对水的重吸收。由于肾素、血管紧张素和醛固酮之间有着密切的功能联系，因此被称为肾素-血管紧张素-醛固酮系统（rennin-angiotensin-aldosterone system，RAAS）。

肾素的分泌受多方面因素的调节，循环血量减少、交感神经兴奋、肾上腺髓质释放肾上腺素和去甲肾上腺素增加时，均可促进肾素的释放。肾内有两种感受器与调节肾素分泌有关，即入球小动脉处的牵张感受器和近球小体的致密斑感受器。当动脉血压下降或循环血量减少时，入球小动脉的压力下降和血流量减少，牵张刺激减弱，入球小动脉牵张感受器兴奋，肾素释放量增加；当流经致密斑处的小管液 Na^+ 含量降低时，可激活致密斑感受器，肾素释放量也可增加。此外，近球细胞受交感神经支配，肾交感神经兴奋时，亦能引起肾素释放量增加。

（2）血 Na^+ 和血 K^+ 的浓度：当血 K^+ 浓度升高或血 Na^+ 浓度降低时，可直接刺激肾上腺皮质球状带，使醛固酮分泌增加；反之，血 K^+ 浓度降低或血 Na^+ 浓度升高，则醛固酮分泌减少。肾上腺皮质球状带对血 K^+ 浓度升高十分敏感，血 K^+ 浓度仅增高 0.5mmol/L，就可引起醛固酮的分泌。

（三）心房钠尿肽

心房钠尿肽（atrial natriuretic peptide，ANP）是心房肌细胞合成的一种激素。它的主要作用是使血管平滑肌舒张和抑制集合管对 NaCl 的重吸收，具有明显的促进 NaCl 和水排出的作用。

此外，当人体处于失血性休克等病理状态时，除交感神经活动增强外，还伴有肾上腺素、去甲肾上腺素、血管升压素、血管紧张素和内皮素等体液因素的分泌和释放增多，它们均能使肾血管收缩，肾血流量减少。

第四节 尿液及其排放

一、尿 液

尿量的测定和尿液理化性质的检测，是临床上发现某些病理变化的途径之一。

（一）尿量

尿量是反映肾功能的重要指标之一。正常成人排尿量约为 1000～2000ml/d。尿量的多少随机体水平衡情况而变，大量饮水，尿量增多；大量出汗、饮水少则尿量减少。若尿量持续超过 2500ml/d 以上，称为多尿（polyuria）；尿量持续在 100ml～500ml/d，称为少尿（oliguria）；尿量持续少于 100ml/d，称为无尿（anuria）。多尿、少尿和无尿均属异常。长期多尿，因水分大量丢失，可引起脱水；少尿和无尿均可造成代谢产物（尿素氮、肌酐等）在体内堆积。正常人每天可产生 35g 固体代谢产物，在尿中溶解度为 7%，故至少需 500ml 尿量，才能将其从肾排出。

（二）尿的理化性质

1. 化学成分 尿由水及溶于其中的固体物质组成。水占 95%～97%，固体物质占 3%～5%，包括有机物和无机物两大类。有机物主要是蛋白质的代谢产物，如尿素、肌酐、肌酸等。无机物主要是 Na^+、Mg^{2+}、K^+、Cl^-、Ca^{2+} 及草酸盐、磷酸盐等成分。此外尿中还含有微量蛋白质、还原糖、酮体等，但由于含量极少，用一般检验方法难以测出，故可忽略不计。病理情况下，尿中可检测到蛋白、葡萄糖、酮体等物质。

2. 颜色 正常情况下，刚排出的尿液多呈透明，淡黄色。颜色主要来自胆红素代谢产物（尿胆原、尿胆素）。尿的颜色还受某些食物和药物的影响，如进食胡萝卜或服用核黄素，尿色可呈深黄色。尿液放置后可出现微量絮状沉淀。

3. 气味 正常新鲜尿有一定气味，来自其中挥发性酸。尿液放置时间过久后，因其中尿素分解可出现氨臭味。如刚排出的尿就有氨味，常提示慢性膀胱炎或慢性尿潴留。

4. 比重 正常成年人在普通膳食情况下，尿比重波动在1.012～1.025，但受饮水量、出汗等因素影响。大量饮水后，尿比重可降低至1.002，机体缺水时尿量减少，比重可高达1.035。若尿比重长期固定在1.010±0.003，提示肾实质破坏，丧失了稀释浓缩尿的功能。

5. 酸碱度 正常尿液一般为弱酸性，pH 5.0～7.0。尿液放置过久，细菌分解尿素使酸性尿变为碱性尿。尿液的酸碱度也受疾病、饮食等因素影响，如饮食富含蛋白质，尿呈酸性；食用大量蔬果则会产生偏碱性尿液。

知识链接

管 型 尿

肾小球因炎症而致肾小球基底膜变性、肿胀，通透性增加，使红细胞、蛋白等被滤出或肾小管上皮细胞因炎症发生浊肿使细胞内的蛋白质进入尿中形成蛋白尿。尿蛋白在远端肾小管内发生凝固形成一种圆柱状的结构物称管型尿。若尿蛋白与尿中红细胞、白细胞、上皮细胞或上皮碎片凝固在一起，则分别称之为红细胞管型尿、白细胞管型尿、上皮细胞管型尿、颗粒管型尿。若尿凝固物不带上述任何有形成分则称为透明管型尿。

二、尿的排放

尿的生成是个连续不断的过程。尿液生成后，经过输尿管，被暂时送入膀胱内贮存。当尿液达到一定量时，通过反射性排尿动作，将尿液经尿道排出体外。

（一）膀胱和尿道的神经支配及作用

支配膀胱和尿道的神经分别是盆神经、腹下神经和阴部神经，三组神经中均含有传入神经纤维（图8-15）。

1. 盆神经（副交感纤维） 盆神经兴奋时可使膀胱逼尿肌收缩，尿道内括约肌松弛，促进排尿。

2. 腹下神经（交感神经纤维） 腹下神经兴奋时可使膀胱逼尿肌松弛，尿道内括约肌收缩，阻止排尿。

3. 阴部神经（躯体神经） 阴部神经兴奋时，可使尿道外括约肌收缩，阻止排尿，这一作用受意识控制。

（二）排尿反射

排尿反射（micturition reflex）是一种受自主神经和意识双重控制的反射活动，其反射中枢包括脊髓骶段初级排尿中枢和高位中枢。

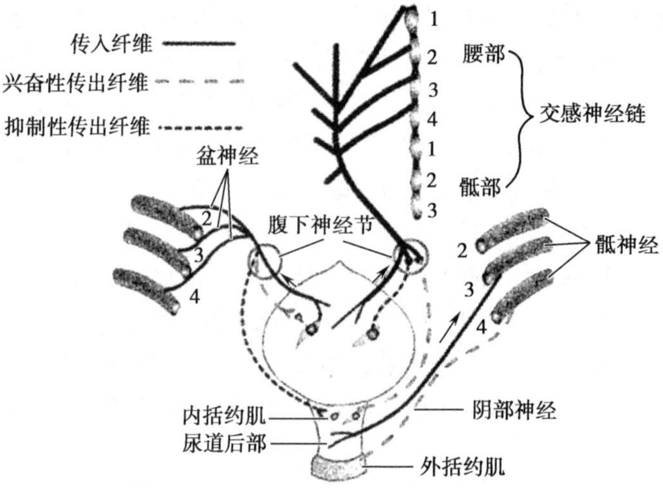

图 8-15 膀胱和尿道的神经支配示意图

当膀胱内尿液达到 200ml 及以上时，开始产生尿意。当膀胱内尿液充盈约达到 400～500ml 时，膀胱内压将明显升高，即可牵拉刺激膀胱壁上的牵张感受器，冲动沿盆神经传入，到达骶髓的初级排尿中枢，同时，冲动也上行到达大脑皮层等高级排尿中枢，并产生尿意。若环境不许可，脊髓初级排尿中枢将受大脑皮层高级排尿中枢的抑制。若环境条件允许，则大脑皮层高级排尿中枢发出兴奋冲动到达脊髓，加强初级排尿中枢的活动，中枢传出冲动通过盆神经传出，引起膀胱逼尿肌收缩，尿道内括约肌松弛，尿液进入后尿道，刺激后尿道壁上感受器，冲动再次传到脊髓排尿中枢，进一步加强膀胱逼尿肌收缩和反射性抑制阴部神经，使尿道外括约肌松弛，于是尿液被驱出体外。所以排尿是一种正反馈过程，它使排尿反射一再加强，直至尿液排完为止。此外，在排尿过程中，有意识地通过加强腹部肌肉的收缩，对排尿也有促进作用（图 8-16）。

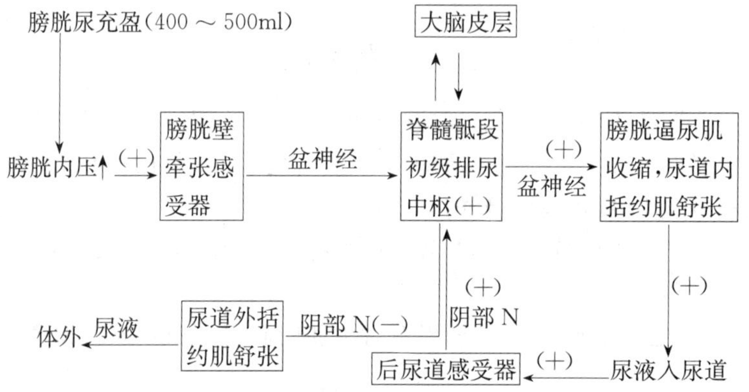

图 8-16 排尿反射示意图

婴幼儿因大脑皮层发育尚未完善，对脊髓低位排尿中枢的抑制能力较弱，所以婴幼儿排尿次数多，且易发生夜间遗尿现象。

（三）排尿异常

上述排尿反射的任何一个环节发生障碍时，均会造成排尿异常。临床上，常见的排尿异常有尿频、尿潴留和尿失禁等。

1. 尿频　正常成人白天排尿3～5次，夜间0～1次。每次尿量约为200～400ml。若排尿次数增多，而每次尿量不多称为尿频（frequent micturition）。尿频主要原因是膀胱炎症或机械性的刺激（如膀胱结石）。生理性尿频常见原因有饮水过多、精神紧张或气候改变等。

2. 尿失禁　排尿失去意识控制，尿液不自主地流出的现象称为尿失禁（uroclepsia）。当脊髓受损伤，使初级排尿中枢失去高级中枢控制，可出现尿失禁现象。

3. 尿潴留　膀胱内尿液充盈但不能自主排出称为尿潴留（uroschesis）。尿潴留可因支配膀胱的盆神经或脊髓排尿反射初级中枢活动障碍或抑制、尿道机械性受阻（如前列腺肥大或肿瘤压迫尿道）及其他各种原因引起。

知识链接

导尿时，为何第一次放尿不能超过1000ml?

导尿术是临床上为治疗或协助临床诊断的而采取的一种与排尿有关的护理技术。当在对尿潴留患者实施导尿术引流出尿液以减轻痛苦时，如果大量放出尿液，造成腹腔内压急剧下降，血液则大量滞留在腹腔血管内，可致血压下降而虚脱。此外又因大量放尿造成膀胱内压突然降低，可致膀胱黏膜急剧充血，从而发生血尿。所以对膀胱高度膨胀且又极度虚弱的尿潴留患者，一定要注意第一次放尿不得超过1000ml。

（郑向红）

思考题

1. 试分析可能引起尿量减少的原因。
2. 试解释为何酸中毒可导致高血钾，为何慢性肾炎患者常伴有贫血现象。
3. 大量饮水、静脉注射50%葡萄糖溶液40ml、静脉注射大量生理盐水，尿量各会出现什么变化？为什么？
4. 为何说排尿反射弧的任一环节发生障碍，均会导致排尿异常？试举三个例子分别说明其原理。

第九章　感觉器官的功能

学习目标

1. 掌握视近物时眼的调节；视力与视野的概念及测定方法。
2. 熟悉眼的折光异常及矫正方法；声波的传导途径。
3. 了解感受器与感觉器官的概念；眼的感光功能；内耳以及前庭器官的感觉功能。

用眼睛看，用耳朵听，就能感知这个世界。这对我们来说，似乎习以为常，但是，我们自身的这些感觉器官到底是如何感知这个世界的呢？感觉（sensation）起始于感受器或感觉器官，是客观事物在人脑的主观反映，由感受器或感觉器官、神经传导通路和感觉中枢三部分共同完成的。

第一节　感受器的一般生理

一、感受器和感觉器官

感受器（receptor）是人体感受内、外环境变化的特殊结构或装置。感觉器官（sense organ）是由感受器及其附属器官构成的，如眼（视器）、耳蜗（听觉）、前庭（平衡感觉）等。因此，感觉器官的生理学内容，除阐明感受器的活动规律外，还包括了有关附属结构的功能。

二、感受器的一般生理特性

（一）感受器的适宜刺激

一种感受器只对某种特定形式的刺激最敏感，这种形式的刺激称为该感受器的适宜刺激（adequate stimulus），如视网膜感光细胞只接受一定波长的光波刺激。在适宜刺激作用下，感受器所需的强度阈值最低，对非适宜刺激所需的刺激强度比适宜刺激大得多。例如，轻触眼部不会产生光的感觉，但眼部受到突然打击可产生眼冒金光，即视网膜感光细胞产生了光感。

（二）感受器的换能作用

感受器的换能作用（transducer function）是指感受器能将物理、化学等能量形式的刺激转变为传入神经上的动作电位，所以，感受器又是一种生物换能器。

（三）感受器的编码作用

感受器在把外界刺激转换成神经动作电位时，不仅仅是发生了能量形式的转换，更重要的是把刺激所包含的各种信息，也转移到了动作电位的序列之中，这种现象称为感受器的编码作用（sensory coding）。人的感觉中枢就是根据这些电信号序列变化才产生不同感觉的。感受器是如何对各种的刺激信号进行编码的，目前尚不清楚。

（四）感受器的适应现象

用某一恒定强度的刺激持续作用于感受器时，传入神经冲动频率逐渐下降甚至停止的现象称为感受器的适应（adaptation）现象。一般的感受器均有适应现象，但适应出现的快慢在不同感受器有很大的差别，如人的触、嗅觉感受器的适应较快，而痛觉感受器不容易产生适应现象。

第二节　视觉器官

视觉（vision）是中枢对视网膜传入信息处理后形成的主观感觉，是通过视觉器官、视神经和视觉中枢的共同活动来完成的，眼是人的视觉器官，它由感光系统（含有感光细胞的视网膜）和作为附属结构的折光系统构成的（图 9-1）。人眼的适宜刺激是波长 370～740nm 的电磁波。眼接受光刺激，使人对外界的事物产生形态与色彩等方面的感觉。人眼高度发达，人脑获得的外界信息中，绝大部分来自于视觉。因而眼是人体最重要的感觉器官。

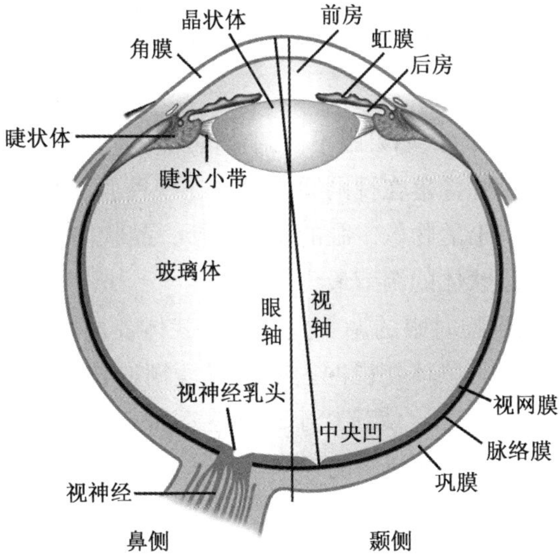

图 9-1　眼球的水平切面（右）

一、眼的折光功能

（一）眼的折光功能

眼的折光功能是将外界射入眼内的光线经过折射后，在视网膜上形成清晰的物像；它是通过折光系统来实现的，从外界进入眼内的光线在到达视网膜前要经过角膜、房水、晶状体和玻璃体等眼的折光系统（又名屈光系统）（图 9-2），发生多次折射（折射率最大的是角膜）才能在视网膜上成像。因此，眼折光成像的原理虽然与凸透镜成像原理很相似，但要复杂得多。

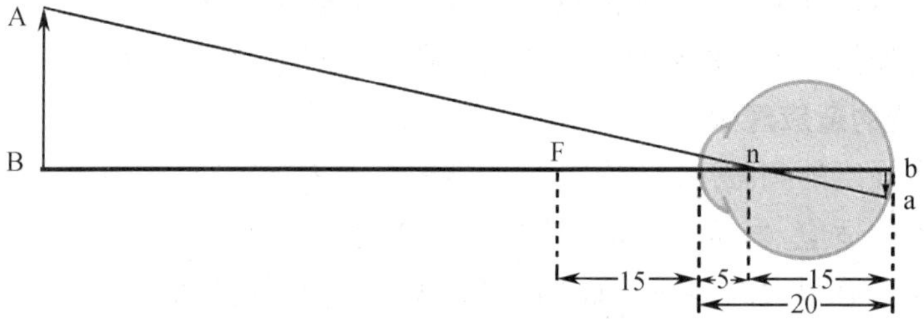

图 9-2 简化眼及其成像示意图

单位为 mm，AB 为 6m 以外的物体；ab 为物像；n 是节点；
F 为前主焦点；b 为后主焦点（在视网膜上）

为了便于理解及实际应用，通常用简化眼（reduced eye）来描述眼内光的折射。简化眼是一个折光效果与正常安静眼基本相同，但更为简单的光学系统模型，其后主焦点相当于视网膜的位置（图 9-2），这个模型和正常安静时的人眼一样，正好能使平行光线聚焦在视网膜上。

（二）眼的调节

对于正常眼来说，视远物（6m 以外）时，物体上的光线相当于平行光线，经折射后正好在视网膜上形成清晰的像，故不需要调节。通常将人眼不作任何调节时所能看清物体的最远距离称为远点（far point）。理论上正常眼的远点为无限远，但实际上是有限度的。如果来自某物体的光线过弱、物体过小或离眼的距离太远，即使成像在视网膜上，也不能产生视觉。

当眼看近物（6m 以内）时，如果眼不做调节，从物体上发出的进入眼内的光线呈不同程度的辐射状，经折射后物像落在视网膜之后，在视网膜上形成的是模糊不清的物像，需经过眼的调节才能形成清晰的物像。眼的调节包括：晶状体变凸、瞳孔缩小以及两眼球会聚等几个方面，其中以晶状体的调节最为重要。

1. 晶状体的调节 视近物时眼的调节主要是晶状体变凸，折光能力增强。其调节过程是（图 9-3）：眼视近物时，物体在视网膜上形成模糊的物像，此种信息传送到视觉中枢后，反射性地引起睫状肌收缩，使睫状小带即悬韧带松弛，晶状体变凸，折光能力增强，使物像前移，在视网膜上形成清晰的物像。

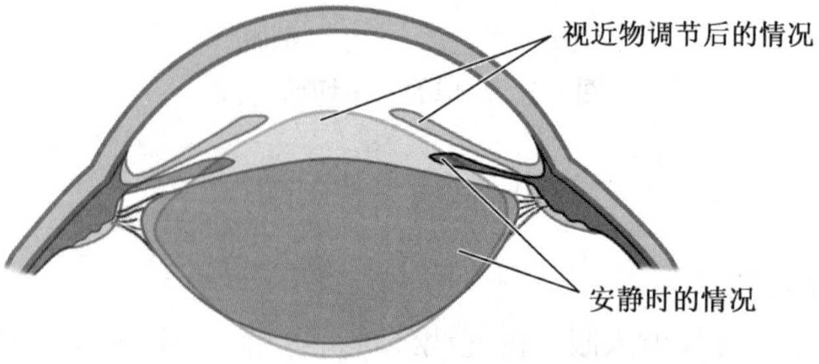

图 9-3 视近物时晶状体的调节

人眼看近物时的调节能力，主要取决于晶状体变凸的最大限度，也就是取决于晶状体弹性的大小，一般常用近点来表示。近点（near point）是指人眼能看清物体的最近距离。眼作最大限度调节时所能增加的折光能力，称为眼的调节力（accommodation force）。近点可作为判断眼的调节能力大小的指标，近点越近，说明晶状体的弹性越好，亦即眼的调节力越强。

眼的调节力随着年龄的增长而减小，年龄越大，晶状体弹性越差，眼的调节能力也越弱。例如，10 岁儿童的近点平均约为 8.3cm，20 岁左右的成人约为 11.8cm，老年人调节力差，60 岁近点为 83.3cm，此时，虽然眼静息时的折光能力正常，但由于晶状体弹性减弱，眼的调节能力降低，使近点远移，称为老视（presbyopia，俗称“老花眼”），需戴凸球镜片予以矫正。

2. 瞳孔的调节 瞳孔是虹膜中间的圆孔。一般人瞳孔的直径可变动于 1.5～8.0mm 之间，瞳孔大小的改变可以调节入眼的光线量。瞳孔的调节包括瞳孔近反射和瞳孔对光反射。

瞳孔近反射：视近物时双侧瞳孔反射性缩小，称为瞳孔近反射（near reflex of the pupil）或瞳孔调节反射（papillary accommodation reflex），其作用在于减少入眼的光量，并减少由折光系统产生的球面像差和色像差，使视网膜成像更为清晰。

瞳孔对光反射：瞳孔的大小随着光线的强弱而发生变化，强光下瞳孔缩小，弱光下瞳孔扩大，称为瞳孔对光反射（papillary light reflex）。瞳孔对光反射与视近物无关，是眼的一种适应功能，其意义在于调节进入眼内的光量，使视网膜不致因光线过强而受到损害，也不会因光线过弱而影响视觉。由于瞳孔对光反射中枢在中脑，其反应灵敏，又便于检查，因此，临床上常检查瞳孔对光反射，判断中枢神经系统病变部位、麻醉深度和病情危重程度。

3. 两眼会聚 视近物时双眼球视轴反射性地向鼻侧会聚，称为两眼会聚（又称辐辏反射，convergence reflex），其作用在于看近物时使物像落在两眼视网膜的对称位置，产生清晰的视觉。

（三）眼的折光能力异常

正常眼的折光系统不需调节就能将平行光线聚焦在视网膜上，因而可看清远处的物体，经过眼的调节，也能看清 6m 以内距离不小于近点的物体，这种眼称为正视眼（emmetropia）。若眼的折光系统异常或眼球的形态异常，使平行光线不经调节则不能聚焦在视网膜上，称为眼的折光异常或屈光不正，包括近视、远视和散光，其产生原因和矫正方法见表 9-1。

表 9-1 三种折光异常的比较

折光异常	原因及成像部位	矫正方法	特点
近视	眼球前后径过长或折光能力过强，物像落在视网膜之前	凹球镜片	远点、近点都近移
远视	眼球前后径过短或折光能力过弱，物像落在视网膜之后	凸球镜片	视物易疲劳及近点远移
散光	角膜经纬曲率不同，不能清晰成像	柱镜片	视物不清或物像变形

知识链接

假性近视

假性近视多见于青少年学生，是由于阅读姿势不当、阅读距离过近或持续时间过长、字迹过小等原因，使睫状肌过度紧张导致睫状肌痉挛，而使晶状体增厚、变凸，即使看远物时也无法恢复原有厚度，造成视网膜上的物像模糊不清而形成的。与真性近视的区别是当用阿托品麻痹睫状肌后，视力恢复正常。

预防假性近视主要是缩短连续近距离用眼时间，适时远眺（看 6m 以外的东西），多到户外活动。

二、眼的感光功能

眼的感光系统位于视网膜上。来自外界物体的光线，通过眼内的折光系统在视网膜上形成物像后，只有被感光细胞所感受，转换成电信号，经视神经传入视觉中枢才能形成视觉。

（一）视网膜的感光换能系统

视网膜是一层透明的神经组织膜，主要的细胞层次为色素细胞层、感光细胞层、双极细胞层和神经节细胞层。在视网膜的感光细胞层中，有视杆细胞和视锥细胞两种感光细胞。由于两种感光细胞的结构和功能不同，形成了功能上相互独立的两种感光系统，即视杆系统和视锥系统。

视杆系统又称暗光觉系统，由视杆细胞和与它们相联系的双极细胞以及神经节细胞等组成，光的敏感度较高。视锥系统又称明视觉系统，由视锥细胞和有关传递细胞等组成，对光的敏感度差。两个系统构成上的不同决定了它们功能上的差异，其特点见表 9-2。

表 9-2 两种感光换能系统的比较

感光系统	感光细胞	分布	视色素	神经联系	功能
暗视觉系统	视杆细胞	视网膜周边	视紫红质	聚合式	感受弱光
明视觉系统	视锥细胞	视网膜中央	三种（红绿蓝）	单线式	感受强光、辨色

其次，在视网膜的视神经乳头处由于无感光细胞，所以聚焦在此处的光线不能被感受，形成生理盲点（blind spot）。正常时由于用双眼视物，一侧眼视野中的盲点可被对侧眼的视野所补偿，因此人们并不会感觉到自己的视野中有盲点存在。

（二）视网膜的光化学反应

视网膜感光细胞的外段中含有感光色素，在接受光刺激时，能产生一系列光化学反应，把光能转变为生物电信号。

1. 视杆细胞的光化学反应 视杆细胞的感光色素为视紫红质，它由视蛋白和视黄醛构成。视紫红质在光的作用下分解为全反视黄醛和视蛋白，在暗处，11-顺型视黄醛和视蛋白重新合成视紫红质（图 9-4）。视紫红质在分解与合成的过程中，部分视黄醛被消耗，由血液中的维生素 A 来补充，如果长期维生素 A 摄入不足，会影响人的暗视觉，引起夜盲症（nyctalopia）。

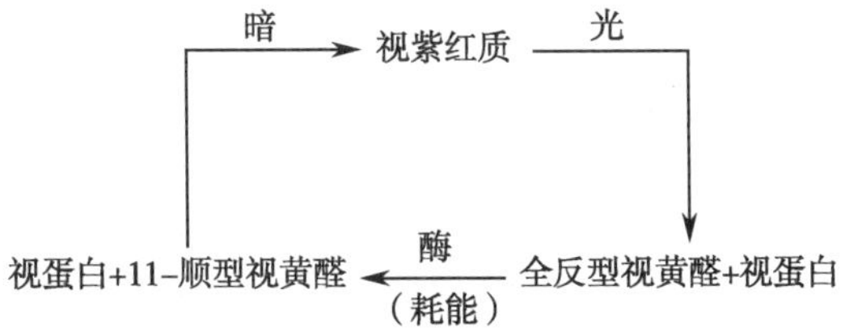

图 9-4 视紫红质的光学反应

2. 视锥细胞的光化学反应和色觉 视网膜上的三种视锥细胞，分别含有三种不同的视锥色素。目前认为视锥细胞在受到光照时，也发生了与视杆细胞相似的光化学反应，只是视蛋白分子结构的差异，决定了同它结合的视黄醛分子对何种波长的光线最为敏感。

视锥细胞功能的重要特点是它具有辨别颜色的能力。颜色视觉是由于不同波长的光线作用于视网膜后，在人脑引起不同的主观感觉。关于颜色视觉的形成，目前广为接受的是19世纪初提出的三原色学说。该学说认为，视网膜上有三种视锥细胞，分别能感受红、绿、蓝三种基本颜色。不同波长的光线作用于视网膜时，三种视锥细胞发生不同程度的兴奋，因而产生不同的色觉，如用红的单色光刺激，红、绿、蓝三种视锥细胞兴奋程度的比例为4∶1∶0时，产生红色色觉；比例为2∶8∶1时，产生绿色色觉。

色觉障碍有色盲与色弱两种。色盲是一种或多种原色色觉缺失。色盲可分为全色盲和部分色盲，全色盲极为少见，部分色盲又可分为红色盲、绿色盲及蓝色盲，最常见的是红色盲和绿色盲。色盲属遗传缺陷疾病，即缺乏某种视锥色素的视锥细胞。对某种颜色的识别力较差称为色弱，常由后天因素引起。

三、与视觉有关的几种生理现象

（一）视力

视力（又称视敏度，visual acuity）指眼对物体细微结构的分辨能力，也就是分辨物体上两点间最小距离的能力。正常人眼的视敏度以人所能看清楚的最小视网膜像的大小为指标，大致相当于视网膜中央凹处一个视锥细胞的平均直径（4～5μm）。通常以视角（visual angle）的大小作为衡量标准，视角是指物体上两点发出的光线射入眼球后，在节点交叉时所形成的夹角。眼能辨别两点所构成的视角越小，表示视力越好。视力表就是根据这个原理设计的，视力表上1.0行的E字符号，每一字画的宽度和每两笔之间的距离均为1.5mm。此时相距1.5mm的两个光点所发出的光线交叉并通过节点，交叉所形成的夹角（即视角）为1′，利用简化眼可算出此时视网膜像的大小正好为5μm。因此把能够辨认1.0行E字作为眼的正常视力的判断标准（图9-5）。

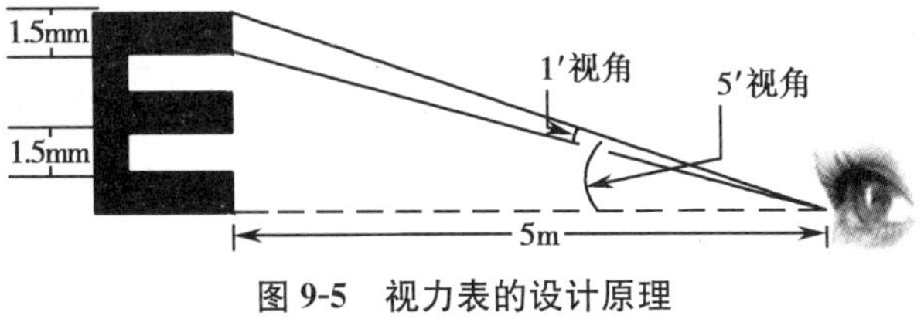

图 9-5 视力表的设计原理

（二）视野

视野（visual field）是指单眼固定注视前方一点时，该眼所能看到的空间范围。由于感光细胞在视网膜上分布不同，在同一光照条件下，各种颜色的视野大小依次为：白色>

黄色、蓝色>红色>绿色。另外，由于面部结构特征的影响，鼻侧与上侧视野较小，颞侧与下侧视野较大。临床上检查视野，可以帮助诊断视网膜或视传导通路上的某些疾病。

（三）暗适应与明适应

1. 暗适应 人长时间在亮处突然进入暗处时，最初看不清楚任何东西，经过一定时间后，能逐渐看清暗处的物体，这一过程称为暗适应（dark adaptation）。暗适应是人眼在暗处对光的敏感度逐渐提高的过程。暗适应的产生机制是在亮处时由于视杆细胞的视紫红质大量分解，剩余量减少，到暗处后不足以引起对暗光的感受，因此在进入暗处的开始阶段，什么也看不清，经过一定时间后，由于视紫红质的合成增多，对暗光的感受能力增强，于是在暗处的视力又逐渐恢复。

2. 明适应 人长时间在黑暗处突然进入明处时，最初感到光线刺眼，不能视物，稍待片刻后才能恢复视觉，这一过程称为明适应（light adaptation）。明适应需时很短，通常在几秒钟内即可完成。明适应产生机制是在暗处视杆细胞内蓄积了大量视紫红质，到亮处时遇强光迅速分解，因而产生耀眼的光感。待视紫红质大量分解后，视锥细胞便维持亮光下的明视觉。

（四）双眼视觉和立体视觉

双眼视觉是指两眼同时观看同一物体时所产生的视觉。在双眼视物时，物像必须落在两眼视网膜的对称点上，才能产生单一物体的感觉。与单眼视觉相比，双眼视觉可以扩大视野，弥补生理盲点，增加对物体距离、形态大小判断的准确性，同时还能感知物体的深度（厚度），并形成立体视觉。

第三节 位、听觉器官

听觉是由耳、听神经和听觉中枢的共同活动完成的。耳是位觉和听觉器官，包括外耳、中耳和内耳三部分。其中内耳可分骨迷路和膜迷路。膜迷路中不仅有听觉感受器，还有位置觉感受器。

一、耳的听觉功能

听觉的外周感觉器官是耳，它由外耳、中耳和内耳的耳蜗组成。其适宜刺激是频率为16～20 000Hz的声波，每一种频率的声波，都有一个刚能引起听觉的最小强度，称为听阈。若声压太大，除引起听觉，还引起鼓膜疼痛，此时的声压称为最大可听阈（maximal hearing threshold）。不同震动的听阈所连成的曲线与不同频率的最大可听阈之间的面积，称为听域（hearing threshold）。

（一）外耳和中耳的功能

1. 外耳的功能 外耳由耳廓和外耳道组成。耳廓的形状有利于收集声波，在一定程度上还可帮助判断声源的方向。人的耳廓运动能力已退化，但可通过头部运动来判断声源的位置。外耳道是声波传导的通路，对声波起共鸣腔的作用。

2. 中耳的功能 中耳由鼓膜、鼓室、听骨链和咽鼓管等结构组成，它们在传音过程中起着重要的作用。

（1）鼓膜和听骨链的减幅、增压效应：鼓膜位于外耳与内耳之间，为椭圆形稍向内凹的薄膜，面积约为50～90mm^2。鼓膜的震动与声波同步，具有较好的频率响应和较小的失真度，能将声音如实地传递给听骨链。

听骨链由锤骨、砧骨和镫骨构成，它们依次连接成听骨链。其中锤骨柄附着于鼓膜，镫骨底与前庭窗相连，相互之间构成一个具有固定夹角的杠杆系统。这个杠杆的支点刚好在听骨链的重心上（图 9-6），使其在能量传递过程中消耗最小，效率最高。

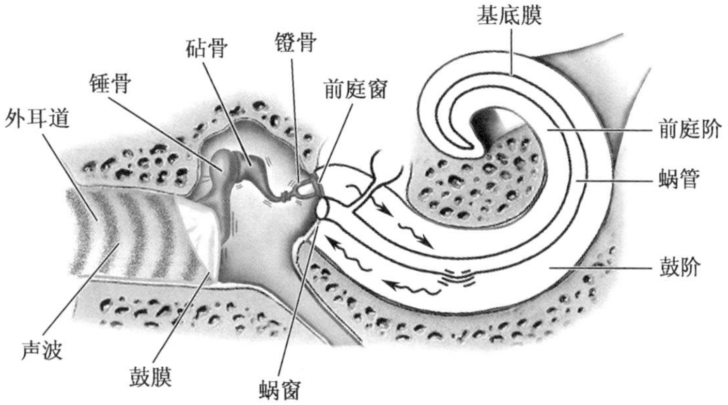

图 9-6 中耳和耳蜗关系模式图

声波由鼓膜经听骨链到达前庭窗膜时，其震动的压强增大，而振幅稍减小，称为中耳的增压效应。这是因为：①听骨链交角杠杆的长短臂的比例是 1.3∶1，即当震动经听骨链后，杠杆效应使短臂一侧的压力增大 1.3 倍；②鼓膜有效震动面积为 $55mm^2$，镫骨底面积为 $3.2mm^2$，故在同样压力下，前庭窗上的压强是鼓膜上压强的 17.2 倍。通过以上两方面的作用，中耳传导的总增压效应为 22.4 倍（17.2×1.3），从而大大提高了声波传递的效率。

（2）咽鼓管的平衡压力作用：咽鼓管是连接鼓室和鼻咽部的通道，鼓室内的空气借此与大气相通。咽鼓管咽口常处于闭合状态，在吞咽、打哈欠时开放。咽鼓管的主要功能是调节鼓室内的压力，使之与外界大气压保持平衡，这对于维持鼓膜的正常位置、形状和震动性能有重要意义。咽鼓管因炎症而被阻塞后，鼓室内的空气被吸收，可造成鼓膜内陷，产生耳鸣，影响听力。

3. 声波传入内耳的途径 声音是通过气传导与骨传导两条途径传入内耳的。

（1）气传导：声波经外耳道空气的震动引起鼓膜震动，再经听骨链和前庭窗膜进入耳蜗，这种传导途径称为气传导（air conduction），简称气导。气导是引起正常听觉的主要途径。当鼓膜穿孔或听骨链损坏时，声波也可通过外耳道和鼓室内的空气传至圆窗，经圆窗传至耳蜗。

（2）骨传导：声波直接引起颅骨的震动，再引起位于颞骨骨质中的耳蜗内淋巴的震动，这种传导途径称为骨传导（bone conduction），简称骨导。在正常情况下，骨导的效率比气导的效率低得多，所以，人们几乎感觉不到它的存在。

若声波传导的过程受到某种原因影响而中断，就会产生听力障碍，统称为耳聋。一般可分为：①传导性（或传音性）耳聋，是指气导传导途径受损产生的听力障碍，其特点是气导减弱，骨导正常；②神经性（或感音性）耳聋，是由于内耳毛细胞或听神经、听觉中枢发生病变导致的听力障碍，特点是气导、骨导同时减弱。

（二）内耳耳蜗的功能

内耳又称迷路（labyrinth），由耳蜗（cochlea）和前庭器官（vestibular apparatus）

组成。其中耳蜗是感音器官，它是一个形似蜗牛壳的骨质管道，被基底膜和前庭膜将管道分为前庭阶、鼓阶和蜗管，前庭阶和鼓阶内充满外淋巴，两者借蜗孔相互沟通，蜗管为一盲管，管内充满内淋巴。在基底膜上有声音感受器——螺旋器（也称柯蒂器，organ of Corti），由内、外毛细胞及支持细胞等组成，毛细胞与耳蜗神经相连，毛细胞的顶部有听毛，底部有丰富的听神经末梢。听毛上方为盖膜，盖膜内侧是固定的，另一端悬浮于内淋巴液中（图 9-7）。

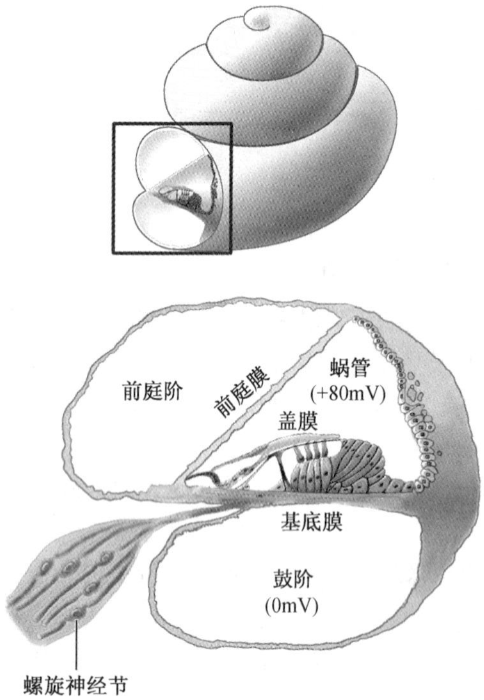

图 9-7 耳蜗管的横截面图

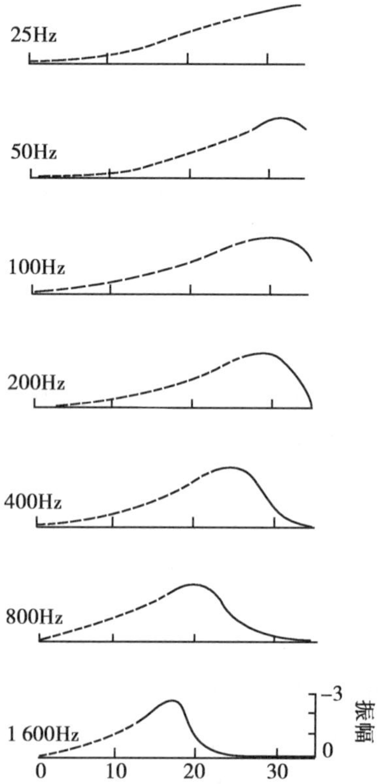

图 9-8 行波学说示意图

1. 耳蜗的感音功能 耳蜗的作用是把传到耳蜗的机械震动转变成听神经的神经冲动，在这一换能过程中，耳蜗基底膜的震动是一个关键因素。声波无论从前庭窗或蜗窗传入内耳，都可以通过外淋巴液、内淋巴液的震动而引起基底膜的震动，使毛细胞和盖膜之间的相对位置发生改变。毛细胞受到刺激而兴奋，把声波震动的机械能转变为生物电能，即感受器电位（receptor potential），最后引起位于毛细胞底侧的耳蜗神经产生动作电位，后者传到大脑颞叶听觉中枢引起听觉。

2. 耳蜗对声音的初步分析 耳蜗对声音的初步分析，目前普遍采用行波学说进行解释。行波学说认为基底膜的震动最先发生在蜗底，随后以行波的方式向蜗顶传播，在行进过程中，震动幅度逐渐增大，到基底膜上的某一部位振幅达到最大，然后震动停止传播消失。不同频率的声波，行波传播距离和最大振幅出现的部位不同，声波频率越高，行波传播越近，最大振幅出现的部位越靠近耳蜗底部；声波频率越低，行波传播越远，最大振幅出现的部位越靠近耳蜗顶部（图 9-8）。临床研究证实，耳蜗顶部受损主要影响低频听力，耳蜗底部受损主要影响高频听力。

对于声音强度的分析，一般认为听觉的强度取决于耳蜗神经传入纤维数量。声音刺激强度愈强，神经传入纤维数量愈多，对声音产生的感觉就愈强。

二、内耳的位置觉和运动觉功能

人在进行各种活动时必须保持正常的姿势，这些姿势的维持依赖于前庭器官、视觉器官和本体感受器的协同活动，其中前庭器官的作用最为重要。前庭器官由内耳中的三个半规管、椭圆囊和球囊组成，是人体对自身姿势和运动状态以及头部在空间位置感受器，在保持身体平衡中起重要作用。

（一）椭圆囊和球囊的功能

内耳的椭圆囊和球囊的感受器均为囊斑，感受细胞为毛细胞。其主要功能是感受直线变速运动和头部空间位置的改变，使人体产生相应的运动觉和位置觉，并引起相应的躯体和内脏功能反射，以维持机体姿势和身体平衡。

（二）半规管的功能

半规管由三个互相垂直的半环形管道组成，分别代表空间的三个平面。感受器为壶腹嵴，其主要功能是感受空间任何方向的正负角加速度，即感受身体或头部作旋转变速运动，使人体产生旋转感觉，以及引起眼球震颤和躯体、四肢骨骼肌紧张性的改变，以调整姿势，维持身体平衡。大脑正是根据两侧三对半规管传入的信号差别来判断旋转方向和旋转状态的。

（三）前庭反应和眼震颤

1. 前庭反应　前庭器官的传入冲动，除引起运动和位置觉外，还能引起各种不同的骨骼肌和自主神经功能的改变，这些现象称为前庭反应。前庭反应包括前庭器官的姿势反射和前庭自主神经反应，如人乘车而车突然加速时，会有背肌紧张加强而后仰的现象，这就是姿势反射，其作用是缓冲外部运动变化，以维持躯体姿势和保持身体平衡。另外，若前庭器官功能过敏或受过强、过长刺激时，会引起心率加快、血压下降、出汗、恶心、呕吐、眩晕和皮肤苍白等症状，称前庭自主神经性反应，如晕车、晕船和航空病等。

2. 眼震颤　人体作旋转运动，引起眼球发生不随意的特殊的往返运动，称为眼震颤，主要是由于半规管受刺激所引起。临床上常通过检查眼震颤来判断前庭器官的功能状态。

（黄霞丽）

思考题

1. 叙述视近物时眼的调节方式及其生理意义。
2. 简述眼折光异常的种类、成像部位及其产生原因，矫正的方法。
3. 简述声波传入内耳的途径。
4. 简述视网膜上视杆系统和视锥系统的分布与功能。

第十章 神经系统的功能

学习目标

1. 掌握突触及突触传递的过程；特异投射系统和非特异投射系统的概念和功能；牵涉痛的概念及不同内脏器官牵涉痛的部位；交感与副交感神经的主要功能和生理意义；自主神经系统的递质及其受体。

2. 熟悉神经纤维兴奋传导的特征；中枢兴奋传递的特征；脊髓的感觉传导功能；牵张反射的概念、类型；脑干对肌紧张的调节；小脑的功能；大脑皮层运动区对躯体运动的调节；下丘脑对内脏活动的调节；去大脑强直；脊休克；体表感觉区的部位及投射特征；条件反射；大脑皮层的语言中枢。

3. 了解兴奋性突触后电位和抑制性突触后电位；神经递质；基底神经节对躯体运动的调节。

神经系统是人体内起主导作用的调节系统。它不仅可以直接或间接调节体内各器官、组织和细胞的活动，并使之相互联系、相互制约、相互协调而成为统一的整体，而且通过上述调节使机体适应复杂多变的外界环境，维持正常的生命活动。神经系统通常可分为中枢神经系统和周围神经系统两大部分，前者是指脑和脊髓部分，后者则为脑和脊髓以外的部分。本章主要介绍中枢神经系统的生理功能。

第一节 神经系统功能活动的一般规律

神经系统主要由神经元（neurocyte）和神经胶质细胞（neuroglia）组成。神经元是神经系统的结构和功能单位，其总数在1000亿个以上。神经胶质细胞广泛分布于中枢和周围神经系统中，对神经系统结构的稳定性、神经元的营养、修复和再生等起重要作用。

知识链接

神经生理学与诺贝尔生理及医学奖

100多年来，诺贝尔生理及医学奖共计颁奖96次，其中神经科学32项，主要涉及神经系统的结构、神经生理学、脑发育和脑功能以及技术应用等方面。神经生理学获诺贝尔生理及医学奖6次。这些研究成果是：神经元学说的确立；神经纤维运动和感觉功能及神经冲动真谛的探明；神经冲动化学传递的发现；神经冲动的本质是电传导的发现；神经传导电生理机制的阐明及神经冲动本质的揭示；神经对肌肉运动的控制是电-化学传导过程的发现。

一、神经元和神经纤维

（一）神经元的基本结构和功能

神经元的形状和大小不一，多数神经元由胞体和突起两部分组成（图 10-1）。胞体主要位于脑、脊髓、神经节以及某些器官的神经组织中，它是神经细胞代谢和营养的中心。突起又分树突与轴突两种。一个神经元可有一个或多个树突，但一般只有一个轴突。胞体发出轴突的部分呈圆锥形而称为轴丘。轴突的起始部分称为始段。轴突细而长，可发出侧支，其末端分成许多分支，每个分支末梢部分膨大呈球形，称为突触小体。轴突和感觉神经元的长树突称为轴索，轴索外包以髓鞘或神经膜构成神经纤维，有髓鞘者为有髓纤维，无髓鞘者为无髓纤维。神经纤维的末端称为神经末梢（nerve terminal）。

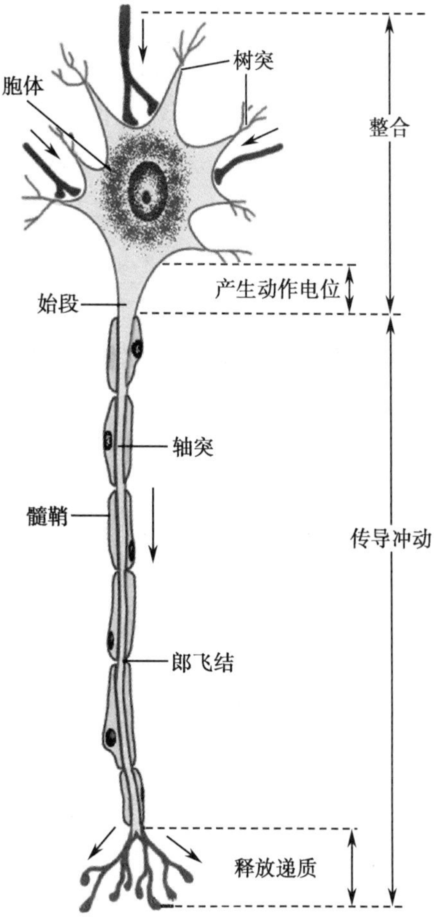

图 10-1　运动神经元结构与功能示意图

神经元的基本功能是感受刺激，对刺激信号加以分析、整合或贮存，并将经整合的信息传出。一个神经元一般可分为以下几个部分：①胞体或树突是感受刺激，对刺激信号加以分析、整合或贮存的部位；②轴突始段是产生动作电位的部位；③轴突是传导神经冲动的部位；④突触小体是释放递质的部位。

（二）神经纤维传导兴奋的特征

神经纤维的主要功能是传导兴奋（动作电位），沿神经纤维传导的动作电位也称神经冲动（nerve impulse）。神经纤维传导兴奋的主要特征有：①生理完整性：指神经纤维只有在结构和功能两方面都保持完整时才能完成其正常传导兴奋的功能。如果神经纤维受损或因麻醉、低温等，其结构或功能的完整性即遭受破坏，其兴奋传导就会发生障碍。②绝缘性：一条神经干中含有许多条神经纤维，但各条神经纤维在传导兴奋时不会相互干扰，此即神经纤维的绝缘性，其生理意义在于保证神经调节的精确性。③双向性：在实验条件下，刺激神经纤维中任何一处引起的兴奋，可同时向神经纤维的两端传导。④相对不疲劳性：与突触传递比较，神经纤维具有长时间接受刺激而不疲劳，仍保持传导兴奋的能力。

知识链接

神经的营养作用

除对所支配的组织发挥调节作用外，神经末梢还经常释放一些营养因子，持续调节所支配组织的代谢活动，影响其结构和生理功能。神经的这种作用称为营养作用。神经的营养作用在正常情况下不易被察觉，但在切断神经后便能明显地表现出来。例如，在切断运动神经后，由于失去神经的营养作用，受该神经支配的骨骼肌糖原合成减慢，蛋白质分解加速，肌肉逐渐萎缩。又如患脊髓灰质炎的患者，脊髓前角运动神经元病变并丧失功能，它所支配的肌肉会发生萎缩。

二、神经元之间的信息传递

神经元之间的信息传递主要通过突触来实现。

（一）突触的结构与分类

突触（synapse）是神经元与神经元之间发生功能接触的部位，由突触前膜、突触间隙与突触后膜构成（图 10-2）。突触之前的神经元称突触前神经元，突触之后的神经元称突触后神经元。突触前神经元轴突末梢分支末端膨大，形成突触小体。在突触小体内有许多囊泡，称为突触小泡，内含神经递质。不同神经元的囊泡，其大小、形态和内含递质不同。突触后膜有受体及离子通道。

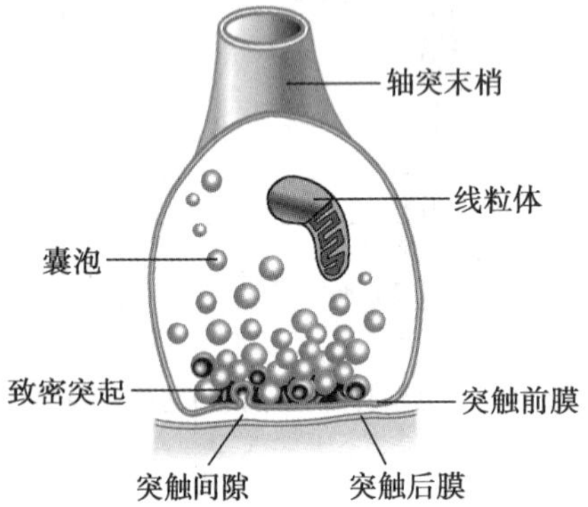

图 10-2 突触结构示意图

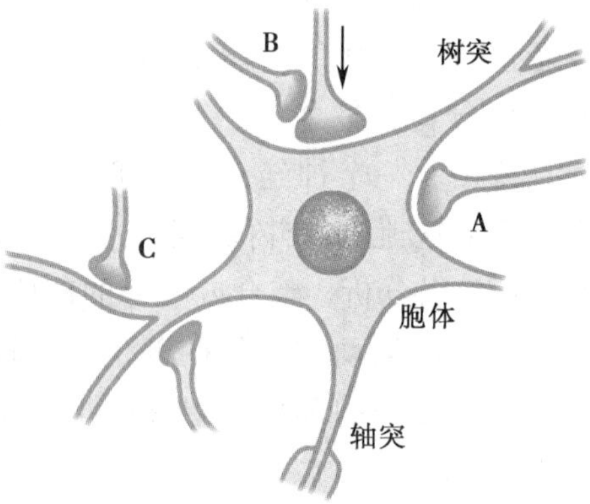

图 10-3 突触类型示意图

A. 轴-体突触；B. 轴-轴突触；C. 轴-树突触

根据突触相互接触的部位不同，可将突触分为轴突-胞体式突触、轴突-树突式突触和轴突-轴突式突触（图 10-3）。按突触传递产生的效应不同，则可将突触分为兴奋性突触和抑制性突触。

（二）突触传递

当突触前神经元的兴奋即动作电位传至轴突末梢时，突触前膜发生去极化，突触前膜上的 Ca^{2+} 通道开放，Ca^{2+} 由突触间隙进入突触小体内，引起突触小泡向前膜移动，并与前膜融合、破裂，通过出胞作用，将突触小泡内递质释放到突触间隙中。递质经突触间隙迅速向突触后膜扩散，并与突触后膜上特异性受体结合或作用于突触后膜上化学门控通道，引起突触后膜上离子通道开放，突触后膜对离子的通透性改变，于是某些离子进入突触后膜，从而使突触后膜发生去极化或超极化，这种突触后膜上的电位变化称为突触后电位（postsynaptic potential）。

突触传递的结果是兴奋还是抑制，取决于突触前神经元释放的递质。如果突触前膜神经元释放的是兴奋性递质，该递质与后膜上的特异性受体结合后，使后膜 Na^+、K^+ 通道开放，主要使 Na^+ 通道开放。由于 Na^+ 内流大于 K^+ 外流，导致突触后膜局部去极化，称为兴奋性突触后电位（excitatory postsynaptic potential，EPSP）。EPSP 属于局部电位（图 10-4），当 EPSP 传导到轴突始段总和达到阈电位水平时，就会在轴突始段引发动作电位，导致突触后神经元兴奋。

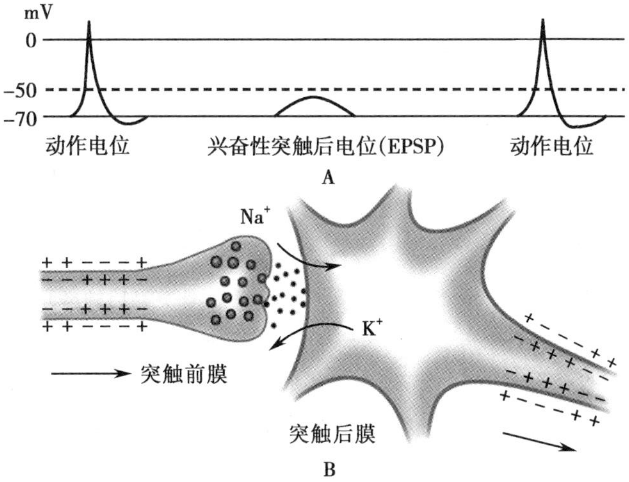

图 10-4　兴奋性突触后电位产生机制示意图

A. 电位变化；B. 突触传递

如果突触前膜神经元释放的是抑制性递质，则使后膜 K^+、Cl^- 通道开放，主要是 Cl^- 通道开放。Cl^- 内流大于 K^+ 外流，导致突触后膜超极化，称为抑制性突触后电位（inhibitory postsynaptic potential，IPSP）。IPSP 属于局部电位（图 10-5），可以总和。由于 IPSP 的产生降低了突触后神经元的兴奋性，所以突触后神经元表现为抑制。

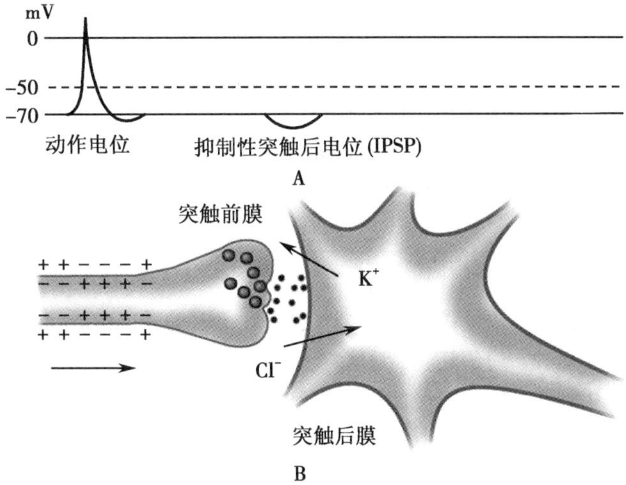

图 10-5　抑制性突触后电位产生机制示意图

A. 电位变化；B. 突触传递

突触传递的过程可归纳如表 10-1。

表 10-1 突触传递的过程

突触前神经元兴奋
↓
神经末梢去极化
↓
突触前膜 Ca^{2+} 通道开放，Ca^{2+} 内流
↓
囊泡与突触前膜融合破裂释放递质
↓

兴奋性递质与后膜受体结合 → 突触后膜 Na^+ 内流大于 K^+ 外流 → 突触后膜去极化 → 产生兴奋性突触后电位(EPSP) → 突触后神经元兴奋

抑制性递质与后膜受体结合 → 突触后膜 Cl^- 内流大于 K^+ 外流 → 突触后膜超极化 → 产生抑制性突触后电位(IPSP) → 突触后神经元抑制

通常一个突触前神经元通过轴突末梢与多个突触后神经元构成突触联系，而一个突触后神经元可与多个突触前神经元的轴突末梢构成突触联系。因此，一个神经元是兴奋还是抑制或兴奋与抑制的程度取决于这些突触传递产生的综合效应。

神经元间除上述典型的突触传递外，还有电突触传递等方式。

三、神经递质

神经递质（neuromodulator）是指由神经末梢释放的，在神经元之间或神经元与效应细胞之间起信息传递作用的化学物质。目前所知的神经递质已有 100 多种，根据它们存在部位的不同，分为外周神经递质和中枢神经递质。

外周神经递质主要有乙酰胆碱（acetylcholine，Ach）和去甲肾上腺素（norepinephrine，NE）。中枢神经递质比外周神经递质多而复杂，主要有乙酰胆碱，单胺类（包括去甲肾上腺素、多巴胺、5-羟色胺），氨基酸类和肽类等。神经递质的分类见表 10-2。

表 10-2 哺乳动物神经递质的分类

分类	主要成员
胆碱类	乙酰胆碱
胺类	多巴胺、去甲肾上腺素、肾上腺素、5-羟色胺、组胺
氨基酸类	谷氨酸、门冬氨酸、甘氨酸、γ-氨基丁酸
肽类	P 物质和其他速激肽*、阿片肽*、下丘脑调节肽*、血管升压素、催产素、脑-肠肽*、心房钠尿肽、降钙素基因相关肽、神经肽 Y 等
嘌呤类	腺苷、ATP
气体类	一氧化氮、一氧化碳
脂类	花生四烯酸及其衍生物（前列腺素等）*、神经活性类固醇*

注：* 为一类物质的总称

四、中枢兴奋传递的特征

1. 单向传递　是指兴奋只能由突触前神经元向突触后神经元一个方向进行。因为神经递质通过突触前膜释放，受体位于突触后膜，不能逆传。

2. 中枢延搁　兴奋通过突触传递时，需要经历递质的释放、扩散、与突触后膜受体结合、产生突触后电位等一系列过程，耗时相对较长，这一现象称为中枢延搁。在反射活动中，兴奋通过的突触数量越多，反射所需时间就越长。

3. 总和　兴奋性突触后电位和抑制性突触后电位具有局部电位的性质，可以总和，包括时间性总和与空间性总和。突触后神经元如何活动取决于这些突触后电位总和的结果。

4. 兴奋节律的改变　突触后神经元的兴奋节律与突触前神经元的兴奋节律存在差异。突触后神经元常同时接受多个突触传递，且其本身的功能状态也可能不同，因此，最后传出冲动频率取决于各种影响因素的综合效应。

5. 后发放　在反射活动中，当刺激停止后，传出神经元仍可在一定时间内继续发放冲动，使反射活动仍持续一段时间，这种现象叫做后发放。后发放可发生在兴奋通过神经元之间的环式联系的反射通路中，也可见于各种神经反馈活动中。

6. 对内环境变化敏感和易疲劳　突触部位易受内环境理化因素的影响，如缺氧、二氧化碳增多以及某些药物等都可作用于突触传递的某些环节而影响突触传递。相对于兴奋在神经纤维上的传导，突触是反射弧中最易发生疲劳的部位，这可能与突触前神经元内递质的耗竭有关。疲劳的出现，可避免神经元过长时间兴奋，因而具有一定的保护作用。

五、中 枢 抑 制

中枢抑制是中枢神经系统的重要生理过程，一般将中枢抑制分为突触前抑制（presynaptic inhibition）和突触后抑制（postsynaptic inhibition）。它同兴奋过程保持着对立统一的关系，从而使反射活动协调进行（图 10-6）。

1. 突触前抑制　通过改变突触前膜的活动而使突触后神经元产生抑制的现象称为突触

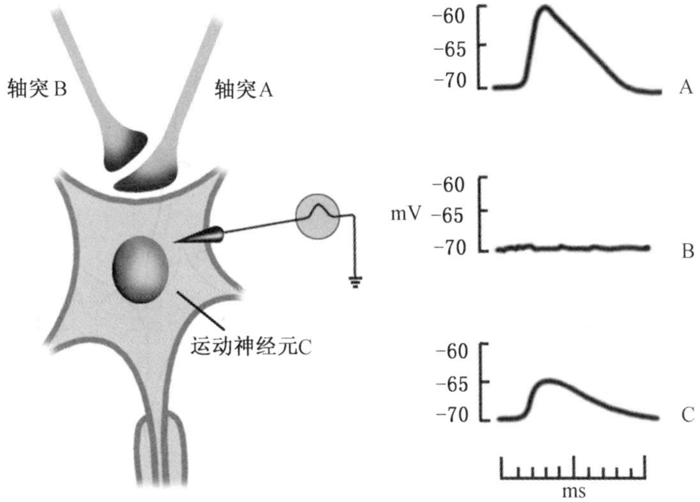

图 10-6　突触前抑制产生机制图

A. 单独刺激轴突 A，引起的兴奋性突触后电位；B. 单独刺激轴突 B，不引起突触后电位；C. 先刺激轴突 B，再刺激轴突 A，引起的兴奋性突触后电位减小

前抑制，其结构基础是轴突-轴突式突触。轴突 A 和运动神经元 C 构成轴突-胞体式突触，当神经冲动到达轴突 A 末梢时，能够引起神经元 C 产生兴奋性突触后电位；轴突 A 与轴突 B 构成轴突-轴突式突触；而轴突 B 不与神经元 C 直接构成突触联系，刺激轴突 B，运动神经元 C 并不产生反应。但如在轴突 A 兴奋之前，轴突 B 首先兴奋，其末梢释放抑制性递质 γ-氨基丁酸（GABA），激活轴突 A 上 GABA 受体，引起轴突 A 发生去极化，使传到轴突 A 末梢的动作电位幅度变小，从而使轴突 A 末梢 Ca^{2+} 的内流减少，兴奋性递质释放量随之减少，最终导致运动神经元 C 的兴奋性突触后电位变小，运动神经元 C 不容易甚至不能发生兴奋，因而呈现抑制效应。

突触前抑制在中枢神经系统内广泛存在，对调节感觉传入活动具有重要意义。

2. 突触后抑制　抑制性中间神经元释放抑制性递质，导致与其发生突触联系的突触后神经元出现的抑制性突触后电位，称为突触后抑制。突触后抑制可分为传入侧支性抑制（afferent collateral inhibition）和回返性抑制（recurrent inhibition）。

（1）传入侧支性抑制：感觉传入纤维进入中枢后，在兴奋某一中枢神经元的同时，其侧支兴奋一个抑制性中间神经元，进而使另一个神经元抑制。这种现象称为传入侧支性抑制，又称交互抑制。例如，伸肌的肌梭传入纤维进入脊髓后，直接兴奋支配伸肌的 α 运动神经元，同时发出侧支兴奋一个抑制性中间神经元，转而抑制支配屈肌的 α 运动神经元，导致伸肌收缩的同时屈肌舒张（图 10-7）。传入侧支性抑制不仅在脊髓中有，脑内也存在。这种抑制能使不同中枢之间的活动得到协调。

（2）回返性抑制：这是一种典型的反馈抑制。某一中枢的神经元兴奋时，其传出冲动沿轴突外传，同时又经轴突侧支兴奋一个抑制性中间神经元，该抑制性中间神经元兴奋后，轴突释放抑制性递质，回返作用于原先发动兴奋的神经元及同一中枢的其他神经元，抑制它们的活动（图 10-7）。脊髓前角运动神经元与闰绍细胞之间的联系，就是回返性抑制的典型。其意义在于使神经元的活动及时终止，也促使同一中枢内许多神经元的活动步调一致。

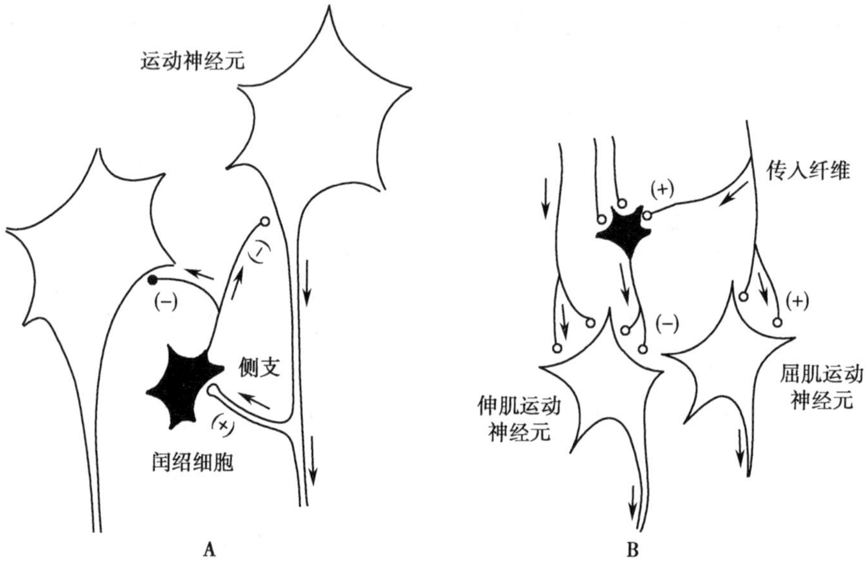

图 10-7　突触后抑制产生机制图

A. 回返性抑制；B. 传入侧支抑制
黑色神经元代表抑制性神经元

六、中 枢 易 化

中枢易化（central facilitation）也可分为突触前易化和突触后易化。突触前易化与突触前抑制具有同样的结构基础。突触后易化表现为 EPSP 的总和。由于突触后膜的去极化，使膜电位靠近阈电位水平，如果在此基础上再给一个刺激，就较容易达到阈电位而暴发动作电位。

第二节　神经系统的感觉功能

感觉是客观事物在人脑中的反映，是人类认知客观世界从而改造客观世界的一系列重要生理功能。内、外环境的各种刺激，首先由感受器感受，然后被转换成传入纤维上的神经冲动，并通过特定的神经通路传到特定的中枢加以分析和综合，最后产生各种感觉。

一、脊髓与脑干的感觉传导功能

躯体感觉的传导路分为浅感觉传导路和深感觉传导路两类。浅感觉是指皮肤与黏膜的痛、温、触、压觉，其感受器的位置较浅，沿脊髓丘脑侧束和脊髓丘脑前束上行；深感觉是指肌肉、肌腱、关节等深部结构的本体感觉，沿脊髓后索上行。精细触觉与深感觉传导通路相同。躯体感觉一般经三级神经元传入，第一级神经元位于脊神经节内；第二级神经元位于脊髓后角或延髓薄束核和楔束核内；第三级神经元位于丘脑的后外侧腹核（图 10-8）。脊髓的浅感觉传导通路是先交叉后上行，而深感觉传导通路是先上行后交叉，故脊髓半离断时，患者的浅感觉障碍出现在断面的对侧，而深感觉障碍出现在断面的同侧。

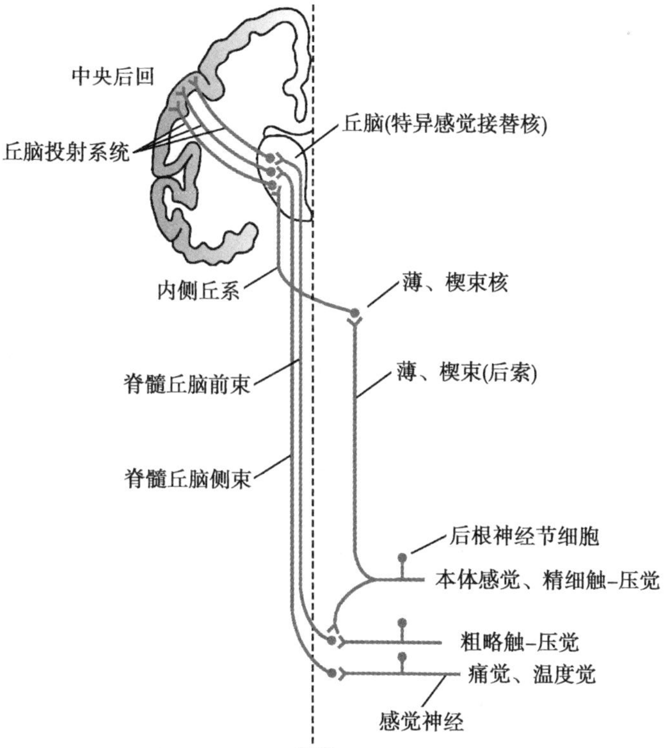

图 10-8　躯体感觉传导路示意图

头面部感觉传导路的第一级神经元的胞体位于三叉神经节内，其周围突经三叉神经分布于头面部皮肤及口鼻黏膜；第二级神经元位于三叉神经脊束核、三叉神经主核和中脑核内；第三级神经元位于丘脑的后内侧腹核。

二、丘脑及其感觉投射系统

（一）丘脑的核团与感觉功能

除嗅觉之外，各种躯体感觉和头面部感觉通路都要在丘脑交换神经元，然后向大脑皮层投射。因此，丘脑是躯体感觉和头面部感觉传导的换元站，同时也能对感觉信号进行粗略的分析与综合。丘脑的核团大致划分为三类。

1. 特异感觉接替核 主要有后腹核（包括后内侧腹核与后外侧腹核）、外侧膝状体、内侧膝状体等，它们接受第二级感觉投射纤维，此类核团是除嗅觉外所有特定感觉传向皮层的换元站，对特异性感觉的产生起着重要作用。

2. 感觉联络核 主要有丘脑前核、外侧腹核、丘脑枕等，它们的功能与各种感觉在丘脑和大脑皮层水平的联系与协调有关。

3. 非特异投射核 指靠近中线的内髓板以内的各种结构，主要有中央中核、束旁核和中央外侧核等，它们不直接投射到大脑皮层的纤维，但可通过多突触的换元接替后弥散地投射到整个大脑皮层各区，与大脑皮层有着广泛的联系，对维持和改变大脑皮层的兴奋状态有重要作用。

（二）感觉投射系统

由丘脑投射到大脑皮层的感觉投射系统，根据其投射特征的不同，分为特异性投射系统与非特异性投射系统。

1. 特异性投射系统 人体除嗅觉以外的各种感觉纤维，分别经脊髓或低位脑干上传至丘脑，在丘脑换元后，再发出纤维投射到大脑的特定区域，这一投射系统称为特异性投射系统（specific projection system）。其特点是每一种感觉的传导投射系统都是专一的，与皮层具有点对点的投射关系。其主要功能是引起特定的感觉，并激发大脑皮层发出神经冲动。

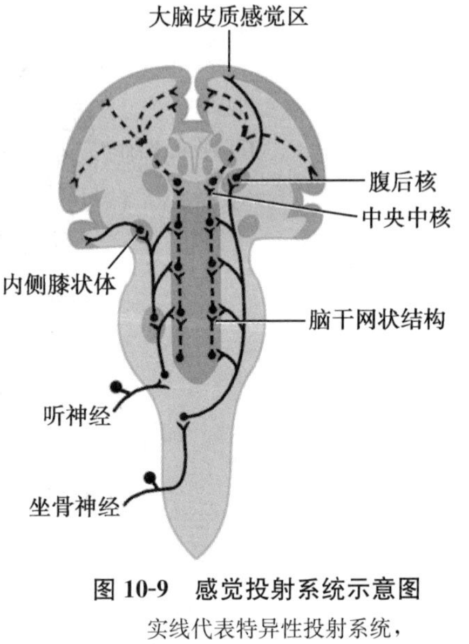

图 10-9 感觉投射系统示意图
实线代表特异性投射系统，
虚线代表非特异性投射系统

2. 非特异性投射系统 各种特异性投射系统的传入纤维途经脑干时，发出许多侧支与脑干网状结构的神经元发生联系，经多次换元后抵达丘脑，再由此发出纤维，弥散地投射到大脑皮层广泛区域，这一投射系统称为非特异性投射系统（nonspecific projection system）。非特异性投射系统在上行途中已失去了原先具有的感觉传导的专一性，是各种感觉共同上传的途径。其主要的功能是维持和改变大脑皮层的兴奋性，使大脑维持觉醒状态（图 10-9）。

实验研究发现，电刺激脑干网状结构，可唤醒动物，因此将这一系统称为脑干网状结构上行激动系统（ascending activating system）。现在认为，该系统的作用主要是通过丘脑非特异性投射系统来完成的。当这一系统的上行冲动减少时，大脑皮层就由兴奋转入抑制状态，动物表现为安静或睡眠；这一系统受损伤可发生昏睡。脑干网状结构上行激动系统是一种多突触传递系统，易受药物影响。巴比妥类药物能阻断脑干网状结构上行激动系统的传递而产生催眠作用。

特异性、非特异性投射系统的区别见表 10-3。

表 10-3　特异性、非特异性投射系统比较

项　目	特异性投射系统	非特异性投射系统
传导途径	有专一传导途径	无专一传导途径
传入神经元	经较少(一般为三级)神经元接替	经多个神经元接替
投射部位	大脑皮层特定区域	大脑皮层广泛区域
投射特点	点对点联系	无点对点联系
生理功能	产生特定感觉,激发大脑皮层发出传出冲动	维持和改变大脑皮层兴奋性,使大脑维持觉醒

三、大脑皮层的感觉分析功能

大脑皮层是产生感觉的最高级中枢。来自身体不同部位和不同性质的感觉信息投射到大脑皮层的不同区域，通过大脑皮层对这些传入信息的分析与综合，产生不同的感觉。因此，大脑皮层有着不同的感觉功能定位，即大脑皮层存在不同的感觉功能代表区。

（一）体表感觉区

全身体表感觉在大脑皮层的投射区，主要位于中央后回，称第一体感区。

第一体感区投射有以下特征：①左右交叉，即躯体一侧传入冲动向对侧皮层投射，但头面部感觉投射是双侧性的；②空间排列倒置，即下肢的感觉区在皮层的顶部，上肢感觉区在中间，头面部感觉区在底部，但头面部的内部安排仍是正立的；③投射区的大小与感觉灵敏程度成正相关，如感觉灵敏度高的拇指、示指、唇的皮层代表区大，而感觉迟钝的背部皮层代表区小。第一体感区产生的感觉定位明确而且清晰（图 10-10）。

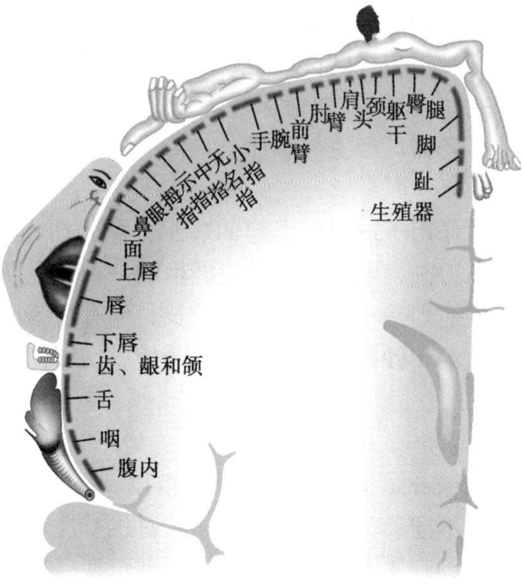

图 10-10　大脑皮层体表感觉区示意图

人脑在中央前回和岛叶之间还存在有第二体感区，其感觉传入纤维呈双侧性投射，分布为正立而不倒置，定位不如中央后回那么完善和具体。第二体感区能对感觉作较粗糙分析，还与痛觉有关。

（二）视觉区

视觉投射区在大脑半球内侧面枕叶距状裂的上下缘。左眼颞侧和右眼鼻侧视网膜的传入纤维投射到左侧枕叶皮层，而右眼颞侧和左眼鼻侧视网膜的传入纤维投射到右侧枕叶皮层。另外，视网膜的上半部传入纤维投射到距状裂的上缘，下半部传入纤维投射到它的下缘，视网膜中央的黄斑区投射到距状裂的后部。

（三）听觉区

听觉代表区位于颞叶的颞横回和颞上回，其投射是双侧性的。不同音频的感觉信号在听觉皮层的投射有一定的分野。

（四）其他感觉区

中央前回既是运动区，也是本体感觉的投射区。本体感觉是由来自肌肉、肌腱、关节、骨膜等处感受器的感觉信息所形成的，主要是感知身体的空间位置、姿势、运动状态和运动方向。

内脏感觉的投射区混杂于体表感觉区、运动辅助区和边缘系统等皮层部位，但投射区小且不集中。内脏感觉通常有性质模糊、定位不准确等特点。

嗅觉的皮层投射区位于边缘叶的前底部（包括梨状区皮层的前部、杏仁核的一部分）。味觉皮层投射区在中央后回头面部感觉区的下侧。

四、痛　觉

痛觉是人体受到伤害性刺激时产生的一种不愉快感觉，通常伴有情绪变化和防卫反应，对机体具有一定的保护意义。疼痛是许多疾病共有的症状，了解疼痛产生的原因和不同疾病的疼痛特征具有重要的临床意义。

（一）痛觉感受器

痛觉感受器是游离神经末梢，其分布十分广泛。痛觉感受器的特异性不高，各种伤害性刺激只要强度达到使组织受损的程度都可引起痛觉感受器的反应。一般来说，刺激引起组织损伤时，会产生一些致痛物质，如缓激肽、组胺、5-羟色胺、K^+、H^+、ATP 等。这些致痛物质作用于痛觉感受器，产生神经冲动，传入中枢，引起痛觉。

（二）皮肤痛觉

皮肤痛觉指伤害性刺激作用于皮肤所引起的痛觉。皮肤痛觉有快痛和慢痛两种类型。快痛通常是皮肤遭受针刺、刀割、电击等刺激时产生的一种尖锐而定位清楚的痛觉，在刺激后大约 0.1 秒内开始；慢痛则是一种延续时间较长、伴有情绪反应以及心血管和呼吸活动改变的烧灼痛，在刺激大约 1 秒甚至更长时段后开始。伤害性刺激作用于皮肤先引起快痛，随后产生慢痛。

（三）内脏痛与牵涉痛

1. 内脏痛　内脏痛（visceral pain）与皮肤痛相比，具有以下特点：①疼痛发起缓慢，持续时间较长；②定位不准确、定性不清楚；③对机械性牵拉、痉挛、缺血、炎症等刺激敏感，而对切割、烧灼等刺激不敏感；④常可出现牵涉痛。内脏痛是临床常见症状之一，可因各种原因引起，了解疼痛的部位、性质和时间等，对某些疾病的诊断有重要的参考价值。

2. 牵涉痛　某些内脏患病时，患者自觉疼痛部位在远离患病内脏的某一体表部位。这种因内脏疾患引起体表特定部位发生疼痛或痛觉过敏的现象称为牵涉痛（referred pain）。了解牵涉痛的部位（表10-4），对诊断某些内脏疾病具有重要的参考价值。

表10-4　常见内脏疾病牵涉痛的部位

患病器官	牵涉痛的部位
心脏	心前区、左上臂尺侧
胃、胰腺	左上腹、肩胛间
肝、胆囊	右肩胛
肾	腹股沟区
阑尾	上腹部、脐周

第三节　神经系统对躯体运动的调节

人类和动物的躯体运动是在神经系统调节下，由骨骼肌收缩和舒张完成的。神经系统对躯体运动的调节是复杂的反射活动，由大脑皮质、皮层下核团、小脑、脑干下行系统及脊髓共同配合完成的。

一、脊髓对躯体运动的调节

（一）屈肌反射与对侧伸肌反射

当肢体皮肤受到较弱伤害性刺激时，可反射性引起受刺激一侧肢体的屈肌收缩，肢体屈曲，这种反射称为屈肌反射（flexor reflex）。屈肌反射使肢体离开伤害性刺激，具有保护性意义。当肢体皮肤受到较强伤害性刺激时，在同侧肢体屈曲的同时，还会出现对侧肢体伸直的反射活动，此称为对侧伸肌反射（crossed extensor reflex）。对侧伸肌反射是一种姿势反射，一侧肢体屈曲时，对侧肢体伸直可以支持体重，防止歪倒，这对于保持身体平衡具有重要意义。

（二）牵张反射

当骨骼肌受到外力牵拉时，引起受牵拉肌肉收缩的反射性活动，称为牵张反射（stretch reflex）。

牵张反射有腱反射和肌紧张两种类型。

1. 腱反射　快速牵拉肌腱时发生的牵张反射称为腱反射（tendon reflex），又称为位相性牵张反射，它表现为被牵拉肌肉迅速而明显地缩短。以膝跳反射为例，当膝关节半屈曲时，叩击股四头肌肌腱，可使股四头肌因受牵拉而发生快速的反射性收缩。腱反射的反射时很短，约0.7毫秒，只够一次突触传递产生的时间延搁，是单突触反射。它的中枢常只涉及1～2个脊髓节段，反应的范围仅限于受牵拉的肌肉。正常情况下腱反射受上位脑的下行控制，临床上常采用检查腱反射的方法了解神经系统的某些功能状态，如腱反射亢进常提示上位脑受损；腱反射减弱，常提示该反射弧的某个部分有损伤。

2. 肌紧张　缓慢而持续地牵拉肌腱所引起的牵张反射称为肌紧张（muscle tonus），

又称为紧张性牵张反射，它表现为受牵拉的肌肉轻度而持续地收缩，使肌肉维持一定的张力。肌紧张是由肌肉中的肌纤维轮流收缩产生的，所以不易发生疲劳，产生的收缩力量也不大，不会引起躯体明显的位移。肌紧张的反射弧与腱反射相似，但它的中枢为多突触接替，属于多突触反射。肌紧张是维持躯体姿势的最基本的反射活动，也是其他姿势反射的基础。肌紧张反射弧的任何部分受到破坏，即可出现肌张力的减弱或消失，表现为肌肉松弛，身体的正常姿势则无法维持。

（三）脊休克

当脊髓与高位中枢突然离断后，断面以下的脊髓会暂时丧失反射活动能力而进入无反应的状态，这种现象称为脊休克（spinal shock）。其主要表现为：躯体运动和内脏反射活动消失、骨骼肌紧张性下降、外周血管扩张、血压下降、出汗被抑制、粪尿潴留等。脊休克是暂时的，之后一些以脊髓为反射中枢的反射活动可逐渐恢复，恢复的速度与动物的种类及脊髓反射对高位中枢的依赖程度有关。低等动物如蛙在脊髓离断后数分钟内即恢复，犬需数天，而人类恢复最慢，需数周至数月。反射恢复的过程中，首先恢复的是一些比较简单、原始的屈反射和腱反射，而后才是较复杂的对侧伸肌反射及一定程度的排尿、排便等内脏反射活动。脊休克的产生，并不是由脊髓切断的损伤刺激引起的，而是由于离断面以下的脊髓突然失去高位中枢的调控进入了无反应状态。这说明脊髓能完成某些简单的反射活动，但正常情况下，脊髓的功能是在高级中枢调控下进行的。

二、脑干对肌紧张的调节

脑干对肌紧张有重要调节作用。用电刺激动物脑干网状结构发现两个区，即加强肌紧张的易化区和抑制肌紧张的抑制区。

（一）脑干网状结构易化区

脑干网状结构易化区的范围较广，包括延髓网状结构的背外侧部分、脑桥的被盖、中脑的中央灰质及被盖。下丘脑和丘脑中线核群对肌紧张也有易化作用，因此也包含在易化区的概念之内（图 10-11）。此外，延髓的前庭核、小脑前叶两侧部也协同易化区参与对肌紧张的易化作用。

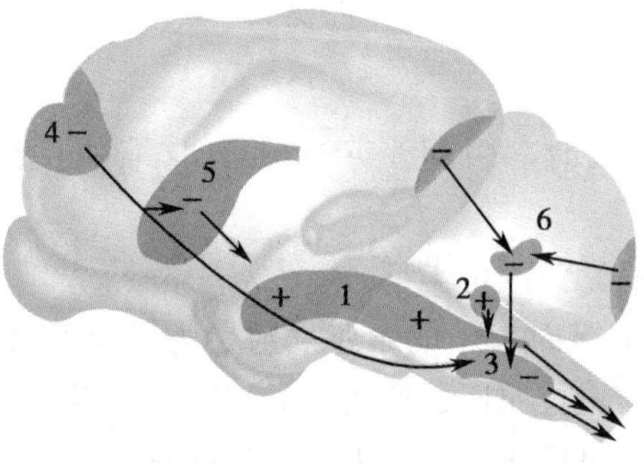

图 10-11 猫脑干网状结构下行抑制和易化系统示意图

＋表示易化区；－表示抑制区

1. 网状结构易化区；2. 延髓前庭核；3. 网状结构抑制区；
4. 大脑皮质；5. 尾状核；6. 小脑

动物实验发现，脑干网状结构易化区有自发放电现象，这种现象与进入脑干网状结构的感觉信息有关。

（二）脑干网状结构抑制区

脑干网状结构抑制区位于延髓网状结构的腹内侧部，面积较小（图 10-11）。大脑皮层运动区、纹状体、小脑前叶蚓部等处抑制肌紧张的作用是通过加强脑干网状结构抑制区的活动来实现的。实验证明，脑干网状结构抑制区没有自发放电现象，其正常活动依赖于与大脑皮层运动区、纹状体等区域的联系。

（三）去大脑强直

在动物中脑的上、下丘之间切断脑干后，动物立即出现四肢伸直、脊柱后挺、头尾昂起，呈角弓反张状态，这种现象称为去大脑强直（decerebrate rigidity）（图 10-12）。去大脑强直产生的原因是脑干网状结构抑制区失去了与大脑皮层运动区和纹状体的联系，其活动减弱，而网状结构易化区的活动相对增强，造成牵张反射过度增强。当人类患某些脑部疾病如脑干损伤时，也可以出现头后仰、上下肢僵硬伸直等类似动物去大脑强直的表现。

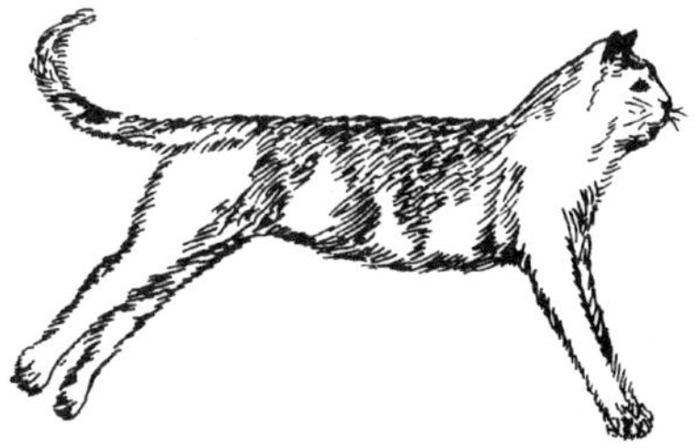

图 10-12 猫去大脑强直的表现

三、小脑对躯体运动的调节

依据与小脑联系的传入和传出纤维情况，将小脑分为前庭小脑、脊髓小脑和皮层小脑三个主要的功能部分，它们对躯体运动的调节作用各有其特点。

（一）前庭小脑

维持身体平衡及参与眼球运动是前庭小脑的功能。前庭小脑又称古小脑，主要指绒球小结叶。多接受前庭器官的传入，传出纤维均在前庭核换元，再经前庭脊髓束到达脊髓前角内侧部分的运动神经元调节身体平衡；前庭小脑也接受来自外侧膝状体、上丘和视皮层等处的视觉传入，并通过对眼外肌的调节控制眼球运动，从而协调头部运动时眼的凝视运动。

若前庭小脑受损或肿瘤压迫第四脑室，患者出现平衡失调、步态困难，表现为站立不稳，头和躯干摇晃不定，步态蹒跚，没有支撑不能行走等症状，但肌肉运动的协调性良好。

绒球小结叶调节身体平衡的反射途径为：前庭器官→前庭神经核→前庭小脑→前庭神经核→脊髓运动神经元→肌肉。

（二）脊髓小脑

脊髓小脑的功能是调节肌紧张及协调随意运动。脊髓小脑又称旧小脑，包括小脑前叶和后叶的中间带。其对肌紧张的调节具有易化和抑制双重作用。小脑前叶蚓部和两侧部，分别通过脑干网状结构抑制区和易化区的活动，实现抑制肌紧张和加强肌紧张的作用。在进化的过程中，前叶对肌紧张易化作用占优势。脊髓小脑后叶中间带对肌紧张也有易化作用。脊髓小脑受损后出现肌紧张减弱，肌无力等症状。

（三）皮层小脑

参与随意运动的设计和程序的编制是皮层小脑的功能。皮层小脑又称新小脑，主要是指小脑半球的外侧部。皮层小脑只接受大脑皮层广大区域传来的信息，不接受外周感觉的传入信息，它与大脑皮层运动区、联络区、基底神经节之间存在着联合活动，并共同参与了运动计划的形成和运动程序的编制过程。如在开始学习某种精巧运动的阶段，大脑皮层所发动的随意运动是不协调的，这是由于小脑还没有发挥其调节作用的缘故。在学习过程中，大脑皮层和小脑之间不断进行联合活动，同时小脑又不断接受感觉传入冲动的信息，逐步纠正运动过程中所发生的偏差，使运动逐渐协调起来。当精巧运动逐步熟练完善后，皮层小脑就贮存了一整套程序。当大脑皮层再次发动精巧运动时，首先通过下行通路从皮层小脑中提取贮存的程序，并将程序回输大脑皮层运动区，再通过皮质脊髓束和皮质脑干束发动运动，这时发动的运动可以是快速、协调、精巧。小脑半球损伤的患者不能完成弹钢琴、打字一类精巧活动。

临床上，小脑损伤的患者，随意运动的力量、方向及准确度将发生变化，动作不是过度就是不及，行走摇晃，步态蹒跚，这种动作性协调障碍，称为小脑性共济失调。小脑损伤时还可出现肌肉意向性震颤、肌张力减退和肌无力等症状。

四、基底神经节对躯体运动的调节

基底神经节（basal ganglia）是指大脑基底部的一些核团，包括尾（状）核、壳核、苍白球、丘脑底核以及中脑的黑质和红核。尾核、壳核和苍白球合称纹状体，其中苍白球是较古老的部分，称为旧纹状体；尾核和壳核进化较新，称为新纹状体。基底神经节各部分之间有广泛的神经纤维联系，其中苍白球是纤维联系的中心。

基底神经节有重要的运动调节功能。它与随意运动的稳定、肌紧张的调节、本体感受传入信息的处理等都有关系。另外，基底神经节可能还参与运动的设计和程序的编制。

基底神经节损伤的临床表现可分为两大类：一类是运动过少而肌紧张增强，例如帕金森病（Parkinson disease），又称震颤麻痹；另一类是运动过多而肌紧张降低，例如舞蹈病（chorea）。研究资料表明，中脑黑质是多巴胺能神经元存在的主要部位，纹状体内则有胆碱能神经元和γ-氨基丁酸能神经元，它们之间有着密切的功能联系，并构成环路。

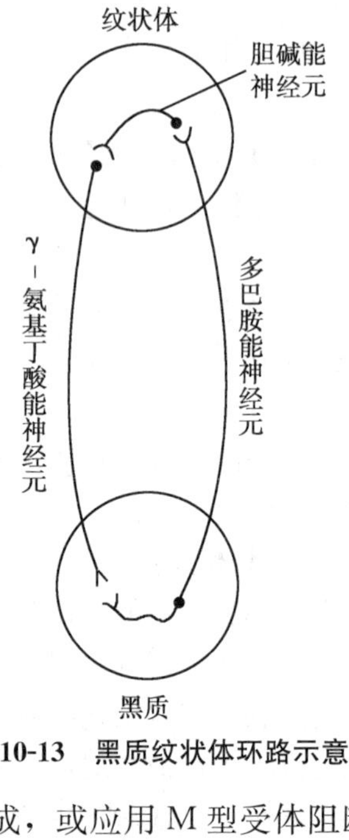

图 10-13 黑质纹状体环路示意图

帕金森病的主要症状是：全身肌紧张增高，肌肉强直，随意运动减少，动作缓慢，面部表情呆板，常出现静止性震颤，多见于手部。关于帕金森病产生的机制，目前认为，与患者中脑黑质发生病变有关。由黑质上行抵达新纹状体的多巴胺递质系统的功能，在于抑制新纹状体乙酰胆碱递质系统的活动（图 10-13）。由于黑质病变，其多巴胺递质系统的功能受损，不能正常抑制新纹状体内乙酰胆碱递质系统的活动，导致乙酰胆碱递质系统的功能亢进，出现一系列帕金森病的症状。使用左旋多巴以增加多巴胺的合成，或应用 M 型受体阻断剂阿托品和东莨菪碱等阻断胆碱能神经元的作用，均对帕金森病有治疗作用。

知识链接

帕金森病

1817 年，英国学者 James Parkinson 首先描述了帕金森病（PD）。临床上以静止性震颤、肌强直、运动减少和姿势障碍为特征，是中老年人的常见病。目前估计我国老年 PD 患者已超过 130 万。其主要病因有：①进展性老化因素：正常人随着年龄增长黑质中多巴胺能神经元不断有变性、丢失，当多巴胺能神经元丢失 80%以上，出现 PD 症状。②遗传因素：有人认为 PD 与常染色体显性遗传、多基因遗传、线粒体 DNA 突变有关。③环境因素：如工业污染等。

五、大脑皮层对躯体运动的调节

大脑皮层是调节躯体运动的最高级中枢，其信息经下行通路最后抵达位于脊髓前角和脑干的运动神经元控制躯体运动。

（一）大脑皮层运动区

人类的大脑皮层运动区主要在中央前回。它对躯体运动的控制具有下列特征：①交叉支配：即一侧皮层运动区支配对侧躯体的骨骼肌，但头面部肌肉的支配多数是双侧的。②倒置排列，功能定位精细：即运动区的不同部位管理躯体不同部位的肌肉活动，其总的安排与体表感觉区相似，为倒置的人体投影分布，但头面部代表区的内部安排仍正立分布。③运动代表区的大小与运动的精细程度正相关：运动愈精细、愈复杂的部位，在皮层运动区内所占的范围愈大。如手和五指所占的代表区几乎与整个下肢所占的代表区大小相等（图 10-14）。

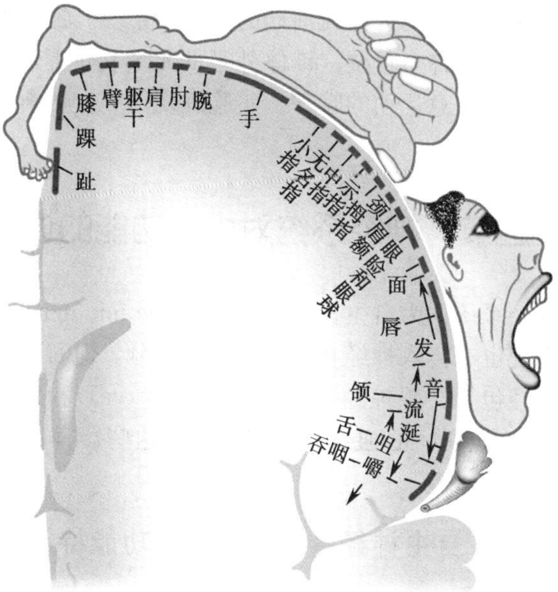

图 10-14　大脑皮层的运动区示意图

除中央前回以外，大脑皮层还有许多区域参与躯体运动的调节，如大脑半球内侧面的运动辅助区等。

（二）皮层运动信号下行系统

大脑皮质通过两条下行路径管理躯体运动，即锥体系与锥体外系（图 10-15）。

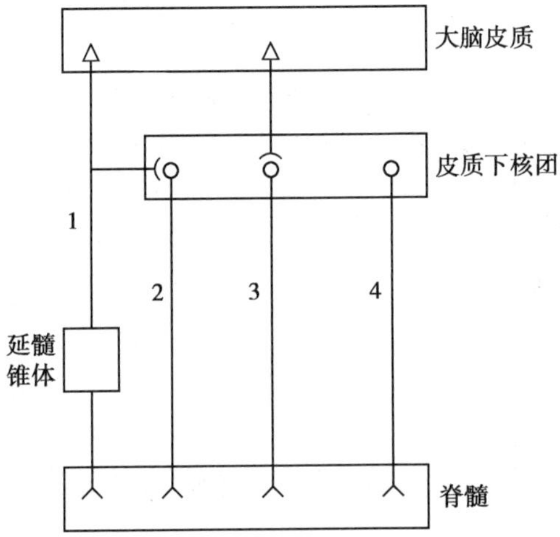

图 10-15 锥体系和锥体外系示意图

1. 锥体系；2. 旁锥体系；3. 皮质起源的锥体外系；4. 锥体外系

1. 锥体系 由皮层神经元发出并经延髓锥体抵达对侧脊髓前角的皮层脊髓束和抵达脑神经运动核的皮层脑干束称为锥体系。锥体系的生理功能主要是发动随意运动。去除哺乳类动物的大脑皮层或损伤锥体皮质脊髓束，可使动物随意运动丧失，出现肌肉运动瘫痪。

2. 锥体外系 锥体系以外的影响和控制躯体运动的一切传导路径称为锥体外系。包括皮层起源的锥体外系和旁锥体系。皮层起源的锥体外系是指由大脑皮层下行，通过皮层下核团（基底神经节、红核等）接替，最后经网状脊髓束、顶盖脊髓束、红核脊髓束及前庭脊髓束下达脊髓，控制脊髓运动神经元活动的锥体外系统。锥体外系的皮层起源比较广泛，并与锥体系的皮质起源有许多重叠。锥体外系的主要功能是调节肌紧张（抑制作用）和协调肌群运动，也参与对随意运动的管理。实验发现，完全切断延髓锥体的动物，随意运动并不完全消失。

第四节 神经系统对内脏功能的调节

调节内脏功能的神经系统称为自主神经系统（autonomic nervous system），也称内脏神经系统。自主神经系统也有传入神经和传出神经两部分，但习惯上仅指支配内脏活动的传出神经部分。自主神经包括交感神经（sympathetic nerve）和副交感神经（parasympathetic nerve），它们分布在内脏、心血管和腺体并调节这些器官的功能。整体情况下，自主神经也受中枢神经的控制。

一、自主神经系统的结构和功能特点

（一）自主神经系统的结构特征

交感神经起源于脊髓的胸腰段（$T_1 \sim L_3$）灰质侧角的中间外侧柱。副交感神经起源比较分散，一部分起自脑干的脑神经副交感核，另一部分起自骶段脊髓（$S_2 \sim S_4$）灰质相当于侧角的部位（图 10-16）。

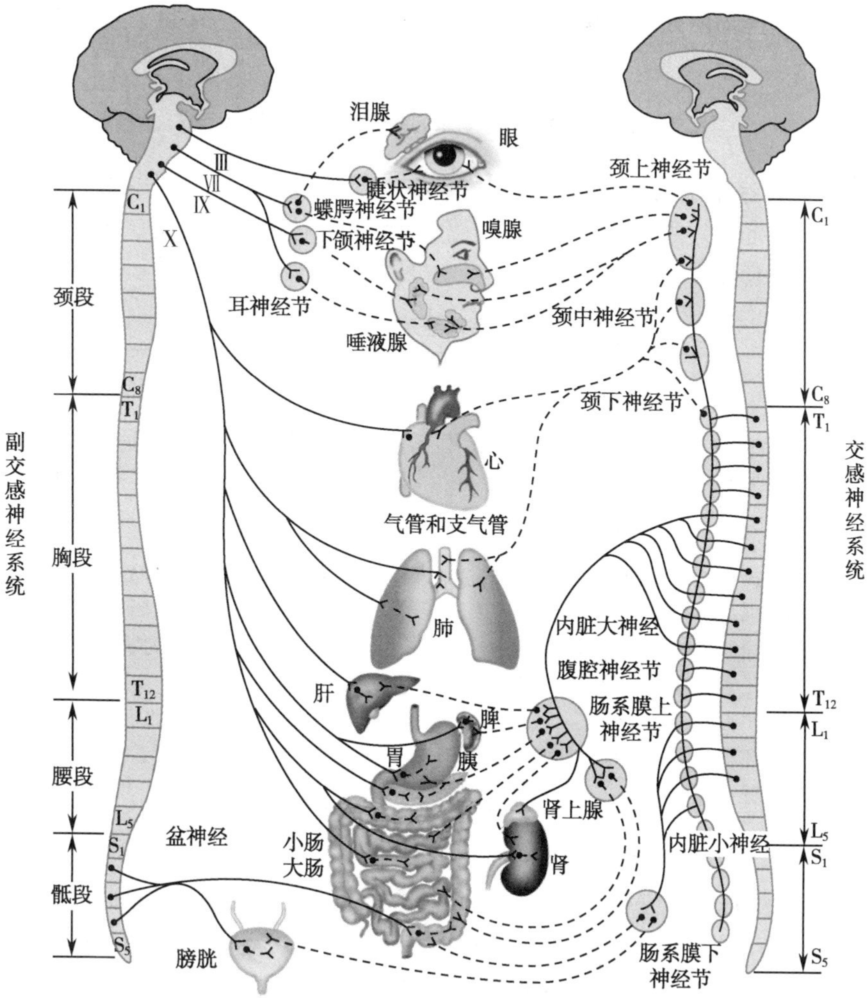

图 10-16　自主神经系统分布示意图

实线代表节前纤维；虚线代表节后纤维

交感和副交感神经由中枢发出后，在到达效应器之前，均需进入外周神经节内换元，故有节前纤维和节后纤维之分。由于交感神经节远离效应器，副交感神经节则离效应器较近或就在效应器壁内，故交感神经的节前纤维短，节后纤维长；副交感神经的节前纤维长，节后纤维短。

（二）自主神经系统的功能特征

1. 双重神经支配　人体多数内脏器官接受交感和副交感神经双重支配，但肾上腺髓质、汗腺、竖毛肌、皮肤和骨骼肌血管只受交感神经支配。

2. 功能相互拮抗　交感神经和副交感神经对同一器官的作用往往是相互拮抗的，例如，迷走神经有抑制心脏活动的作用，而交感神经则有兴奋心脏活动作用。正是这种拮抗作用，能从正反两方面调节内脏器官的活动，使之与机体当时所处的环境相适应。

3. 紧张性作用　自主神经持续发放低频率神经冲动，使效应器经常维持一定的活动状态，称为紧张性作用。各种功能调节都是在紧张性活动的基础上进行的。交感神经和副交感神经都有紧张性。动物实验中发现，切断心交感神经，交感紧张性作用消失，兴奋心脏的传出冲动减少，心率便减慢；反之，切断心迷走神经，心率便加快。

4. 作用与效应器所处功能状态有关　例如交感神经兴奋使有孕子宫收缩，无孕子宫舒张。

二、自主神经的主要功能及其生理意义

(一) 自主神经系统的主要功能

自主神经系统的主要功能是调节心肌、平滑肌和腺体的活动。交感神经和副交感神经的主要功能见表 10-5。

表 10-5　自主神经系统的主要功能

器　官	交感神经	副交感神经
循环系统	心跳加快加强，皮肤、腹腔内脏血管收缩，肌肉血管可收缩（肾上腺素能）或舒张（胆碱能）	心跳减慢，心房肌收缩力减弱，部分血管（如软脑膜动脉和外生殖器的血管等）舒张
呼吸系统	支气管平滑肌舒张	支气管平滑肌收缩
消化系统	分泌黏稠唾液，抑制胃肠和胆囊的收缩活动，促进括约肌收缩	分泌稀薄唾液，促进胃液、胰液分泌，促进胃肠运动和胆囊收缩，使括约肌舒张
泌尿系统	使逼尿肌舒张，括约肌收缩	使逼尿肌收缩，括约肌舒张
生殖系统	有孕子宫收缩，无孕子宫舒张	
眼	瞳孔扩大，睫状肌舒张	瞳孔缩小，睫状肌收缩
皮肤	促进汗腺分泌，使竖毛肌收缩	
代谢	促进肾上腺髓质分泌和肝糖原分解	促进胰岛素分泌

(二) 自主神经系统的生理意义

交感神经系统是一个应急系统，在环境急骤变化或机体遭到严重威胁时，如缺氧、剧痛、寒冷、失血或紧张等情况下，交感活动增强，心率加快，血压升高，血糖增高，以动员机体的潜在力量适应环境剧变。副交感神经系统的主要功能在于保护机体，休整恢复，促进消化吸收，蓄积能量，加强排泄和生殖功能等。

三、自主神经的递质和受体

自主神经对内脏器官的作用是通过神经末梢释放神经递质而实现的，其释放的递质属于外周神经递质，主要为乙酰胆碱和去甲肾上腺素。递质要发挥生理效应，必须和相应的受体结合。有些药物能与递质竞争受体，使受体不能与递质结合，从而阻断其生理效应，这种药物称为受体阻断剂。

(一) 自主神经的递质

1. 乙酰胆碱　自主神经中的胆碱能纤维包括全部交感和副交感神经的节前纤维、大多数副交感神经节后纤维（除少数释放肽类物质的纤维外）、少数交感节后纤维，如支配汗腺的交感节后纤维和支配骨骼肌血管的交感舒血管纤维。

2. 去甲肾上腺素　大部分交感节后纤维，即除上述少数交感神经胆碱能节后纤维外，都属于肾上腺素能纤维。

除上述两类主要的外周神经递质外，在胃肠道的自主神经系统中已发现多种嘌呤类和肽类递质。

（二）自主神经的受体

1. 胆碱能受体　能与乙酰胆碱结合而产生特定生物效应的受体称胆碱能受体（cholinergic receptor），按其分布和效应的不同又可分为以下两种类型：

（1）毒蕈碱受体（muscarinic receptor）：指能与毒蕈碱结合产生生理效应的胆碱能受体，又称M受体，主要分布于副交感神经节后纤维和交感神经胆碱能节后纤维所支配的效应器细胞膜上。乙酰胆碱与M受体结合后产生M样作用（表10-6）。阿托品是M受体阻断剂，能阻断M样作用，所以临床常用这类药物解除因胃肠道平滑肌痉挛所引起的腹痛。应用阿托品还可出现唾液分泌减少而觉口干，汗腺分泌抑制，心率加快等。

表10-6　胆碱能受体、肾上腺素能受体的分布及作用

效应器官		胆碱能受体		肾上腺素能受体	
		受体类型	作　用	受体类型	作　用
心脏	窦房结	M	心率减慢	β_1	心率加快
	传导系统	M	传导减慢	β_1	传导加快
	心肌	M	收缩力减弱	β_1	收缩力加强
血管	冠状血管	M	舒张	α_1	收缩
				β_2	舒张（主要）
	皮肤黏膜血管			α_1	收缩
	骨骼肌血管	M	舒张	α_1	收缩
				β_2	舒张（主要）
	脑血管	M	舒张	α_1	收缩
	腹腔内脏血管			α_1	收缩（主要）
				β_2	舒张
呼吸器官	支气管平滑肌	M	收缩	β_2	舒张
	支气管腺体分泌	M	促进分泌		
消化器官	胃平滑肌	M	收缩	β_2	舒张
	小肠平滑肌	M	收缩	α	舒张
	括约肌	M	舒张	α	收缩
	胃腺	M	促进分泌	α	抑制分泌
	唾液腺	M	促进分泌	α	分泌
泌尿生殖器官	膀胱逼尿肌	M	收缩	β_2	舒张
	内括约肌	M	舒张	α	收缩
	妊娠子宫平滑肌	M	收缩	α_1	收缩
	未孕子宫平滑肌	M	舒张	β_2	舒张
皮肤	竖毛肌			α	收缩
	汗腺	M	促进分泌		
眼	瞳孔开大肌			α	收缩（瞳孔开大）
	瞳孔括约肌	M	收缩（瞳孔缩小）		
代谢	胰岛	M	促进分泌	α	抑制分泌
	脂肪分解代谢			β_1	增加
	糖酵解代谢			β_2	增加
其他	自主神经节	N_1	兴奋		
	肾上腺髓质	N_1	促进分泌		
	骨骼肌	N_2	收缩		

（2）烟碱受体（nicotinic receptor）：指能与烟碱结合产生生理效应的胆碱能受体，又称N受体。存在于自主神经节细胞膜上的烟碱受体为N_1受体。乙酰胆碱与N_1受体结合，使节后神经元兴奋。此外，烟碱受体还包括骨骼肌终板膜上的N_2受体，乙酰胆碱与N_2受体结合，可引起骨骼肌兴奋。但N_2受体不属于自主神经的受体。六烃季胺是N_1受体的阻断剂，十烃季胺是N_2受体的阻断剂，筒箭毒是N_2和N_1受体的阻断剂。箭毒类药物可作为肌肉松弛剂来应用。

2. 肾上腺素能受体 能与肾上腺素和去甲肾上腺素相结合的受体称肾上腺素能受体（adrenergic receptor）。肾上腺素受体分布在肾上腺素能纤维支配的效应器细胞膜上，分为α肾上腺素能受体（α受体）和β肾上腺素能受体（β受体）两种。

（1）α受体：α受体又分为α_1和α_2两个亚型；去甲肾上腺素与α受体结合后，以兴奋效应为主，但也有例外，如小肠平滑肌却表现为抑制。酚妥拉明为α受体阻断剂，对α_1和α_2受体均有阻断作用；哌唑嗪可选择性阻断α_1受体，而育亨宾能选择性阻断α_2受体。

（2）β受体：β受体又分为β_1和β_2两个亚型。去甲肾上腺素与β受体结合后，以抑制效应为主，但也有例外，如使心脏兴奋，活动加快、加强。普萘洛尔是β受体的阻断剂，对β_1、β_2两种受体都有阻断作用；阿替洛尔能阻断β_1受体；丁氧胺则主要阻断β_2受体。胆碱能受体、肾上腺素能受体的分布与效应见表10-6。

四、内脏活动的中枢调节

（一）脊髓

脊髓内有血管运动、排尿、排便、发汗和勃起反射等初级中枢，调节这些内脏活动的交感神经及部分副交感神经的节前神经元位于脊髓胸、腰、骶段。临床上观察到，脊休克恢复期，患者的上述内脏反射可以逐渐恢复，说明脊髓对内脏活动具有一定的调节能力，但由于失去了高位脑中枢的控制，这些反射远不能适应正常生理需要。

（二）脑干

脑干中存在有许多重要的内脏活动中枢。延髓有心血管运动、呼吸运动、胃肠运动、消化腺分泌等反射的基本中枢。如延髓被压迫或受损，可迅速引起呼吸、心跳等生命活动停止，造成死亡，因此，延髓又有生命中枢之称。此外，脑桥有呼吸调整中枢和角膜反射中枢，中脑有瞳孔对光反射中枢等。

（三）下丘脑

下丘脑有许多调节内脏活动的神经核团，下丘脑是调节内脏活动的较高级中枢。

1. 对摄食行为的调节 动物实验证实，下丘脑有摄食中枢和饱中枢。一般情况下，摄食中枢与饱中枢之间有交互抑制作用。如毁坏摄食中枢，动物拒绝摄食；用电流刺激此区时，动物食量大增。如毁坏饱中枢，则动物食量增大，逐渐肥胖；刺激此区，动物将停止摄食。

2. 对水平衡的调节 人体对水平衡的调节包括饮水与排水两个方面。实验证明，下丘脑控制饮水的区域在外侧区，摄食中枢附近。破坏此区，动物除拒食外，饮水量也明显减少。另外，下丘脑存在着渗透压感受器，通过影响抗利尿激素的分泌来调节排水量。

3. 对体温的调节 视前区-下丘脑前部存在着体温调节的基本中枢，可感受温度变化，调节机体的产热与散热，维持体温的相对恒定（见第七章）。

4. 对腺垂体及其他内分泌功能的调节　下丘脑有些神经元，可合成多种调节腺垂体功能的肽类物质，对人体的内分泌功能有十分重要的调节作用（见第十一章）。

5. 对情绪反应的影响　人们的喜、怒、哀、乐等情绪实际上是由于事件、情景或观念所引起的心理反应，并伴有一系列生理变化，包括内脏功能和躯体运动变化，称为情绪反应。下丘脑对于情绪反应有重要的调节作用。如在间脑以上水平切除猫的大脑，只保留下丘脑以下结构完整，将会引起类似于人类发怒时的一系列反应，称为“假怒”。若损伤整个下丘脑则“假怒”就不再出现。临床上，人类的下丘脑疾病，也常出现一些不正常的情绪反应。

6. 对生物节律的控制　生物体内的功能活动按一定时间顺序呈现周期性变化称为生物节律，根据周期的长短可划分为日节律、月节律、年节律等，其中日节律表现尤为突出。一些重要的生理功能多呈现昼夜的周期性波动，称为日节律，例如动脉血压、体温、血细胞数、某些激素的分泌等。据研究，日节律的控制中心可能在下丘脑的视交叉上核。

（四）大脑皮层

近年来，随着医学模式由生物医学模式向生物-心理-社会医学模式的转变，人们愈来愈重视社会心理因素对人体功能的影响。研究表明，社会心理因素的刺激主要通过神经系统、内分泌系统和免疫系统来影响各器官的功能，其中神经系统起主导作用。大脑皮层是社会心理因素影响人体健康的门户，大脑皮层对内脏活动的调节主要是通过新皮层和边缘系统来实现的。

1. 新皮层　新皮层是指进化较新、分化程度最高的大脑半球的外侧面。电刺激动物的新皮层，除能引起躯体运动外，也能引起内脏活动如血压、呼吸、胃肠运动的变化。切除大脑新皮层，除有关感觉、躯体运动丧失外，很多内脏功能也发生异常，说明大脑新皮层既是感觉和躯体运动的最高级中枢，也是调节内脏功能的高级中枢。

2. 边缘系统　边缘系统包括边缘叶以及与其有密切关系的皮层和皮层下结构。边缘叶是指大脑半球内侧面皮层下围绕在脑干顶端周围的一些结构，如海马、海马回、扣带回、胼胝体回等。边缘系统是调节内脏活动的重要中枢，参与对血压、心率、呼吸、胃肠、瞳孔、竖毛、体温、汗腺、排尿、排便等活动的调节，故有人称其为内脏脑。此外，边缘系统还与情绪、食欲、生殖、防御、学习和记忆等活动有密切关系。

第五节　脑的高级功能与脑电活动

一、脑的高级功能

人类的大脑皮层高度发达，它除了在产生感觉、调节躯体运动和内脏活动中发挥重要作用以外，还涉及许多更为复杂的功能，如学习、记忆、思维、语言等，这些功能统称为脑的高级功能。它们与条件反射有着密切的联系。

（一）条件反射

条件反射是机体在后天生活过程中，在非条件反射的基础上，于一定条件下建立起来的一类反射。

1. 条件反射的形成　条件反射的形成实验是巴甫洛夫首创的。在实验中，给狗喂食会引起唾液分泌，这是非条件反射，食物是非条件刺激。在平时，灯光不会使狗分泌唾液，因为灯光与唾液分泌无关，故称为无关刺激。如果喂食前先出现灯光，然后再给食物，经多次重复后，当灯光出现，即使不给狗食物，狗也会分泌唾液，这样就建立了条件反射。在这种情况下，灯光不再是无关刺激，它成为进食的信号，即变成了条件刺激。由条件刺激引起的反射称为条件反射（conditioned reflex)。在日常生活中，任何无关刺激只要多次与非条件刺激结合，都可能转变成条件刺激而引起条件反射。如铃声、食物的形状、颜色、气味、进食的环境、喂食的人等，若经常与食物伴随出现，都可成为条件刺激而引起唾液分泌。由此可见，条件反射形成的基本条件，是无关刺激与非条件刺激在时间上的结合，这个结合过程称为强化。

2. 人类条件反射的特点 人和动物都能够建立条件反射，但人类由于从事社会性的生活与生产实践，促进了大脑皮层的高度发展，产生了语言和思维功能。因此，人类能够以语言甚至心理活动建立条件反射。

条件反射是由刺激信号引起的。信号分为两类：第一信号，即现实的具体信号（如灯光、铃声、食物的形状、气味等）；第二信号，即抽象信号（如语言和文字）。巴甫洛夫认为，能对第一信号发生反应的大脑皮层功能系统，称为第一信号系统（first signal system)，是人类和动物所共有的；能对第二信号发生反应的大脑皮层功能系统，称为第二信号系统（second signal system)，这是人类所特有的，也是人类区别于动物的主要特征。

第二信号系统是在第一信号系统活动的基础上建立的，是个体在后天发育过程中逐渐形成的。人类有了第二信号系统，就能借助于语言和文字来表达思维，并通过抽象思维进行推理，极大地提高了认识世界和改造世界的能力。从医学角度来看，第二信号系统对人体心理和生理活动都能产生重要影响，作为护理工作者，不仅要注意自然环境因素对患者的影响，还应注意语言、文字对患者的作用。临床实践表明，语言运用恰当，对患者的生理、心理活动有着积极的影响，利于增强和调动机体的抗病能力，促进康复；不良的语言，对患者的生理、心理活动起着消极的作用，不仅影响患者的康复，而且可能成为致病的因素，甚至可使病情恶化，给患者带来不良后果。

（二）学习与记忆

学习与记忆是两个有着密切联系的神经活动过程。学习是指人或动物接受外界信息获得新的行为习惯（即经验）的神经活动过程。记忆则是将学习中获得的信息在脑内贮存和“读出”的神经活动过程。

1. 学习的分类 学习的分类方法有多种，按学习的形式通常分为非联想型学习和联想型学习两大类。

（1）非联想型学习：非联想型学习（non associative learning）不需要在刺激和反应之间形成某种明确的联系，属于简单学习行为，包括习惯化和敏感化。习惯化是指一种不产生伤害性效应的刺激，反复地出现，机体对该刺激的反射效应逐渐减弱以至消退的过程，例如，人们对运转的机器发出噪音的适应过程，其意义在于使机体去除那些无意义信息的应答。敏感化是指机体在受到强的伤害性刺激之后，对弱刺激的反应也会明显增强。

（2）联想型学习：联想型学习（associational learning）指两个事件在时间上很靠近地重复发生，最后在脑内逐渐形成联系，如上述的条件反射的建立过程就属于这种类型的学习。

2. 记忆的过程 人类的记忆过程可以分为感觉性记忆、第一级记忆、第二级记忆和第三级记忆四个阶段（图 10-17）。其中前两个阶段属于短时性记忆，后两个阶段属于长时性记忆。①感觉性记忆：又称瞬时记忆，是指通过感觉获得的信息在脑的感觉区内贮存的阶段，信息在此阶段贮存的时间不超过 1 秒钟，如没有经过注意和处理，很快就会消失。②第一级记忆：指对信息只作几秒到几分钟的记忆，其特点是瞬时有效性。如在连续拨打几个生疏电话号码时，当查看、拨打某一电话号码后，可在短时内记住它，而接着查看、拨打另一电话号码后，原来电话号码就忘记了，即所记忆的信息大多只有即时应用的意义。③第二级记忆：通过反复学习运用，信息在第一级记忆循环，可转入第二级记忆中。第二级记忆持续时间较长，可记忆数分钟至数年。④第三级记忆：是一种深深刻在脑中的记忆，记忆可持续终生。如对自己的名字、每天操作的手艺的记忆等。

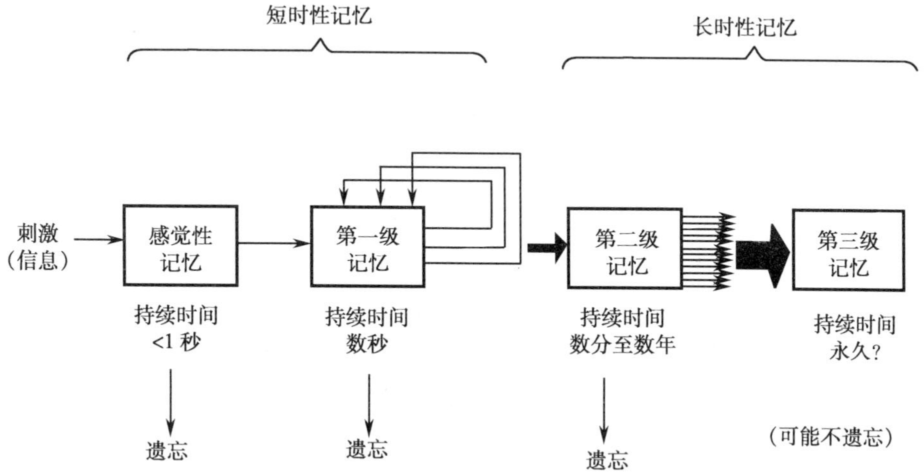

图 10-17　人类脑记忆过程示意图

有关学习和记忆的机制尚未研究清楚，海马环路结构可能与近期记忆功能有关；突触前末梢递质释放量的增减可能与敏感化和习惯化的发生有关；神经元之间的环路联系可能是第一级记忆的基础；长时性记忆可能与新的突触联系的建立及脑内蛋白质合成有关。

3. 遗忘　遗忘（loss of memory）是伴随着学习和记忆的一种正常生理现象。进入人脑的信息只有很少部分能被较长期地记忆，不能进入记忆的信息也就被遗忘。遗忘并不意味着记忆痕迹的完全消失，因为复习已遗忘的知识总比学习新的知识容易。正常的生理性遗忘具有适应性保护作用，有利于脑内贮存更有用的信息。

临床医学所指遗忘症（amnesia）是由于疾病所致的记忆功能障碍，包括顺行性遗忘症和逆行性遗忘症。顺行性遗忘症指不能保留新近获得的信息，即对近事遗忘而不影响远时性记忆。它常见于慢性乙醇中毒患者，其机制可能是由于信息不能从第一级记忆转入第二级记忆，与海马及其环路的功能障碍有关。逆行性遗忘症指脑功能发生障碍前一段时期内的记忆均已丧失。它常见于车祸造成的脑震荡患者，不能记起发生车祸前一段时间内的事情，但对自己的名字仍能记得，发生的机制是第二级记忆发生了障碍，而第三级记忆不受影响。

（三）大脑皮层的语言功能

1. 大脑皮层语言中枢的分区　人类大脑皮层某些区域的损伤可引起具有不同特点的语言功能障碍，可见，人类大脑皮层的语言功能具有一定的分区。颞上回后部称语言感觉区。如果损伤，患者能讲话、书写、看懂文字，也能听见别人的发音，但听不懂别人讲话的含义，称感觉性失语症（sensory aphasia）。中央前回底部前方称语言运动区，此区受损的患者能看懂文字，也能听懂别人的讲话，与发音有关的肌肉并不麻痹，但不会讲话，此即运动性失语症（motor aphasia），该现象首先由布罗卡（Broca）发现，故该区被称为布罗卡皮层区（图 10-18）。角回称语言阅读区，如果损伤，患者视觉正常，能看见文字，但看不懂文字的含义，引起失读症（alexia）。额中回后部接近中央前回手部代表区的部位称语言书写区，此区受损的患者能听懂别人的讲话和看懂文字，也会说话，手的功能也正常，但却丧失了书写的功能，出现失写症（agraphia）。可见，语言功能与大脑皮层一定区域的活动有关，人体语言的功能完整有赖于大脑皮层各区域活动的密切联系。

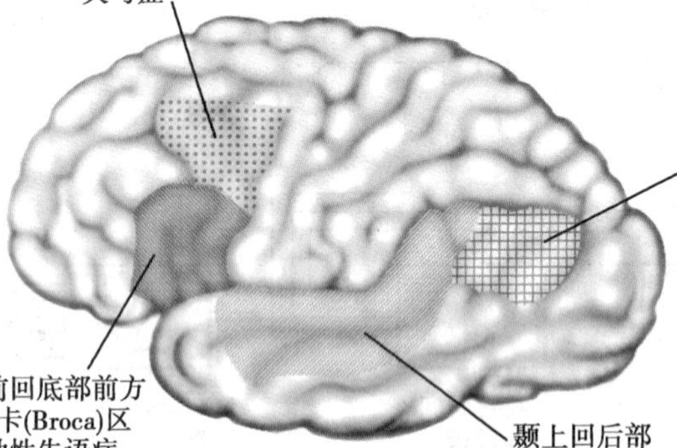

图 10-18 大脑皮层与语言功能有关的主要区域

2. 大脑皮层语言功能的一侧优势 语言中枢主要集中于一侧大脑半球，此称为语言中枢的优势半球（dominant hemisphere）。临床实践证明，习惯用右手的人（右利者），其优势半球在左侧，因此左侧颞叶受损可发生感觉失语症，而右侧颞叶受损不会发生此病。一侧优势与遗传因素有一定的关系，但主要是在后天生活实践中逐渐形成的，与人类习惯运用右手进行劳动有密切关系。

一侧优势的现象充分说明人类两侧大脑半球的功能是不对称的。左侧半球在语言活动功能上占优势，而右侧半球则在非语词性认识功能上占优势，如对空间的辨认、深度知觉、触压觉的认识、图像视觉认识、音乐欣赏等。但是这种优势也是相对的，左侧半球也有一定的非语词性认识功能，右侧半球也有一定的简单的语词活动功能。

二、脑电活动、觉醒与睡眠

（一）脑电活动

应用电生理学方法，可在大脑皮层记录到两种不同形式的脑电活动，一种是在无明显外来刺激的情况下，大脑皮层经常性自发的产生节律性的电位变化，称为自发脑电活动（spontaneous electric activity of the brain）；另一种是在外加刺激引起的感觉传入冲动激发下，大脑皮层某一区域产生的较为局限的电位变化，称为皮层诱发电位（evoked cortical potential）。临床上使用脑电图机在头皮表面用双极或单极导联记录法，所描绘出的脑细胞群自发性电位变化的波形，称为脑电图（electroencephalogram，EEG）。如果将颅骨打开，直接在皮层表面安放引导电极，所记录出的脑电波称为皮层电图（electrocorticogram，ECOG）。

1. 正常脑电图的波形　正常脑电图的波形不规则，根据其频率、振幅和生理特征分为 α、β、θ、δ 四种基本波形（表 10-7、图 10-19）。

表 10-7　正常人脑电图的几种基本波形

波形	频率（次/秒）	波幅（μV）	出现的条件
α 波	8～13	20～100	清醒、安静、闭目
β 波	14～30	5～20	睁眼、听到声响、思考问题
θ 波	4～7	100～150	成人困倦、深度麻醉、儿童正常脑电波
δ 波	0.5～3	20～200	成人睡眠、婴幼儿正常脑电波

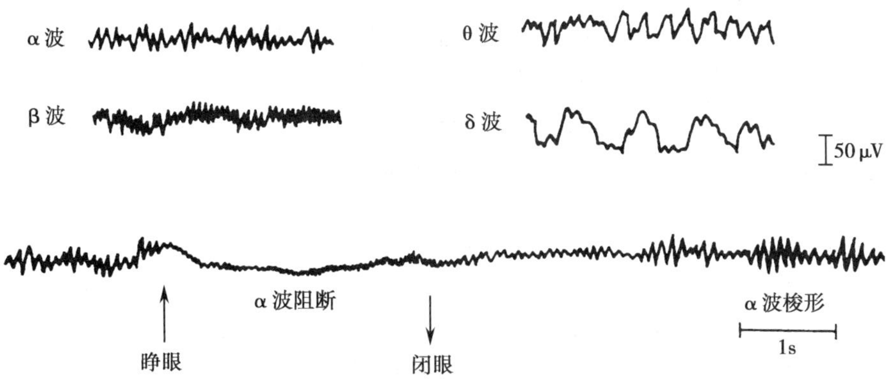

图 10-19　正常脑电图的描记和几种基本波形

一般情况下，脑电波随大脑皮层不同的生理情况而变化。当有许多皮层神经元的电活动趋于一致时，就出现低频率高振幅的慢波，这种现象称为同步化；当皮层神经元的电活动不一致时，就出现高频率低振幅的快波，称为去同步化。一般认为，脑电波由高振幅的慢波转化为低振幅的快波时，表示兴奋过程的增强；反之，由低振幅的快波转化为高振幅的慢波时，则表示抑制过程的加深。

2. 脑电图的临床意义　脑电图是研究大脑功能状态的一种无痛、无创、便捷且经济的电生理检查方法。脑电图对某些疾病，如癫痫、脑炎、颅内占位性病变等，有一定的诊断意义，尤其对癫痫有较重要的诊断价值。

知识链接

癫　痫

癫痫是由多种原因引起的慢性脑功能障碍，是大脑神经细胞群反复超同步放电所引起的发作性、突然性、反复性、短暂性脑神经系统功能紊乱。因癫痫是脑功能异常改变的疾病，其诊断、治疗及预后判断主要依赖脑电图的检查。癫痫的脑电图表现为特异性的痫样放电，临床上根据脑电图的异常波形出现的形式、部位及其他参数，判断是否为痫性发作、癫痫的类型、药效及预后。脑电图检查已经成为癫痫患者手术定位、术中监测的必要手段。

（二）觉醒与睡眠

觉醒（wakefulness）与睡眠（sleep）是人体正常生活中必不可少的两个生理过程，

两者昼夜交替。觉醒时机体能迅速适应环境变化，从事各种体力和脑力劳动。睡眠时机体的意识暂时丧失，失去对环境的精确适应能力，表现为感觉功能减退，骨骼肌反射和肌紧张减弱，并伴有一系列自主神经功能的改变，如心率减慢、血压下降、呼吸减慢、瞳孔缩小、尿量减少、代谢降低、体温下降、发汗功能增强等。

睡眠的主要功能是促进精力和体力的恢复。如果睡眠障碍，常导致中枢神经系统特别是大脑皮层活动的失常，发生幻觉、记忆力和工作能力下降等。每天所需要的睡眠时间，依年龄、个体不同而不同。一般而言，成年人每天所需睡眠时间约 7～9 小时，老年人约需 5～7 小时，儿童需要睡眠时间约 10～12 小时，新生儿约需 18～20 小时。

1. 觉醒状态的维持 觉醒状态有行为觉醒和脑电觉醒两种状态。行为觉醒状态是指动物出现觉醒时的各种行为表现；脑电觉醒状态是指脑电图波形呈去同步化快波。脑干网状结构上行激动系统对觉醒状态的维持发挥着重要作用。行为觉醒状态的维持与黑质多巴胺系统有关；脑电觉醒状态的维持与蓝斑上部去甲肾上腺素递质系统有关。脑干网状结构上行激动系统的乙酰胆碱递质系统对以上有调制作用。

2. 睡眠的时相 根据睡眠过程中脑电波的特征不同，可将睡眠分为慢波睡眠和快波睡眠两个时相。慢波睡眠也称正相睡眠，快波睡眠也称异相睡眠或快速眼球运动睡眠（REMS）。

（1）慢波睡眠：睡眠期间脑电图特征为同步化慢波称为慢波睡眠（slow wave sleep，SWS）。慢波睡眠期间，人体的嗅、视、听、触等感觉功能暂时减退，骨骼肌反射活动和肌紧张减弱，心率和呼吸减慢，血压下降，代谢降低，体温下降，尿量减少，胃液分泌增加但唾液分泌减少，发汗功能增强等。在慢波睡眠期间，机体能量消耗减少，生长素释放明显增多，可促进恢复体力和促进儿童生长发育。

（2）快波睡眠：睡眠期间脑电图特征为去同步化快波称为快波睡眠（fast wave sleep，FWS）。快波睡眠时期睡眠更深，感觉功能进一步减退；肌肉运动和肌紧张也进一步减弱，肌肉几乎完全松弛，但可有部分肢体抽动和发生快速的眼球转动；自主神经系统功能可出现不规则的波动，如出现阵发性呼吸加快，心率加快，血压增高等。梦的发生也多在此时相。在快波睡眠时期，脑组织的蛋白质合成增加，促进机体精力的恢复，并对幼儿神经系统的发育、成熟和对成年人建立新的突触联系以及增强记忆有重要的意义。

睡眠过程中，慢波睡眠和快波睡眠是不断相互转换的，而且均可直接转入觉醒状态。成年人睡眠一开始，首先进入慢波睡眠，持续 90～120 分钟后可转入快波睡眠，再持续 20～30 分钟转入慢波睡眠。在一夜睡眠中，可如此反复 3～4 次。

3. 睡眠产生的机制 睡眠产生的机制仍不完全清楚，但一般认为睡眠不是脑活动的简单抑制，而是中枢神经系统内的一个主动过程。有人发现，脑桥下部和延髓的中缝核、孤束核以及间脑的一些区域与睡眠密切相关，这些区域发出的神经纤维除与脑干网状结构有广泛的联系外，还向上与下丘脑、丘脑、边缘系统乃至新皮层联系，向下抵达脊髓灰质后角。睡眠是中枢的上行冲动作用于大脑皮层，对抗了脑干网状结构上行激动系统维持觉醒状态的作用，从而调节睡眠和觉醒的相互转化。睡眠的产生与中枢内某些神经递质有密切的关系。慢波睡眠与脑内 5-羟色胺递质系统有关，快波睡眠主要与脑内 5-羟色胺和去甲肾上腺素递质系统有关。

（朱洁平）

思考题

1. 简述特异性投射系统与非特异性投射系统的概念、特点及功能。
2. 简述内脏痛的特点。
3. 牵张反射可分为哪两种类型？其意义如何？
4. 大脑皮层的运动调节功能有何特点？锥体系和锥体外系的功能各是什么？
5. 自主神经的递质和受体的类型、分布及递质的生理效应有哪些？
6. 简述交感神经和副交感神经的生理功能和意义。

第十一章　内　分　泌

学习目标

1. 掌握激素的概念；生长激素、甲状腺激素、肾上腺皮质激素、胰岛素的生理作用。

2. 熟悉甲状腺激素、肾上腺皮质激素的分泌调节。

3. 了解允许作用、第二信使的概念；激素的分类、作用的一般特征及作用机制；下丘脑与垂体的功能联系；催乳素、甲状旁腺激素、降钙素、肾上腺髓质激素、胰高血糖素的生理作用及分泌调节。

内分泌（endocrine）是指细胞分泌的生物活性物质不经过导管直接进入血液或其他体液的过程。内分泌系统（endocrine system）是由内分泌腺和散在的内分泌细胞构成的。人体内主要的内分泌腺包括垂体、甲状腺、甲状旁腺、肾上腺、胰岛和性腺等；而散在的内分泌细胞则分布于下丘脑、心脏、肺、消化道黏膜、肾脏和胎盘等器官组织中。

内分泌系统是机体除神经系统外的另一大调节系统，主要功能是维持机体的新陈代谢、生殖、生长发育、内环境稳态等基本生命活动。在整体情况下，内分泌腺和内分泌细胞均直接或间接地受到神经系统的支配，因此，内分泌系统与神经系统在功能上紧密联系、相互配合、共同调节机体的功能活动，使机体能更好地适应内外环境的变化。

第一节　激素的概况

激素（hormone）是内分泌细胞分泌的具有传递调节信息作用的高效能生物活性物质，是内分泌系统完成调节功能的物质基础。

一、激素作用的一般特征

（一）特异性

激素选择性地作用于靶器官、靶组织和靶细胞的特性，称为激素作用的特异性。产生特异性的本质是这些靶器官（target organ）、靶组织（target tissue）、靶细胞（target cell）存在与该激素结合的受体。激素作用的特异性是内分泌系统实现特异性调节功能的基础。

（二）信息传递作用

激素在内分泌系统调节中发挥信息传递的作用，即激素与靶细胞受体结合后，启动靶细胞固有的、内在的生化反应和生理功能，发挥信息传递作用，并在完成信息传递作用后被降解失活，因此，又将激素的信息传递作用称为“信使”作用。

（三）高效能作用

生理状态下，激素在血液中浓度很低，一般在 $10^{-12} \sim 10^{-7}$ mol/L，但却具有显著的生物学作用，这称为激素的高效能作用。因此，当体内某种激素分泌稍有增多或减少时，便可引起该激素所调节的组织器官的功能明显异常而产生疾病，在临床上称为内分泌腺功能亢进或减退。

（四）激素间的相互作用

机体内存在多种激素，在发挥作用时，各种激素的作用可以相互联系、相互影响，主要表现为：①协同作用：两种或两种以上的激素相互作用时，所产生的效应大于各激素单独发挥作用所产生的效应总和。如生长激素、糖皮质激素、肾上腺素与胰高血糖素等具有协同升高血糖的作用。②拮抗作用：两种激素的作用相互对抗，如胰高血糖素促进糖原分解，使血糖升高，而胰岛素促进糖原合成，使血糖降低，两者表现拮抗作用。③允许作用：某激素对特定器官、组织或细胞没有直接作用，但它的存在却是另一种激素发挥生物效应的必要基础，这称为允许作用（permissiveness）。例如糖皮质激素本身并不能引起血管平滑肌收缩，但只有在它存在时，去甲肾上腺素才能充分发挥缩血管作用。

二、激素的分类

根据激素的分子结构和化学性质可将其分为：

（一）含氮激素

含氮激素包括：胺类、肽类及蛋白质类激素。这类激素（除甲状腺激素外）易被消化酶破坏，故临床上不能口服给药，如胰岛素、肾上腺素等。

（二）类固醇激素

主要是来源于肾上腺皮质和性腺分泌的激素，此外，由皮肤利用 7-脱氢胆固醇合成的胆钙化醇，即维生素 D_3，也可归为此类。类固醇激素不易被消化酶破坏，在临床上可口服给药，如皮质醇、醛固酮、雌激素、孕激素等。

三、激素的作用机制

激素是通过与靶细胞受体结合而起作用，因激素的化学性质不同，作用机制也不相同。

（一）细胞膜受体介导的激素作用机制

含氮激素多为水溶性，不易透过细胞膜，主要与细胞膜受体结合。膜受体介导的激素作用机制，是建立在 Sutherland 于 1965 年提出的著名的“第二信使学说”的基础上，基本内容为：携带调节信息的激素作为“第一信使”与靶细胞膜上的特异受体结合后，激活细胞内腺苷酸环化酶，在 Mg^{2+} 存在的条件下，腺苷酸环化酶催化 ATP 转变成环腺苷酸（cAMP），cAMP 作为“第二信使”，继而激活胞质中的蛋白激酶系统，最终引起细胞特有的生理效应，如细胞膜通透性的改变或腺细胞的分泌等。cAMP 发挥作用后，被细胞内磷酸二酯酶降解为 5′-AMP 而失活（图 11-1）。

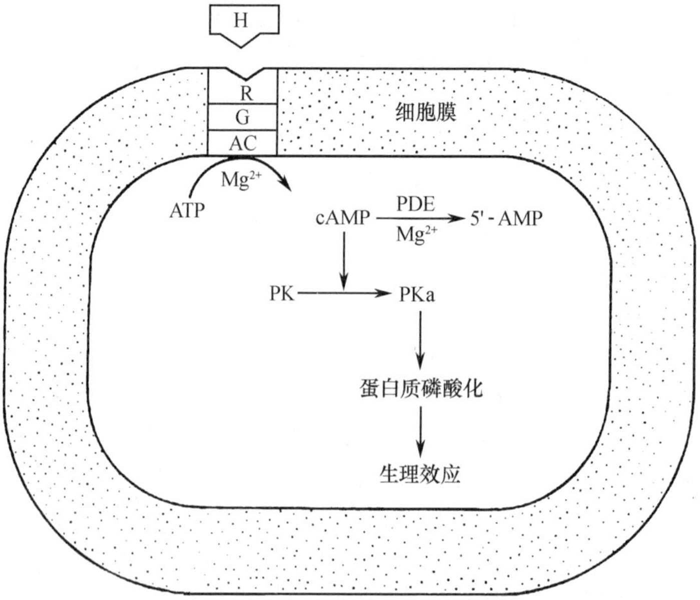

图 11-1　细胞膜受体介导的激素作用机制示意图

H：激素；R：受体；AC：腺苷酸环化酶；PDE：磷酸二酯酶
PKa：活化蛋白激酶；cAMP：环腺苷酸；G：鸟苷酸调节蛋白

（二）细胞内受体介导的激素作用机制

类固醇激素分子量小、脂溶性高，易透过细胞膜进入细胞内，与胞质受体结合形成激素-受体复合物，使受体发生变构而获得能量，穿过核膜进入细胞核内，在核内胞质受体复合物与细胞核受体结合，转变成激素-核受体复合物，与染色质的非组蛋白的特异位点结合，启动或抑制该部位的 DNA 转录，促进或抑制 mRNA 的形成，结果诱导或减少某种蛋白质的合成，从而使细胞发生相应的生理功能的变化（图 11-2）。

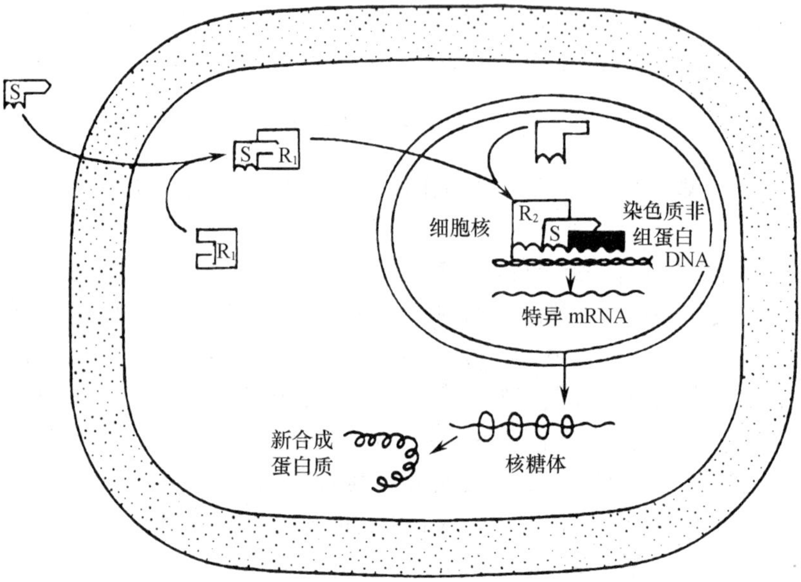

图 11-2　细胞内受体介导的激素作用机制示意图

S：激素信号；R_1：胞质受体；R_2：核受体

第二节 下丘脑与垂体

一、下丘脑与垂体的功能联系

下丘脑和垂体位于大脑基底部，两者在结构和功能上密切联系。垂体按其结构和功能分为腺垂体和神经垂体两部分，两者的结构和功能均有较大的差异，分别与下丘脑构成下丘脑-腺垂体系统和下丘脑-神经垂体系统（图 11-3）。

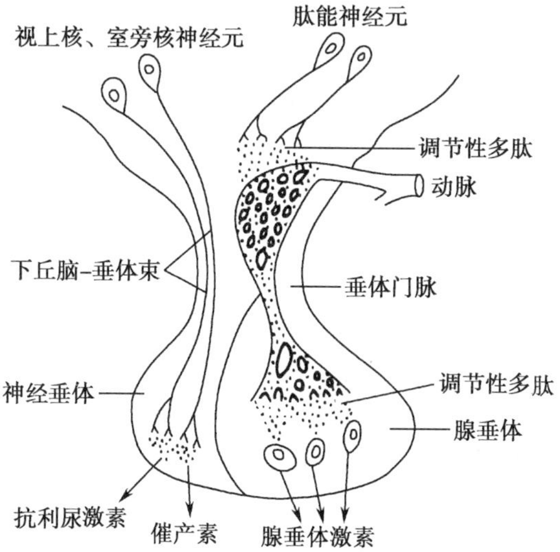

图 11-3 下丘脑与垂体功能联系示意图

（一）下丘脑-腺垂体系统

下丘脑与腺垂体的功能联系是通过垂体门脉系统（hypophyseal portal system）实现的。现在认为，在下丘脑内侧基底部存在一个“促垂体区”（hypophysiotrophic area），主要包括正中隆起、弓状核、视交叉上核、腹内侧核、室周核等核团。这些核团的神经元既有典型的神经元功能，与来自中脑、边缘系统及大脑皮层的神经纤维构成突触联系，接受其传来的神经冲动，同时又具有内分泌细胞的功能，故称为神经内分泌细胞。迄今已发现下丘脑促垂体区可分泌九种能调节腺垂体活动的肽类物质，统称下丘脑调节肽（hypothalamic regulatory peptides）（表 11-1）。下丘脑促垂体区神经内分泌细胞（小细胞），分泌九种调节肽，通过垂体门脉系统的运输，到达腺垂体发挥调节作用，构成下丘脑-腺垂体系统（见图 11-3）。

表 11-1 下丘脑调节肽的化学性质和主要作用

下丘脑调节肽	缩写	化学性质	主要作用
促甲状腺激素释放激素	TRH	3 肽	促进促甲状腺激素的分泌
促性腺激素释放激素	GnRH	10 肽	促进促黄体激素、促卵泡激素的分泌
促肾上腺皮质素释放素	CRH	41 肽	促进促肾上腺皮质激素的分泌
生长激素释放激素	GHRH	44 肽	促进生长激素的分泌

续表

下丘脑调节肽	缩写	化学性质	主要作用
生长抑素	GIH	14 肽	抑制生长激素的分泌
催乳素释放因子	PRF	31 肽	促进催乳素的分泌
催乳素释放抑制因子	PRIF	多巴胺	抑制催乳素的分泌
促黑激素释放因子	MRF	肽	促进促黑激素的分泌
促黑激素释放抑制因子	MIF	肽	抑制促黑激素的分泌

（二）下丘脑-神经垂体系统

下丘脑与神经垂体的功能联系是一种直接的神经联系，即视上核和室旁核等部位的大神经元的轴突向下投射到神经垂体构成下丘脑-垂体束。下丘脑-垂体束将视上核和室旁核胞体合成的抗利尿激素和催产素，以轴浆运输的方式运送到神经垂体贮存，当机体需要时，这两种激素由神经垂体释放入血，构成了下丘脑-神经垂体系统（见图 11-3）。

二、腺 垂 体

腺垂体是体内最重要的内分泌腺，它能合成、分泌 7 种激素，均为蛋白质或肽类。腺垂体分泌的激素有促甲状腺激素（TSH）、促肾上腺皮质激素（ACTH）、促卵泡激素（FSH）、促黄体素（LH）、生长激素（GH）、催乳素（PRL）、促黑激素（MSH）。其中前 4 种又称为“促激素”，主要生理作用是促进靶腺腺体生长发育和合成、分泌激素，详细内容将在后续相关靶腺内容中介绍。分泌调节则主要通过下丘脑-腺垂体-靶腺轴的负反馈调节（图 11-4）。下面主要介绍后 3 种激素。

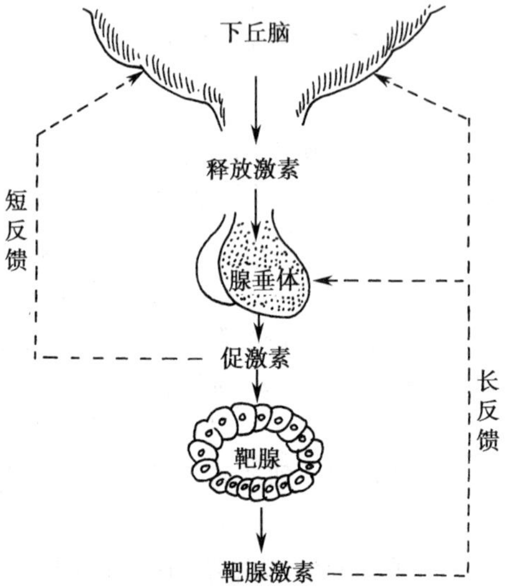

图 11-4 促激素分泌的调节轴

——→表示促进；┈┈→表示抑制

（一）生长激素

生长激素（growth hormone，GH）是腺垂体中含量最多的激素。生长激素是 191 个氨基酸残基组成的、分子量为 22 000 的蛋白质激素，有种属特异性，从其他动物垂体提取的生长激素（除猴外）对人类无效。近年来，利用 DNA 重组技术已能大量生产应用于临床。

1. 生长激素的生理作用

（1）促进生长：生长激素具有促进机体各组织、器官生长的作用，特别是骨骼和肌肉的生长。临床上可见，若幼年时期生长激素分泌不足，患儿生长停滞，身材矮小，称为侏儒症（dwarfism）；而幼年时期生长激素分泌过多，则生长过快，引起巨人症（gigantism）。如果成年人生长激素分泌过多，由于骨骺已闭合，长骨不再生长，但肢端的短骨、颅骨和软组织可出现异常生长，表现为手足粗大、鼻大唇厚，下颌突出和内脏器官增大等现象，称为肢端肥大症（acromegaly）。

（2）对代谢的作用：生长激素对物质代谢具有广泛作用。主要作用：①蛋白质代谢：促进蛋白质合成，减少蛋白质分解，特别是促进肝外组织的蛋白质合成。②糖代谢：生长激素通过抑制外周组织摄取和利用葡萄糖，减少葡萄糖的消耗，升高血糖水平。因此生长激素分泌过多时，可引起垂体性糖尿。③脂肪代谢：生长激素促进脂肪分解，增强脂肪酸氧化供能，使组织特别是肢体的脂肪量减少。

2. 生长激素分泌的调节

（1）下丘脑的调节：下丘脑对腺垂体分泌生长激素进行双重调控，一方面分泌生长激素释放激素促进腺垂体分泌生长激素，同时又分泌生长抑素抑制其分泌。在整体条件下，生长激素释放激素作用占优势，起经常性的调节作用，而生长抑素则是在应激状态下生长激素分泌过多时，才表现出对生长激素分泌的抑制作用。

（2）其他调节：①负反馈调节：生长激素能反馈抑制下丘脑分泌生长激素释放激素，起负反馈调节作用。②睡眠影响：人在觉醒状态下生长激素的分泌较少，在进入慢波睡眠后生长激素分泌增加，这有利于生长发育和体力的恢复，而转入快波睡眠时，生长激素分泌又减少。③某些激素的影响：甲状腺激素、雌激素与睾酮均能促进生长激素分泌。在青春期，由于血液中雌激素或睾酮浓度增高可显著增加生长激素的分泌。

（二）催乳素

催乳素（prolactin，PRL）是一种含有199个氨基酸残基的蛋白类激素，其分子序列92%与生长激素相同。

1. 催乳素的生理作用

（1）对乳腺的作用：①在女性青春期，催乳素促进乳腺的发育，主要与雌激素、孕激素、生长激素、糖皮质激素、甲状腺激素等多种激素相互协同发挥作用。②在妊娠期，催乳素使乳腺组织进一步发育、成熟。但此时血中雌激素与孕激素浓度过高，抑制催乳素的泌乳作用，故此时乳腺虽具备泌乳能力却不泌乳。③分娩后，血中雌激素和孕激素水平大大降低，催乳素才发挥其始动和维持乳腺分泌的作用。

（2）对性腺的作用：在女性，催乳素与促黄体激素相互配合，促进排卵、黄体生成及孕激素与雌激素的分泌。在男性，催乳素可促进前列腺及精囊的生长，还可增强促黄体激素对间质细胞的作用，使睾酮合成增加。

2. 催乳素的分泌调节 ①催乳素的分泌受下丘脑催乳素释放因子与催乳素释放抑制激素的双重调节，前者促进其分泌，后者则抑制分泌，平时以催乳素释放抑制激素的抑制作用占优势。②哺乳期，婴儿吸吮乳头的刺激，经传入神经传至下丘脑，使分泌催乳素释放激素的神经元兴奋，释放催乳素释放激素增加，引起垂体分泌催乳素增多。

（三）促黑激素

促黑激素（melanophore stimulating hormone，MSH），主要生理学作用是促进黑素细胞中的酪氨酸酶的合成和激活，从而促进酪氨酸转变为黑色素，使皮肤、毛发的颜色加深。

三、神经垂体

神经垂体实质上属于神经组织，主要是由视上核和室旁核神经元下行的神经纤维及末梢构成，不能合成激素，只能贮存和释放激素。神经垂体释放的激素有抗利尿激素和催产素，前者主要来源于视上核，后者主要来源于室旁核。

（一）抗利尿激素

抗利尿激素（antidiuretic hormone，ADH）是由 9 个氨基酸组成的肽类激素，在生理情况下，血浆中抗利尿激素的浓度很低，主要表现为抗利尿作用（详见第八章）。大剂量时，可引起全身小动脉收缩，使血压升高，故又称为血管升压素（vasopressin，VP）。如机体脱水或大失血等病理情况下，血液中血管升压素浓度显著增高，引起全身小动脉收缩，使血压升高，对维持血压具有一定的生理意义。在临床上，血管升压素不用于升压（因收缩冠状动脉），主要用于止血，如肺和食管的止血。

（二）催产素

催产素（oxytocin，OXT）也是由 9 个氨基酸组成的肽类激素，其化学结构与抗利尿激素极为相似，所以两者的生理作用有一定的交叉。催产素的主要靶器官是乳腺和子宫。

1. 对乳腺的作用 催产素可使哺乳期的乳腺腺泡和导管周围肌上皮细胞收缩、乳汁排出，并维持乳腺泌乳，防止乳腺萎缩。当吸吮乳头时，感觉信息沿传入神经传至下丘脑，引起室旁核神经元兴奋，神经末梢释放催产素，促进乳腺排乳，称排乳反射。

2. 对子宫的作用 催产素可促进子宫平滑肌收缩，但对非孕子宫作用较弱，而对妊娠子宫作用较强，这是因为非孕子宫对催产素敏感性较低，妊娠时雌激素水平较高，增加了子宫对催产素的敏感性（允许作用）。在分娩时，子宫颈和阴道受到胎头的牵拉和压迫刺激，可反射性地引起催产素释放，使子宫进一步收缩（正反馈），有助于胎儿的娩出。在临床上常用催产素引产和防止产后出血。

第三节 甲状腺和甲状旁腺

甲状腺是人体内最大的内分泌腺，位于气管上部的两侧，近似 H 形，分为左、右两个侧叶，中间以峡部相连，峡部的上缘常向上伸出一锥状叶。甲状腺由腺泡组成，腺泡壁由单层的腺泡上皮细胞构成，腺泡上皮细胞是合成和分泌甲状腺激素的部位。在腺泡旁还有一类细胞，称腺泡旁细胞（又称甲状腺 C 细胞），分泌降钙素。

甲状旁腺位于甲状腺侧叶的后方，上、下各一对，分泌甲状旁腺激素。

一、甲状腺激素

甲状腺腺泡上皮细胞利用碘和甲状腺球蛋白作为原料合成甲状腺激素（thyroid hormones，TH）。甲状腺激素主要有两种，一种是甲状腺素，又称四碘甲腺原氨酸（3，5，3′，5′-tetraiodothyronine，T_4）；另一种是三碘甲腺原氨酸（3，5，3′-triiodothyronine，T_3）。T_4 的含量约占总量的 90%，在血液中主要以结合形式存在，活性较低；T_3 的含量虽然只占 9%左右，但在血液中主要以游离型存在，活性较高，约为 T_4 的 5 倍。

（一）甲状腺激素的生理作用

1. 对代谢的影响

（1）能量代谢：甲状腺激素可使机体绝大多数组织的基础耗氧量增加，产热量增多，从而提高机体的能量代谢水平，使基础代谢率升高。甲状腺激素的产热效应（calorigenesis）是通过增加细胞内线粒体的体积和数量、增强其氧化磷酸化的过程，提高细胞膜 Na^{+}，K^{+}-ATP 酶的浓度和活性等多重途径作用的结果。

（2）物质代谢：甲状腺激素对三大营养物质的合成与分解均有影响。

甲状腺激素对糖代谢具有双重作用。生理剂量的甲状腺激素能促进小肠黏膜对葡萄糖的吸收，增强肝糖原分解，抑制肝糖原合成，并能增强肾上腺素、胰高血糖素、生长激素等激素的生糖作用，使血糖升高；同时也促进外周组织对葡萄糖的利用而使血糖降低，但升高血糖的作用较强，故甲状腺功能亢进时常出现血糖升高，甚至糖尿，而甲减时则易出现低血糖。

甲状腺激素对蛋白质代谢的影响与剂量有关，生理剂量的甲状腺激素能促进蛋白质合成，有利于机体的生长发育。而分泌过多时，则加速蛋白质分解，特别是骨骼肌的蛋白质分解，导致肌肉消瘦和乏力。分泌减少时，蛋白质合成减少，则组织间的黏蛋白沉积，使水分子滞留皮下，引起黏液性水肿。

甲状腺激素对脂类代谢的作用，主要是影响胆固醇代谢。正常时，甲状腺激素既促进胆固醇合成，同时又加速胆固醇的降解，后者的作用大于前者。降解胆固醇是通过增加低密度脂蛋白受体的可利用性，使更多的胆固醇从血中清除，从而降低血清胆固醇水平，故甲状腺功能亢进时血胆固醇降低，而甲减患者则血胆固醇升高，易并发动脉粥样硬化。

2. 对生长发育的影响 甲状腺激素是维持机体正常生长发育不可缺少的激素，特别是对脑和骨的发育尤为重要。主要作用机制：①对脑的生长发育：在胚胎期，甲状腺激素促进神经细胞增殖、分化、突起和突触的形成，促进胶质细胞的生长和髓鞘的形成，诱导神经生长因子和某些酶的合成，促进神经元骨架的发育等。②对骨的作用：甲状腺激素对生长激素具有允许作用。婴幼儿因缺碘或甲状腺功能低下，引起甲状腺激素合成不足，使脑的发育明显障碍，智力低下，身材矮小，称为“呆小症”（克汀病，cretinism）。甲状腺激素对中枢神经系统发育的影响，在出生后的 3～4 个月以内最为重要，故对甲状腺激素不足的患者应在出生后 2～3 个月内补充甲状腺激素。缺碘地区的孕妇尤其需要适时补碘，保证足够的甲状腺激素的合成。

3. 其他作用

（1）对神经系统的作用：甲状腺激素可提高中枢神经系统的兴奋性。

（2）对心血管系统的作用：甲状腺激素可使心率加快，心肌收缩力增强，心排出量增加，外周阻力降低。甲状腺激素是通过增加心肌细胞膜上 β 受体的数量和促进肌质网 Ca^{2+} 释放，使心率加快，心肌收缩力增强，心排出量增加。同时，提高组织代谢水平，使外周血管舒张，脉压加大。

（3）增进食欲：甲状腺激素能促进胃肠道平滑肌收缩，增强食欲。

（二）甲状腺功能的调节

甲状腺功能主要受下丘脑-腺垂体-甲状腺轴的调节，此外，还有一定程度的自身调节作用。

1. 下丘脑-腺垂体-甲状腺轴的调节 下丘脑分泌 TRH 维持腺垂体 TSH 细胞的经常性活动。下丘脑分泌的 TRH 通过垂体门脉系统，进入腺垂体，作用于腺垂体 TSH 细胞，促进 TSH 的合成和释放。

TSH 释放入血后，经过血液循环到达甲状腺，促进甲状腺腺体增生，刺激甲状腺腺泡上皮细胞合成和分泌甲状腺激素。

周围环境因素变化，也可通过中枢神经系统其他部位将信息传递给下丘脑促甲状腺激素释放激素神经元，使其做出适应性反应。如寒冷刺激的信息到达中枢后，通过一定的神经联系，可使下丘脑 TRH 分泌增多，从而促进腺垂体释放 TSH，引起甲状腺激素分泌增加。

血液中游离的甲状腺激素水平是调节腺垂体 TSH 分泌的经常性负反馈因素。当血液中 T_3、T_4 浓度增高时，可负反馈抑制腺垂体 TSH 细胞合成与释放 TSH，使血中 TSH 水平降低；而当血液中 T_3、T_4 浓度降低时，则血中 TSH 水平升高，从而维持血中 T_3、T_4 的正常水平（图 11-5）。这是维持体内甲状腺激素相对稳定的重要机制。

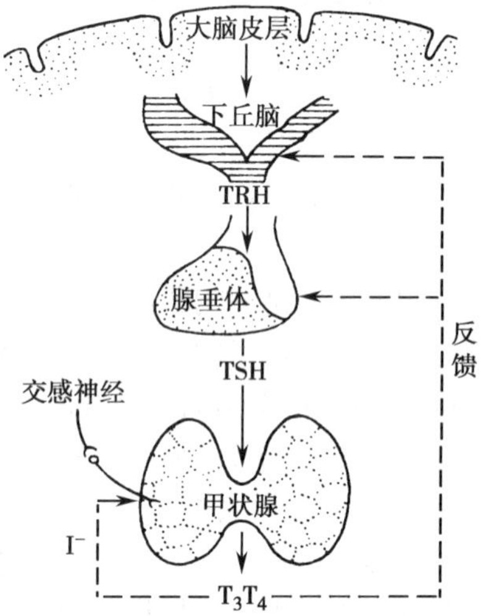

图 11-5 甲状腺激素分泌调节示意图

TRH：促甲状腺激素释放激素；TSH：促甲状腺激素
⟶表示促进；┈➝表示抑制

2. 甲状腺的自身调节 甲状腺能根据血碘水平，改变自身对碘的摄取能力和对促甲状腺激素的敏感性，从而维持甲状腺激素合成和释放的相对稳定，称甲状腺的自身调节。即当食物中碘缺乏使血碘降低时，甲状腺摄取碘的能力增强，对甲状腺激素的合成与释放不致因碘供应不足而减少。相反，当食物中碘过多而使血碘过高时，甲状腺对碘的摄取减少，对甲状腺激素的合成也不致过多。但甲状腺的自身调节有一定限度，如果食物中长期缺碘，致使甲状腺激素合成和释放减少，对腺垂体负反馈抑制作用减弱，促甲状腺激素分泌增加，引起甲状腺肿大，临床上称单纯性甲状腺肿（simple goiter）。

知识链接

碘与甲状腺疾病

碘与甲状腺疾病关系密切，无论碘缺乏还是碘过剩均可导致甲状腺疾患。碘缺乏可引起单纯性甲状腺肿、甲状腺肿痛等；碘过剩则可出现甲状腺炎，诱发 Grave 病、淋巴细胞性甲状腺炎等。

正常情况下，每天从食物中摄入的碘量为 100～200μg，如果低于 50μg/d 就不能保证甲状腺激素的正常合成。国际上推荐碘摄入量为 150μg/d，在生长发育期、妊娠期和哺乳期需要适量增加碘的补充，摄入量应不少于 200μg/d。

二、甲状旁腺素与降钙素

甲状旁腺激素（parathyroid hormone，PTH）是由甲状旁腺主细胞合成分泌的，降钙素（calcitonin，CT）是由甲状腺C细胞合成分泌的。两者的靶器官主要是骨与肾，生理作用主要是调节机体的钙磷代谢，维持血液中钙和磷水平的相对恒定。钙和磷不仅参与构成机体的结构，如骨、DNA、RNA、蛋白质等，也是多种功能活动所必需的重要元素，如钙参与神经递质的释放、腺体分泌、肌肉收缩、血液凝固等；磷则参与ATP、cAMP等活性分子组成，故维持血液中钙、磷的相对稳定，对机体某些生命活动的正常进行具有十分重要的意义。

（一）甲状旁腺激素的生理作用与分泌调节

1. 甲状旁腺激素的生理作用 甲状旁腺激素是由84个氨基酸残基组成的肽类激素，主要生理作用是升高血钙，降低血磷。血钙是维持神经、肌肉正常兴奋性的重要物质，如果临床上在进行甲状腺手术时，不慎误将甲状旁腺摘除，患者可出现低钙抽搐，若不及时补钙将引起呼吸肌痉挛而死亡。

（1）对骨的作用：骨是机体钙的贮存库。甲状旁腺激素通过刺激破骨细胞的活动，加速骨基质的溶解，动员骨钙进入血液，使血钙升高。

（2）对肾的作用：甲状旁腺激素作用于近端肾小管上皮细胞，促进近端小管对钙的重吸收；同时抑制近端小管对磷的重吸收，促进磷的排出，故可升高血钙，降低血磷。

（3）对小肠的间接作用：甲状旁腺激素具有激活肾内1α-羟化酶的作用，1α-羟化酶可催化25-羟维生素 D_3 转变为有活性的1,25-二羟维生素 D_3，1,25-二羟维生素 D_3 可促进小肠上皮细胞对钙的吸收，使血钙升高。

2. 甲状旁腺激素的分泌调节 甲状旁腺激素的分泌主要受血钙浓度的反馈调节。甲状旁腺主细胞的钙受体对血钙浓度变化极为敏感，当血钙浓度降低时，促进甲状旁腺激素分泌增加，使血钙迅速回升；反之，甲状旁腺激素分泌减少，血钙下降。血钙浓度的这种负反馈调节作用，是维持甲状旁腺激素分泌和血钙浓度相对稳定的重要机制（图11-6）。

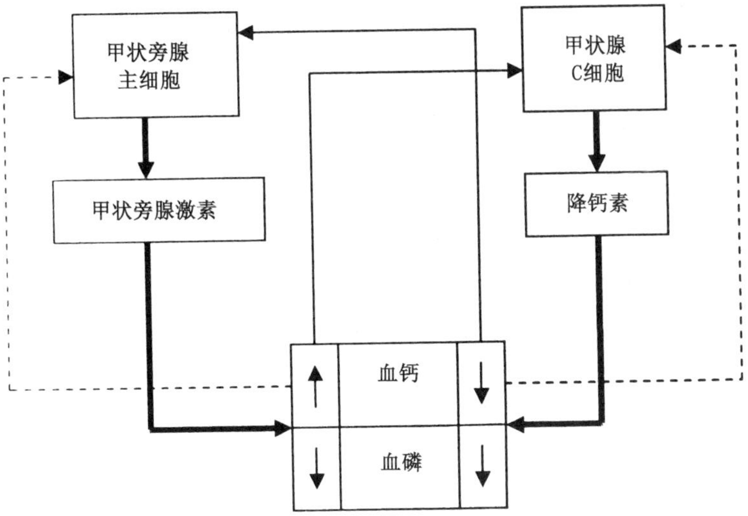

图11-6 血钙浓度对甲状旁腺激素和降钙素分泌调节的示意图

➡表示作用；—→表示刺激；┈→表示抑制

↑表示升高；↓表示降低

（二）降钙素的生理作用与分泌调节

1. 降钙素的生理作用 降钙素是由32个氨基酸残基组成的肽类激素，主要生理作用是降低血钙和血磷。

（1）对骨的作用：降钙素有抑制破骨细胞活动、增强成骨细胞活动的作用，故使溶骨过程减弱，成骨过程加强，钙磷沉积于骨，促进骨的形成和钙化过程。

（2）对肾的作用：降钙素抑制肾小管对钙、磷、钠、氯等离子的重吸收，增加这些离子从尿中的排出量，使血钙和血磷降低。

2. 降钙素的分泌调节 降钙素的分泌主要受血钙浓度的调节，当血钙升高，降钙素分泌增多；血钙降低，降钙素分泌随之减少（见图11-6）。

第四节 肾 上 腺

肾上腺位于两肾的上端，由皮质和髓质两部分构成，两者在胚胎发育、组织结构和所分泌激素的化学性质方面均完全不同，但在功能上有一定的联系。

一、肾上腺皮质激素

肾上腺皮质是维持机体生命所必需的内分泌腺体，在结构上可分为三层。外层球状带主要分泌盐皮质激素，在人体内主要为醛固酮，生理作用主要是调节机体的水盐代谢，在第八章的相关内容中已详细介绍。内层网状带分泌性激素，主要是雄激素和少量的雌二醇，其生理作用将在第十二章介绍。这里主要介绍中层束状带分泌的糖皮质激素。

（一）糖皮质激素的生理作用

人体分泌的糖皮质激素（glucocorticoids）主要为皮质醇（cortisol），作用非常广泛，几乎作用于全身所有的细胞。

1. 对物质代谢的作用

（1）糖代谢：糖皮质激素能促进糖异生，增加肝糖原的贮存；抑制肝外组织对葡萄糖的摄取和利用，发挥抗胰岛素作用，使血糖升高。当糖皮质激素分泌过多时，可出现血糖升高，甚至糖尿。

（2）蛋白质代谢：糖皮质激素促进肝外组织，特别是肌肉组织蛋白质分解；抑制肝外组织对氨基酸的摄取，减少蛋白质的合成；加速氨基酸转移至肝脏进行糖异生过程。当糖皮质激素分泌过多时，患者表现肌肉消瘦、骨质疏松、皮肤变薄，在幼儿可出现生长减慢。

（3）脂肪代谢：糖皮质激素促进脂肪分解，增强脂肪酸在肝内的氧化过程，有利于糖异生作用。当肾上腺皮质功能亢进或长期大剂量使用糖皮质激素的患者，会产生体内脂肪重新分布，表现为“向心性肥胖”。

综上所述，糖皮质激素有强烈的升高血糖的作用。

（4）水盐代谢：糖皮质激素有一定保钠排钾的作用，但作用较弱；还能降低肾小球入球小动脉阻力，增加肾血浆流量使肾小球滤过率增加，有利于水的排出。当肾上腺皮质功能减退时，会出现水排出障碍，甚至“水中毒”，补充糖皮质激素则病情缓解。要特别指出的是，盐皮质激素不能替代糖皮质激素对水盐代谢的调节作用。

2. 对组织器官的作用

（1）血细胞：糖皮质激素几乎对各种血细胞都有作用。①红细胞和血小板：糖皮质激素能增强骨髓对红细胞和血小板的造血功能，使血液中红细胞、血小板数量增加；②中性粒细胞：糖皮质激素能动员附着在血管壁上的边缘型中性粒细胞进入血液循环，使血液中中性粒细胞数量增加；③淋巴细胞：糖皮质激素可抑制胸腺和淋巴组织细胞的有丝分裂，使淋巴组织萎缩、淋巴细胞和浆细胞减少；④嗜酸性粒细胞：糖皮质激素使巨噬细胞系统吞噬和分解嗜酸性粒细胞的活动增强，血液中嗜酸性粒细胞的数量减少。因此，在临床上用糖皮质激素治疗再生障碍性贫血、血小板减少性紫癜、淋巴细胞性白血病等。

（2）心血管系统：糖皮质激素是维持正常血压的必要因素。①增加血管平滑肌对儿茶酚胺的敏感性（允许作用），增强儿茶酚胺的缩血管效应，有利于维持血压；②降低毛细血管壁的通透性，有利于维持血容量；③抑制前列腺素的合成，减弱局部舒血管作用；④增强离体心肌的收缩力，但对在体心肌的作用还有待进一步研究。

（3）消化系统：糖皮质激素能提高胃腺细胞对迷走神经及促胃液素的反应性，增加胃酸及胃蛋白酶原的分泌。因此，大剂量使用糖皮质激素可诱发溃疡病。

（4）神经系统：糖皮质激素有提高中枢神经系统兴奋性的作用。

（5）其他：糖皮质激素促进胎儿肺泡Ⅱ型上皮细胞的形成及肺表面活性物质的合成。

3. 在应激反应中的作用 当机体受到各种有害刺激时，如麻醉、感染、中毒、缺氧、饥饿、创伤、手术、疼痛、寒冷及精神紧张等，血液中促肾上腺皮质激素的浓度和糖皮质激素的浓度急剧升高，并产生一系列非特异性全身反应，称为应激反应（stress reaction）。在应激反应时，下丘脑-腺垂体-肾上腺皮质系统功能增强，提高机体对应激刺激的耐受力，帮助机体渡过“难关”。

在应激反应中，除促肾上腺皮质激素和糖皮质激素的浓度升高外，交感-肾上腺髓质系统的活动也大大增强，血液中儿茶酚胺的含量增多，还有生长激素、催乳素、胰高血糖素等分泌也增加，这说明应激反应是以促肾上腺皮质激素和糖皮质激素分泌增加为主，多种激素参与的增强机体抵抗力的非特异性反应。

此外，大剂量的糖皮质激素还具有抗炎、抗毒、抗过敏、抗休克等药理作用。

（二）糖皮质激素分泌的调节

糖皮质激素主要受下丘脑-腺垂体-肾上腺皮质轴的调节。

下丘脑神经内分泌细胞合成释放的促肾上腺皮质素释放素（CRH），通过垂体门脉系统到达腺垂体，促进腺垂体促肾上腺皮质激素（ACTH）的分泌，ACTH 再通过血液循环到达肾上腺皮质，促进肾上腺皮质合成分泌糖皮质激素，并维持肾上腺皮质束状带和网状带细胞的正常生长发育。

正常情况下，腺垂体保持分泌一定量的 ACTH，以维持糖皮质激素的基础分泌。ACTH 的分泌呈现日周期波动，一般在早晨 6～8 时达高峰，以后逐渐下降，白天维持在较低水平，入睡后再减少，到午夜时达最低水平，以后又逐渐增加。ACTH 分泌的日节律波动，使糖皮质激素的分泌也呈现相应的节律性。昼夜节律的产生是受下丘脑及以上高位中枢的生物节律控制的，是人类长期适应环境的结果。

当血液中糖皮质激素浓度升高时，可反馈性地抑制下丘脑和腺垂体，使其 CRH 和 ACTH 合成及释放减少，从而对肾上腺皮质的刺激作用减弱，糖皮质激素分泌减少，使血液中糖皮质激素的浓度回降（图 11-7）。ACTH 浓度升高，也可反馈性地抑制下丘脑，使其自身的浓度降低，前者称为长反馈，后者称为短反馈。

人体处于应激状态时，应激刺激传入中枢神经系统，通过相关的途径与下丘脑产生联系，引起下丘脑-腺垂体-肾上腺皮质轴的活动加强，使 ACTH 和糖皮质激素大量分泌，同时负反馈效应暂时解除，目的是提高机体对有害刺激的耐受力。

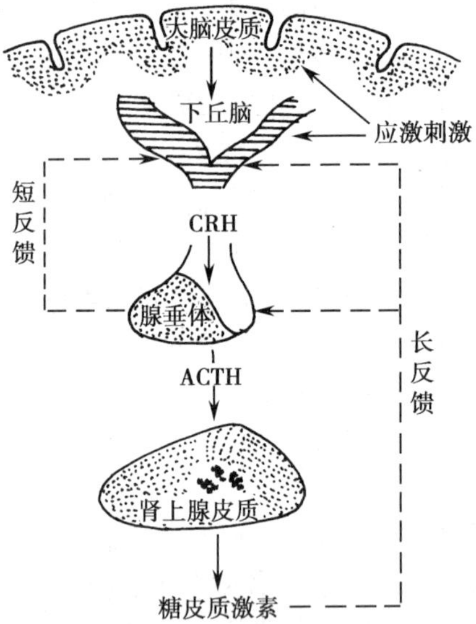

图 11-7 糖皮质激素分泌调节示意图

CRH：促肾上腺皮质激素释放激素；ACTH：促肾上腺皮质激素

—→表示促进；┄→表示抑制

在临床上长期大剂量使用糖皮质激素治疗的患者，外源性糖皮质激素也可通过负反馈作用，使 ACTH 的分泌减少，从而引起肾上腺皮质萎缩、功能降低。此时，如突然停药，患者可出现肾上腺皮质功能减退，甚至引起肾上腺危象，危及患者生命。故长期大剂量使用糖皮质激素治疗的患者，应采取逐渐减量停药或间断给 ACTH 的方法，以防止肾上腺皮质萎缩。

知识链接

肾上腺危象

肾上腺危象又称急性肾上腺皮质功能减退症，是一种非常险恶的情况。常发生于慢性肾上腺皮质功能减退的患者，在遇到感染、创伤、分娩、过劳、大量出汗、呕吐、腹泻、失水，或突然中断肾上腺皮质激素治疗等应激情况下，会表现出恶心、呕吐、腹痛或腹泻、严重脱水、血压下降、心率快、脉细弱、精神失常等症状，常伴有高热、低血糖，血钾可低可高。如不及时抢救，可引起患者昏迷，发生休克，甚至导致死亡。

二、肾上腺髓质激素

肾上腺髓质嗜铬细胞合成分泌肾上腺素（epinephrine，E）和去甲肾上腺素（norepinephrine，NE），在一般情况下，分泌量前者约为 80%，后者约为 20%，但此比例在人体不同的功能状态下会发生改变。血液中的去甲肾上腺素除来自肾上腺髓质分泌外，还有少量来自于肾上腺素能神经纤维末梢的释放。

（一）肾上腺髓质激素的生理作用

1. 对器官及系统的作用 肾上腺素和去甲肾上腺素的作用非常广泛，对器官及系统的作用前面有关章节已述，现进行归纳比较（表 11-2）。

表 11-2 肾上腺素和去甲肾上腺素的主要生理作用

作用途径	肾 上 腺 素	去甲肾上腺素
心脏	心率加快，心肌收缩力增强，心排出量增多	心率减慢（减压反射的作用）
血管	皮肤、胃肠、肾血管收缩 冠状动脉、骨骼肌血管舒张 外周总阻力变化不明显	冠状动脉舒张，其他血管均收缩 外周总阻力明显升高
血压	升高	明显升高
支气管平滑肌	舒张	舒张（作用弱）
内脏平滑肌	舒张	舒张（作用弱）
瞳孔	扩大	扩大（作用弱）
血糖	升高（糖异生↑，糖原分解↑）	升高（作用弱）
血脂肪酸	升高（脂肪分解↑，酮体生成↑）	升高（作用强大）

注：↑表示升高或增加

2. 对代谢的作用 肾上腺素和去甲肾上腺素对代谢均有促进作用，但有所差异，是因为作用的受体不同所致。

3. 参与应急反应 机体处于特殊紧急状态时，如剧烈运动、焦虑、恐惧、暴冷、剧痛、失血、窒息等，交感神经兴奋，肾上腺髓质激素大量分泌肾上腺素和去甲肾上腺素，提高中枢神经系统兴奋性，使机体处于警觉状态，反应灵敏；心率增快，心肌收缩力增强，心排出量增多，血压升高；内脏血管收缩，骨骼肌血管舒张，血液重新分配，以保证重要器官和活动器官（如心脏、脑和骨骼肌等）的血液供应；支气管扩张，呼吸加深加快，肺通气量增加；肝糖原分解，血糖升高；脂肪分解，血中脂肪酸增多，提供机体充足的能源物质。在这种紧急情况下，交感-肾上腺髓质作为一个整体调动全身各系统功能作出的适应性反应，称为应急反应（emergency reaction）。其意义在于充分调动机体的潜在能力，应对紧急情况。

（二）肾上腺髓质激素分泌的调节

1. 交感神经的调节 肾上腺髓质受交感神经节前纤维的支配。交感神经兴奋时，节前纤维末梢释放乙酰胆碱，与肾上腺髓质嗜铬细胞膜上的胆碱受体结合（N 受体），促进肾上腺素和去甲肾上腺素的合成与分泌。交感神经和肾上腺髓质在结构和功能上密切联系，往往作为一个整体进行功能活动，故称为交感-肾上腺髓质系统。

2. 促肾上腺皮质激素的调节 促肾上腺皮质激素可直接作用于肾上腺髓质嗜铬细胞促进肾上腺素和去甲肾上腺素分泌，也可通过糖皮质激素间接刺激肾上腺髓质促进肾上腺素和去甲肾上腺素的分泌。

3. 反馈调节 当肾上腺素和去甲肾上腺素分泌达一定量时，均可抑制其自身合成的限速酶（酪氨酸羟化酶），使合成速度减慢，合成的量减少（超短反馈）。

第五节 胰 岛

胰岛是散在于胰腺腺泡之间的许多内分泌细胞群，约占胰腺体积的 1%。在胰岛内至少有 5 种内分泌细胞，分别是 A、B、D、D_1 和 PP 细胞，其中 A 细胞约占 20%，分泌胰高血糖素；B 细胞约占 60%～70%，分泌胰岛素。

一、胰 岛 素

胰岛素（insulin）是由两条肽链组成的含有 51 个氨基酸残基的小分子蛋白质激素。胰岛素分子量为 5808，在血液中的半衰期是 5 分钟，主要在肝脏灭活。我国科学家在 1965 年首先运用化学方法，人工合成了具有高度生物活性的胰岛素，为人类揭示生命本质作出了巨大贡献。

（一）胰岛素的生理作用

胰岛素是体内促进合成代谢及能源物质贮存的重要激素。胰岛素对物质代谢的调节主要是通过与组织细胞膜上的受体结合发挥作用，胰岛素受体几乎遍布所有的组织，但各类细胞分布的数量差异较大，其中肝细胞、肌细胞及脂肪细胞分布较多。

1. 对糖代谢的作用 胰岛素是调节血糖浓度最为重要的激素，其作用是降低血糖。作用途径是：①促进全身各类组织细胞对葡萄糖的摄取和利用；②加速肝细胞和肌细胞摄取葡萄糖合成糖原并贮存；③促进脂肪细胞摄取葡萄糖转变为脂肪；④抑制糖原的分解和糖异生作用。总之，胰岛素使血糖的去路增加、来源减少、血糖降低，故胰岛素分泌减少将引起血糖升高，若超过肾糖阈，即出现糖尿。

2. 对脂肪代谢的作用 胰岛素促进葡萄糖进入脂肪细胞合成脂肪并加以贮存；同时抑制脂肪的分解，降低血中脂肪酸的浓度。当胰岛素缺乏时，脂肪分解增加，贮存减少，血脂升高，易发生动脉粥样硬化，再者，脂肪酸在肝脏氧化为酮体，可引起酮症酸中毒。

3. 对蛋白质代谢的作用 胰岛素促进氨基酸进入组织细胞，促进 DNA、RNA 及蛋白质合成；同时抑制蛋白质分解，有利于机体生长发育和组织损伤修复。因此，糖尿病患者的伤口不易修复。

4. 其他 胰岛素还能促进钾进入细胞，使血钾降低。

临床上常将胰岛素、葡萄糖作为能量合剂的成分，用于治疗某些组织损伤或糖利用障碍的疾病，如肝炎、肝硬化、心肌损害等。

（二）胰岛素的分泌调节

1. 血糖浓度 血糖浓度是调节胰岛素分泌最重要的因素。血糖浓度升高时，可直接刺激胰岛 B 细胞，促进胰岛素分泌；血糖浓度降低时，胰岛素分泌减少。通过这一反馈调节，使血糖维持在正常水平。此外，血液中氨基酸和脂肪酸的浓度对胰岛素的分泌也有类似血糖的调节作用，只是作用较弱。如果长时间的高血糖、高氨基酸和高脂血症对胰岛持续刺激，增加胰岛素分泌，会致使胰岛 B 细胞功能衰竭而引起糖尿病。

2. 激素作用 胃肠激素均可促进胰岛素分泌；胰高血糖素既可通过旁分泌直接刺激 B 细胞分泌胰岛素，也可通过升高血糖间接刺激胰岛素分泌；生长激素、甲状腺激素、糖皮质激素、雌激素、孕激素等均可通过升高血糖间接刺激胰岛素分泌；肾上腺素可抑制胰岛素分泌。

3. 神经调节 胰岛受迷走神经和交感神经的双重支配。迷走神经兴奋时，可直接引起胰岛素分泌，也可通过引起胃肠激素的分泌，间接促进胰岛素分泌；交感神经兴奋时，则抑制胰岛素分泌。

知识链接

糖尿病患者的“三多一少”

糖尿病患者的主要临床表现是“三多一少”，即多尿、多饮、多食和体重减轻。由于血糖升高，超过肾糖阈，引起渗透性利尿，出现多尿；因水排出过多致口渴则多饮；因糖丢失过多而易饥饿则多食；外周组织对葡萄糖利用障碍，脂肪、蛋白质分解，人体消瘦则体重减轻。

二、胰高血糖素

胰高血糖素（glucagons）是由胰岛 A 细胞分泌的 29 个氨基酸残基组成的直链多肽激素，分子量 3485。血液中半衰期 5～10 分钟，主要在肝脏灭活，部分在肾内降解。

（一）胰高血糖素的生理作用

胰高血糖素的作用基本与胰岛素相反，是一种促进物质分解、动员体内能量供应物质的激素。

1. 对糖代谢的作用 胰高血糖素具有很强的促进肝糖原分解及糖异生的作用，使血糖明显升高。

2. 对脂肪代谢的作用 胰高血糖素促进脂肪的分解及脂肪酸氧化形成酮体，使血中酮体升高。

3. 对蛋白质代谢的作用 胰高血糖素促进蛋白质的分解并抑制其合成，能使氨基酸迅速进入肝细胞，进行糖异生转变为肝糖原。

此外，大剂量的胰高血糖素可使心肌细胞内的 cAMP 含量增加，心肌收缩力增强。

（二）胰高血糖素分泌的调节

胰高血糖素的调节也基本与胰岛素相反，血糖浓度也是影响胰高血糖素分泌的重要因素。

1. 血糖浓度 血糖浓度降低时，胰高血糖素分泌增加，反之则减少。

2. 胰岛素 胰岛素可通过降低血糖浓度而间接促进胰高血糖素的分泌；也可通过旁分泌直接作用于胰岛 A 细胞，抑制胰高血糖素的分泌。

3. 神经调节 当交感神经兴奋时，胰高血糖素分泌增加，而迷走神经兴奋时，则分泌减少。

（杨汎雯）

思考题

1. 比较生长激素和甲状腺激素对机体生长发育的影响。
2. 机体长期缺碘为什么会引起甲状腺肿大？
3. 为什么长期大剂量使用糖皮质激素不能突然停药？
4. 在体内调节血糖水平的激素有哪些？它们是怎样调节的？
5. 简述甲状旁腺激素和降钙素是如何维持血钙浓度相对稳定的。

第十二章　生　　殖

学习目标

1. 掌握雄激素的生理作用；雌激素和孕激素的生理作用；月经周期中子宫内膜的周期性变化。
2. 熟悉月经周期的概念及形成原理。
3. 了解睾丸生精作用；卵巢生卵作用。

生物体生长发育成熟后，能够产生与自己相似的子代个体，这种功能称为生殖（reproduction）。它是维持生命延续和种系繁衍的重要生命活动。高等动物的生殖是通过两性生殖器官的活动实现的。这一复杂的过程包括生殖细胞（精子和卵子）的形成、交配与受精、着床、胚胎发育以及分娩等重要环节。

第一节　男性生殖

男性的主性器官是睾丸（testis），附属性器官包括附睾、输精管、精囊、前列腺、尿道球腺和阴茎等。本节主要介绍睾丸的生精功能和内分泌功能。

一、睾丸的功能

（一）睾丸的生精作用

睾丸主要由精曲小管和间质细胞组成。精曲小管是精子的生成部位，其管壁由生精细胞和支持细胞构成。间质细胞存在于精曲小管间的结缔组织内，具有合成和分泌雄激素等功能。

在精子生成的过程中，支持细胞对各级生精细胞起支持、保护和营养作用。支持细胞紧密连接形成的血-睾屏障可阻止某些物质进出生精上皮，形成有利于精子分化发育的“微环境”，同时还能防止生精细胞的抗原物质进入血液循环而引起免疫反应。精子生成还需要适宜的温度，阴囊内温度较腹腔温度约低 1～8℃，适宜精子的生成。

精子在精曲小管生成后，暂时贮存于附睾、输精管等处。在附睾内精子进一步成熟，并获得运动能力。精子于附睾、精囊、前列腺和尿道球腺的分泌物混合形成精液，在性高潮时射出体外。精子也在输精管壶腹部、精囊等处贮存，故在输精管结扎术后的一段时间内，射出的精液中还有精子。正常男性每次射出的精液 3～6ml，每毫升精液约含精子 0.2 亿～4 亿个，少于 0.2 亿时，不易使卵子受精。

知识链接

隐 睾 症

在胚胎发育期，如果某种原因导致睾丸未降入阴囊内而滞留在腹腔或腹股沟管内，称为隐睾症。2岁以后隐睾因处于腹腔内相对高温下会出现病变，6～10岁开始轻度萎缩，11～15岁时明显萎缩。16岁以后则严重萎缩。双侧隐睾常可因精子异常或无精子而造成不育，这是男性不育症的原因之一。

（二）睾丸的内分泌功能

睾丸的间质细胞分泌雄激素，支持细胞分泌抑制素。

1. 雄激素（androgen） 睾丸间质细胞分泌的雄激素主要有睾酮（testosterone，T）、雄酮（androsterone）、脱氢异雄酮（dehydroiepiandrosterone，DHEA）和雄烯二酮（androstenedione）等几种。各种雄激素中，睾酮的生物活性最强，其余雄激素的生物活性仅及睾酮的1/5，肾上腺皮质和卵巢也分泌少量睾酮。

（1）睾酮的合成、运输与代谢：睾酮是在间质细胞线粒体内的胆固醇经羟化，侧链裂解，形成孕烯醇酮，再经17-羟化脱去侧链而形成的。血液中98%睾酮与血浆蛋白结合；只有2%的睾酮以游离形式存在，只有游离的睾酮才具有生物活性。结合与游离形式的睾酮之间处于动态平衡状态。结合形式的睾酮可作为血浆中睾酮的贮存库。睾酮主要在肝内灭活，多数睾酮经还原、氧化及侧链裂解转变为17-酮类固酮，包括雄酮、异雄酮及原胆烷醇酮等代谢产物，由尿排出，少数经粪便排出。

正常情况下，20～50岁的男子血中睾酮的含量最高，为19～24nmol/L；50岁以上，随年龄增长含量逐渐减少。此外，成年男子血中睾酮水平还表现有年节律、日节律及脉冲式分泌的现象，且个体差异较大。

（2）睾酮的生理作用：睾酮的作用比较广泛，主要有以下几方面：①促进男性附性器官的生长发育并维持成熟状态。若切除睾丸后，男性附性器官前列腺、精囊、阴茎等均萎缩，注射睾酮后可使其恢复。②促进男性副性征的出现并维持其正常状态。两性在青春期开始，会出现一系列与性有关的特征，称为副性征或第二性征。男性表现喉结突出、嗓音低沉、骨骼粗壮、肌肉发达、毛发呈男性型分布。若在青春期前切除睾丸，则男性副性征将不出现。可见，副性征和附性器官的发育有赖于主性器官的功能。③维持生精作用。睾酮进入精曲小管可直接转变为活性更强的双氢睾酮，与生精细胞的雄激素受体结合，促进精子的生成。④维持正常的性欲。⑤促进蛋白质合成，特别是肌肉和生殖器官的蛋白质合成；促进骨骼生长及钙、磷沉积；参与水盐代谢，有利于水和钠等电解质在体内的适度潴留。此外，还可刺激促红细胞生成素的生成，促进骨髓造血功能，使红细胞生成增多。

2. 抑制素（inhibin） 抑制素是由睾丸支持细胞分泌的一种分子量约为32 000的糖蛋白激素，由α和β两个亚单位组成。由于β亚单位的差异，抑制素可分为抑制素A（αβA）和抑制素B（αβB）两种形式。抑制素可选择性地作用于腺垂体，对促卵泡激素（FSH）的合成和分泌有很强的抑制作用，而生理剂量的抑制素对促黄体激素（LH）的分泌却无明显影响。此外，在性腺还存在与抑制素结构近似而作用相反的物质，它是由抑制素的两种β亚单位组成的同种二聚体或异种二聚体（βAβA、βBβB、βAβB），称为激活素（activin），其作用与抑制素的作用相反，可促进腺垂体分泌FSH。

二、睾丸功能的调节

睾丸的生精作用和内分泌功能均受到下丘脑-腺垂体的调控，下丘脑、腺垂体、睾丸在功能上联系密切，构成下丘脑-腺垂体-睾丸轴（hypothalamus-adenohypophysistestes axis）。睾丸分泌的激素又对下丘脑-腺垂体进行反馈调节，从而维持生精过程和各种激素水平的稳态。此外，在睾丸内生精细胞、支持细胞和间质细胞之间还存在复杂的局部调节机制。

（一）下丘脑-腺垂体对睾丸的调节

下丘脑分泌的促性腺激素释放激素（GnRH）经垂体门脉系统作用于腺垂体，促进腺垂体合成和分泌 FSH 和 LH。FSH 主要作用于生精细胞与支持细胞，促进精子的生成。LH 主要作用于间质细胞，刺激间质细胞的发育并分泌睾酮，所以 LH 也称为间质细胞刺激素。FSH 和 LH 对生精过程均有调节作用。LH 的作用是通过睾酮实现的。生精过程受 FSH 和睾酮的双重调控，前者起始动生精的作用，而后者则有维持生精的效应。切除脑垂体后睾丸萎缩，生精过程停止，睾酮分泌受抑制。注射 FSH 可使生精过程恢复，注射 LH 可恢复睾酮的分泌。

（二）睾丸激素对下丘脑-腺垂体的负反馈调节

当血中睾酮增多达到一定浓度时，可抑制下丘脑分泌 GnRH，进而抑制腺垂体分泌 LH，通过负反馈调节作用，可使血中睾酮浓度稳定在一定水平（图 12-1）。FSH 能刺激支持细胞分泌抑制素，而抑制素对腺垂体 FSH 的分泌有负反馈调节作用，从而稳定 FSH 的分泌，保证睾丸生精功能的正常进行。

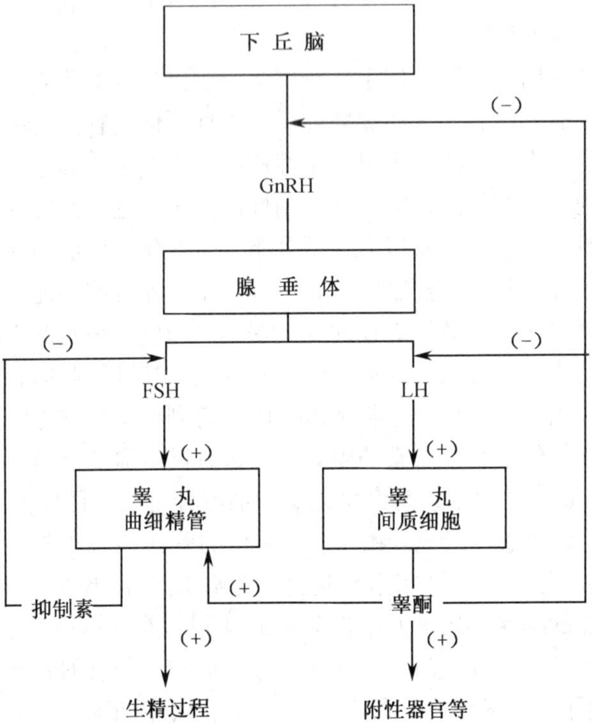

图 12-1 下丘脑-腺垂体-睾丸激素系统的功能及睾酮负反馈作用示意图

＋表示促进；－表示抑制

(三) 睾丸的局部调节

在睾丸支持细胞与生精细胞和间质细胞之间还能通过旁分泌的方式，局部调节睾酮的分泌和生精的过程。如切除动物的垂体，可使生精过程中止，在睾丸局部植入睾酮，该局部可维持生精功能。如注射大量雄激素而不给 FSH 也可使生精过程恢复。

第二节 女性生殖

女性的主性器官是卵巢，附性器官包括输卵管、子宫、阴道、外生殖器等。卵巢也具有双重功能：一是生卵功能，可产生和排放卵子；二是内分泌功能，可分泌雌激素和孕激素。

一、卵巢的功能

卵巢是一对扁椭圆形的器官。成年女性双侧卵巢重约 10～20g。卵巢内有许多发育不同阶段的卵泡（ovarian follicle）。新生儿卵巢内约有 60 万个未发育的原始卵泡，到青春期减少到 30 万～40 万个，绝经期仅存几百个。从青春期开始，每月约有 15～20 个原始卵泡同时开始发育，但是通常只有 1～2 个可发育成优势卵泡并发育成熟，排出其中的卵细胞，而其余的卵泡均在发育过程中退化，形成闭锁卵泡。

(一) 卵巢的生卵作用和卵巢周期

卵巢的生卵作用是成熟女性最基本的生殖功能。青春期开始后，卵巢在腺垂体促性腺激素的作用下，生卵功能出现周期性变化，一般分为三个阶段，即卵泡期或排卵前期、排卵期和黄体期或排卵后期（图 12-2）。

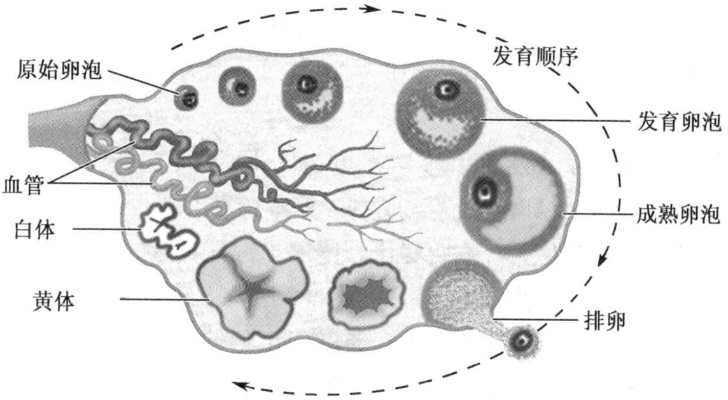

图 12-2　卵泡发育示意图

1. 卵泡期（follicular phase）　是卵泡发育并成熟的阶段。原始卵泡在发育过程中，经历初级卵泡、次级卵泡的不同发育阶段，最终成为成熟卵泡。原始卵泡由一个卵母细胞和周围的单层卵泡细胞组成。随着卵泡的发育，卵母细胞逐渐增大，卵泡细胞也不断增殖，由梭形或扁平的单层细胞变成单层的颗粒细胞，并分泌糖蛋白包绕卵母细胞，形成透明带。同时卵泡周围的间质细胞环绕在颗粒细胞外，分化增殖为内膜细胞和外膜细胞，形成次级卵泡。继而颗粒细胞合成分泌的黏多糖及血浆成分进入卵泡，形成卵泡液和卵泡腔，将覆盖有多层颗粒细胞的卵细胞推向一侧，形成卵丘，最后转变为成熟卵泡。此时初级卵母细胞分裂为次级卵母细胞（即成熟卵子）和第一极体。

2. 排卵期（ovulation phase） 当卵泡发育为成熟卵泡后，其中的卵细胞在 LH 等多种激素的作用下，向卵巢表面移动，成熟卵泡壁破裂，出现排卵孔，卵细胞与透明带、放射冠及卵泡液被排出卵泡，此过程称为排卵。排出的卵细胞即被输卵管伞捕捉，送入输卵管中。

3. 黄体期（luteal phase） 排卵后，残余的卵泡壁内陷，血液进入卵泡腔，发生凝固，形成血体，随着血液被吸收。残留的颗粒细胞与卵泡膜细胞黄体化，形成外观为黄色的黄体（corpus luteum）。若卵子受精成功，胚胎可分泌人绒毛膜促性腺激素（human chorionic gonadotropin，hCG），使黄体继续发育为妊娠黄体。若排出的卵子未能受精，则在排卵后第 9～10 天黄体开始变性，并逐渐被结缔组织所取代，成为白体而萎缩、溶解。

（二）卵巢的内分泌功能

卵巢主要分泌雌激素和孕激素，此外还分泌抑制素、少量的雄激素及多种肽类激素。卵泡期主要由颗粒细胞和内膜细胞分泌雌激素，而黄体期则由黄体分泌孕激素和雌激素。

1. 雌激素（estrogen） 人类的雌激素包括雌二醇（estradiol，E_2）、雌酮（estrone）和雌三醇（estriol，E_3）。三者中以雌二醇活性为最强，雌酮的活性仅为雌二醇的 10%，雌三醇的活性最低。雌激素是以雄激素及睾酮为前体合成的。在芳香化酶的作用下，睾酮转化为雌二醇，雄烯二酮转化为雌酮。雌三醇是雌二醇在肝脏降解的主要代谢产物，以葡萄糖醛酸盐或硫酸盐的形式，随尿排出体外。因此，肝功能障碍可导致体内雌激素过多。

一般认为，卵泡的内膜细胞和颗粒细胞共同参与雌激素的合成。卵泡内膜细胞在 LH 作用下产生的雄烯二酮和睾酮，通过扩散进入颗粒细胞，颗粒细胞在 FSH 的作用下使芳香化酶活性增强，进而使雄烯二酮转变为雌酮，睾酮转变为雌二醇。对这一过程的阐述，即由内膜细胞生成雄激素，再由颗粒细胞产生雌激素，称为雌激素合成的双重细胞学说。

雌激素的主要生理作用：

（1）促进女性生殖器官的发育：雌激素可协同 FSH 促进卵泡发育，诱导排卵前夕 LH 峰的出现而引发排卵，是卵泡发育、成熟、排卵必不可缺少的调节因素。雌激素也能促进子宫发育，使子宫内膜发生增生期变化，增加子宫颈黏液的分泌，促进输卵管上皮增生、角化，糖原含量增加，阴道分泌物呈酸性。

（2）促进女性第二性征和性欲的产生：雌激素可促使脂肪沉积于乳腺、臀部等部位，毛发呈女性分布，音调较高，出现并维持女性第二性征。

（3）对代谢的影响：雌激素对蛋白质代谢、脂肪代谢、骨骼代谢及水盐代谢都发生影响，还可促进生殖器官的细胞增殖和分化，加速蛋白质合成，促进生长发育、降低血浆低密度脂蛋白而增加高密度脂蛋白含量，增加成骨细胞的活动和钙、磷沉积，促进骨的成熟及骨骺愈合。高浓度的雌激素可使醛固酮分泌增多而导致水、钠潴留。

2. 孕激素 孕激素主要有孕酮（progesterone，P）、20α-羟孕酮和 17α-羟孕酮，其中以孕酮的生物活性最强。排卵前，颗粒细胞和卵泡膜即可分泌少量孕酮；排卵后，黄体细胞在分泌雌激素的同时，分泌大量孕酮，使血中孕酮浓度从卵泡期的约 0.8pg/ml 上升到黄体期的约 9.7pg/ml，在排卵后 5～10 天达到高峰，以后逐渐降低。孕酮主要在肝脏降解为孕二醇等代谢产物，然后随尿、粪排出体外。妊娠两个月左右，胎盘开始合成孕酮。

孕激素的生理作用主要是使子宫内膜和子宫肌为孕卵着床作准备，并维持妊娠。由于雌激素可调节孕酮受体的数量，因此孕酮的绝大部分作用是以雌激素的作用作为基础的。归纳起来，孕酮的生理作用主要包括以下几个方面：

（1）对腺垂体激素的分泌起调节作用：排卵前，孕酮可协同雌激素诱发 LH 分泌出现高峰，而排卵后则对腺垂体激素的分泌起负反馈调节作用。

（2）影响生殖器官的生长发育和功能活动：孕酮可促使处于增生期的子宫内膜进一步增厚，并进入分泌期，从而为受精卵的生存和着床提供适宜的环境。此外孕酮还有降低子宫肌细胞膜的兴奋性，抑制母体对胎儿的排斥反应，以及降低子宫肌对催产素的敏感性等作用。

（3）促进乳腺腺泡发育的作用：在雌激素作用的基础上，孕酮可促进乳腺腺泡的发育和成熟，并与催产素等激素一起，为分娩后泌乳做准备。

（4）升高女性基础体温：女性的基础体温在卵泡期较低，排卵日最低，排卵后可升高 0.5℃左右，直至下次月经来临。临床上常将基础体温的变化作为判断有无排卵的标志之一。在女性绝经期后或卵巢摘除后，基础体温的特征性变化消失。排卵影响基础体温的机制可能与孕酮和去甲肾上腺素对体温中枢的协同作用有关。

二、卵巢功能的调节

（一）月经周期

女性自青春期起，性激素的分泌和生殖器官的形态功能每月均发生周期性变化，其中最明显的表现是每月一次的子宫内膜剥脱和出血的周期性变化，称为月经周期（menstruation cycle）。月经周期历时 20～40 天，平均 28 天。一般 12～14 岁开始第一次来月经，称为月经初潮。50 岁左右月经周期停止，此后称为绝经期（menopause）。月经周期中，由于卵巢激素的周期性分泌，子宫内膜功能层发生周期性的变化，其变化可分为三期（图 12-3、表 12-1）。

表 12-1 月经周期中子宫内膜变化

月经周期	时 间	内膜变化
月经期	第 1～4 天	螺旋小动脉痉挛，内膜缺血、缺氧、剥脱、出血
增殖期	第 5～14 天	内膜、腺体快速增生，螺旋动脉迅速生长
分泌期	第 15～28 天	内膜继续变厚，动脉增长卷曲，腺体增长呈高度分泌状态，晚期血管痉挛收缩

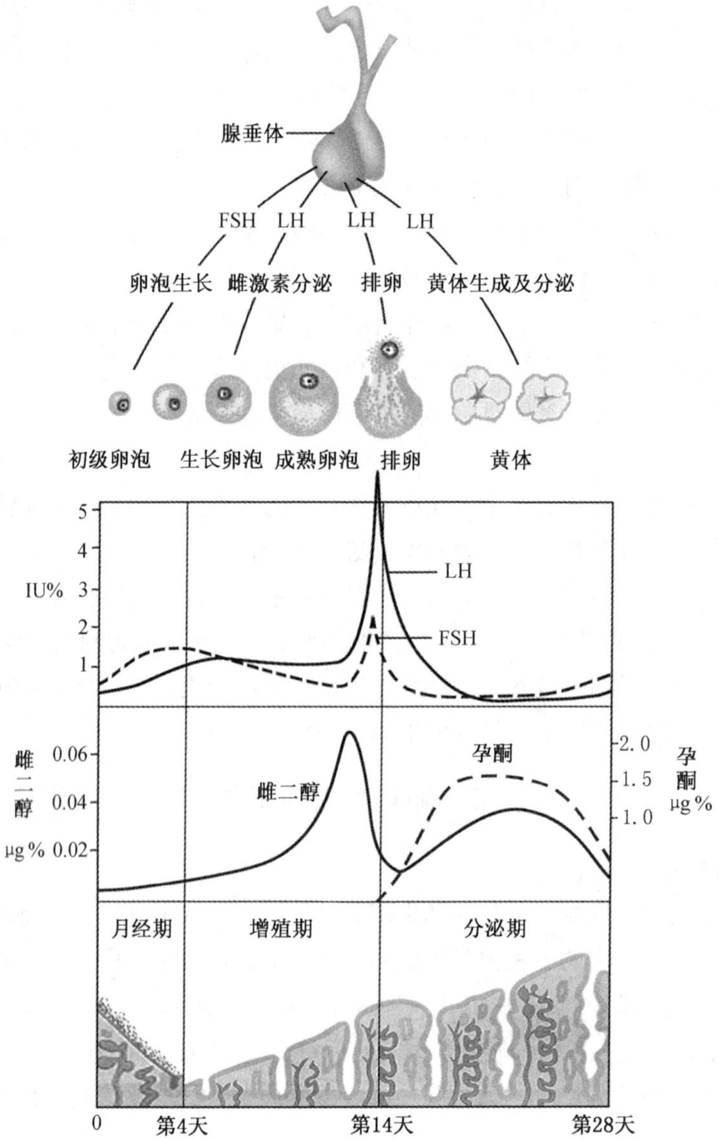

图 12-3 月经周期形成示意图

1. 增殖期 从月经停止起至排卵止，即月经周期第 5～14 天，称增殖期（proliferative phase）。在此期内，卵泡不断发育并分泌雌激素。雌激素促使子宫内膜逐渐增殖，血管及腺体增生，但腺体尚不分泌。至此期末，卵巢内有一个卵泡发育成熟，出现排卵。

2. 分泌期 从排卵后到下次月经前，即月经周期的第 15～28 天，称分泌期（secretory phase）。排卵后的卵泡形成黄体，开始分泌孕激素与雌激素。在雌激素和孕激素的作用下，特别是在孕激素的作用下使子宫内膜在增殖期的基础上进一步增生变厚，血管扩张、腺体迂曲，并具有分泌功能，为受精卵着床和发育做好准备。在此期内，如果受孕，黄体则发育成妊娠黄体继续分泌孕激素和雌激素，使子宫内膜形成蜕膜。如未受孕，黄体萎缩，进入月经期。

3. 月经期 从月经开始到出血停止，即月经周期第 1～4 天，称月经期。在此期内，由于黄体开始退化、萎缩，血中孕激素和雌激素水平迅速地下降。子宫内膜由于失去这两种激素的支持，使子宫内膜功能层的螺旋小动脉痉挛，导致内膜缺血、缺氧、脱落，引起出血，即月经来潮。血量100ml左右，因其富含纤溶酶而不易凝固。月经期因子宫腔内膜剥落，表面形成创伤面，如果不注意卫生，容易将细菌引入，使其逆行而上，进入子宫腔内，引起子宫内的感染。故在月经期，应注意经期卫生。

知识链接

闭 经

闭经是指女子年满18岁月经仍未来潮，或以往有过正常月经，现月经闭止超过3个月以上者。前者又称原发性闭经，后者称为继发性闭经。青春期前、妊娠期、哺乳期及更年期的停经及绝经均属生理现象，如卵子受精而怀孕，黄体继续分泌孕激素与雌激素，子宫内膜可不再脱落，不出现月经。正常生育期妇女，闭经往往是怀孕的信号。

（二）月经周期形成的机制

月经周期的形成主要是下丘脑-腺垂体-卵巢轴活动的结果。卵巢周期活动包括卵泡期（follicular phase）（排卵前期）和黄体期（luteal phase）（排卵后期）。月经周期的前两期处于卵巢周期的卵泡期，而分泌期则与黄体期相对应。

1. 卵泡期 此期开始时，由于卵巢黄体退化，血中雌激素、孕激素的水平迅速下降，导致子宫内膜脱落与出血，即月经来潮。由于血中雌激素和孕激素均处于低水平，对下丘脑和腺垂体的抑制作用解除，FSH和LH在血液中浓度相继增加，FSH促使卵泡生长发育成熟，并与LH共同作用，使卵泡分泌雌激素。在雌激素的作用下，子宫内膜发生增殖期的变化。在增殖期末，即排卵的前一日左右，雌激素在血中的浓度达到高峰。

血中雌激素浓度在增殖期末，即达到峰值。通过雌激素的正反馈作用，下丘脑分泌促性腺激素释放激素（GnRH）增多，刺激腺垂体大量分泌LH与FSH，尤其是血中LH浓度增加最为明显，形成LH峰（LH surge）。高浓度的LH在孕激素的配合下，使已经发育成熟的卵泡破裂排卵。

2. 黄体期 排卵后，在LH作用下，卵巢内残余的卵泡形成黄体，继续分泌大量孕激素和雌激素。雌激素使黄体细胞上LH受体数量增加，进一步促进孕激素的分泌，使黄体分泌孕激素在排卵后8～10天出现高峰，雌激素也再次升高，形成第二个高峰（略低于第一次）。在雌激素和孕激素的共同作用下，子宫内膜发生分泌期变化。高浓度的孕激素与雌激素通过负反馈作用，抑制腺垂体LH及FSH的分泌，于是黄体开始退化、萎缩，导致血中孕激素和雌激素浓度急剧下降至最低水平，一方面形成月经，另一方面对下丘脑和腺垂体的抑制作用解除，使腺垂体FSH与LH的分泌又开始增加，卵巢中卵泡又开始生长发育，重复新的月经周期。

由此可见，卵巢的周期性变化和月经周期的产生，是在大脑皮层控制下由下丘脑-腺垂体-卵巢轴的调控下完成的。卵巢的周期性变化是月经周期形成的基础。

知识链接

月经失调

月经失调表现为月经周期或出血量的异常，或月经前、经期腹痛及全身症状。主要原因：①神经内分泌功能失调引起：主要是下丘脑-腺垂体-卵巢轴的功能不稳定或是有缺陷，即月经病。②器质性病变或功能失常。许多全身性疾病如血液病、高血压病、肝病、内分泌病、流产、宫外孕、葡萄胎、生殖道感染、肿瘤（如卵巢肿瘤、子宫肌瘤）等均可引起月经失调。另外，强烈的精神刺激、急剧的环境变化、节食等也可引起月经失调。

（柳海滨）

思考题

1. 简述雄激素生理作用。
2. 简述雌激素和孕激素的生理作用。
3. 睾丸的功能活动是如何调节和控制的？
4. 卵巢的分泌活动是如何调节和控制的？

第十三章　其他年龄段生理

学习目标

1. 了解小儿各年龄分期及各系统的解剖生理特点。
2. 了解老年人的年龄划分标准及老年人各系统的生理变化。

以上十二章内容基本上是成人生理，本章简单介绍小儿生理和老年生理。

第一节　小儿生理

从胎儿期开始至青春期结束的人群统称为小儿。整个小儿阶段一直是处在不断生长发育的过程中，年龄愈小与成人的差别愈大，绝非成人的缩影。因此，在实际工作中掌握各年龄段小儿的生理特点非常重要。

一、小儿各年龄分期

（一）胎儿期（fetal period）

从精子与卵子结合，即新生命的开始，到小儿出生统称为胎儿期。怀胎最初 8 周为胚胎期，是机体各器官原基分化的关键时期，此时如果受到各种不利因素的影响，便可影响胎儿各器官的正常分化，从而造成流产或各种畸形，因此孕期保健必须从妊娠早期开始。从第 9 周起到出生为胎儿期，是以组织器官迅速生长和功能渐趋成熟为其主要特点。胎龄满 37 周到不满 42 周为足月儿。

由于胎儿完全依靠母体而生存，胎盘和脐带的异常或其他原因引起的胎儿缺氧、各种感染、孕妇营养不良、吸烟、酗酒、心理创伤等不利因素均可使胎儿生长发育障碍，并导致死胎、流产、早产或先天畸形等严重后果，因此加强孕期保健和胎儿保健十分重要。

（二）新生儿期（neonatal period）

自出生后脐带结扎起到满 28 天称为新生儿期，出生不满 7 天称新生儿早期。新生儿期是婴儿出生后适应外环境的阶段，此时小儿开始独立生活，外环境发生了剧烈变化，由于其生理调节和适应能力还不够成熟，因此发病率高，死亡率也高，尤以出生后第 1 周死亡率最高。新生儿死亡多数是可以预防的，因此新生儿期保健特别强调加强护理，如保暖、喂养、消毒隔离、清洁卫生等。

围生期包括胎儿期的一部分和新生儿期的一部分或全部，国内普遍采用的定义是指胎龄满 28 周至出生后 7 天，这一时期包括胎儿晚期、分娩过程和新生儿早期，是小儿经历巨大变化、生命面临最大危险的时期。围生期死亡率是衡量一个国家或地区的产科和新生儿科质量乃至该地区卫生水平的一项重要指标。

（三）婴儿期（infancy）

从出生到满1周岁为婴儿期，此期小儿以乳汁为主食，故又称为乳儿期，这是小儿出生后生长发育最迅速的时期，身长在1年中增长50%，体重增加2倍，脑发育也很快，1周岁时已开始学走，并能听懂一些句子和有意识地发几个音。由于生长迅速，小儿对营养和能量的需求相对较大，但消化吸收功能尚不够完善，容易发生消化功能紊乱和营养不良。后半年因从母体获得的被动免疫力逐渐消失，故易患感染性疾病。

此期母乳喂养十分重要，还需有计划地预防接种，完成基础免疫程序，并应重视卫生习惯的培养。

（四）幼儿期（infancy）

1周岁到3周岁称为幼儿期，此时小儿生长速度稍减慢但活动范围扩大，接触周围人和事物增多，故智力发育较快，语言、思维和交际能力增强，但对各种危险的识别能力不足，故应注意防止意外伤害和中毒的发生。膳食也从乳汁转换到饭菜，并逐步向成人饮食过渡，应注意防止营养不良和消化系统功能紊乱。由于活动范围扩大而自身免疫力尚不够健全，故仍应注意预防传染病。

（五）学龄前期（pre-school age）

3周岁以后到6～7岁入小学前为学龄前期。小儿在此期生长速度较慢，每年体重约增加2kg，身高约增加5cm，但智力发育更趋完善，好奇多问，模仿能力强。由于此期的小儿具有较大的可塑性，因此要注意培养其良好的道德品质和生活习惯，为入学做好准备。学龄前儿童抗病能力有所增强，但因接触面广，仍可发生传染病和各种意外伤害，并易罹患免疫性疾病，如急性肾炎、风湿热等。

（六）学龄期（school age）

从6～7岁入学起到12～14岁进入青春期为止称为学龄期，此期小儿体格稳步增长，除生殖系统以外的其他器官发育到本期末已接近成人水平。脑的形态发育基本结束，智力发育进一步成熟，早期的活动发展到目的明确的运动，如体育竞赛等；由于求知能力加强，理解、分析与综合能力逐步提高，因此此期是接受科学教育的重要时期。发病率在这个时期有所降低，但要注意预防近视和龋齿，端正坐、立、行的姿势，安排有规律的生活、学习和锻炼，保证足够的营养和睡眠，预防精神、情绪和行为等方面出现问题。

（七）青春期（adolescent age）

从第二性征出现到生殖器官基本发育成熟称为青春期。女孩从11～12岁到17～18岁，男孩从13～14岁开始到18～20岁，但个体差异较大，也存在种族差异。此期由于性激素的作用使生长发育速度明显加快，性别差异显著。男性肩宽、肌肉发达、声音变粗以及胡须长出，而女性则骨盆变宽、皮下脂肪增厚。女孩出现月经，男孩发生遗精。此时由于神经内分泌调节不够稳定，可出现良性甲状腺肿、贫血以及女孩出现月经不规则、痛经等。由于与社会接触增多，外界环境对其影响越来越大，常可导致心理、行为及精神等方面的问题。此期在保健方面，除了要保证供给足够的营养、加强体育锻炼以及注意休息外，还应根据此期心理特点，加强教育和引导，树立正确的人生观和价值观。青春期也是学习科学文化知识的最佳时期，因此必须高度重视。

二、小儿各系统的解剖生理特点

（一）小儿消化系统解剖生理特点

1. 口腔 新生儿及婴幼儿口腔黏膜薄嫩，血管丰富，唾液腺发育不够完善，唾液分泌少，口腔黏膜干燥，易受损伤和细菌感染；3～4个月时唾液分泌开始增加，5～6个月时明显增多。3个月以下小儿唾液中淀粉酶含量较低，不宜喂淀粉类食物。婴儿口底浅，不能及时吞咽所分泌的全部唾液，常发生生理性流涎。

2. 食管 新生儿和婴儿的食管呈漏斗状，弹力组织及肌层尚不发达，食管下段贲门括约肌发育不成熟，控制能力差，常发生胃食管反流，绝大多数在8～10个月时症状消失。婴儿吸奶时常吞咽过多空气，易发生溢奶。

3. 胃 婴儿胃呈水平位，由于贲门肌张力低，幽门括约肌发育较好，且自主神经调节功能较弱，故易引起幽门痉挛，出现呕吐现象。

4. 肠 婴幼儿升结肠与后壁固定差，易发生肠扭转和肠套叠。由于肠壁薄，通透性高，屏障功能低下，肠内毒素、消化不全产物和过敏原等可经肠黏膜进入血液，易引起全身感染和变态反应性疾病。

5. 肝 婴儿时期胆汁分泌较少，故对脂肪的消化吸收能力较弱。

6. 胰腺 婴幼儿时期胰液及其消化酶的分泌易受炎热天气和各种疾病的影响而被抑制，容易发生消化不良。

7. 健康小儿粪便

（1）胎粪：新生儿出生24小时即会排出胎粪，3～4天内排完，胎粪呈黑绿或深绿，黏稠、无臭，由脱落的上皮细胞、浓缩消化液及胎儿时期吞入的羊水组成。若喂乳充分，2～3天后即转为正常婴儿粪便。

（2）人乳喂养粪便：呈黄色或金黄色，多为均匀糊状，或带少许粪便颗粒，或较稀薄，绿色，不臭，呈酸性反应。每天排便2～4次，一般在增加辅食后排便次数即减少，1周岁后减至1～2次/天。

（3）人工喂养儿粪便：用牛、羊乳喂养的婴儿粪便为淡黄色或灰黄色，较干稠，呈中性或碱性反应。因牛乳含蛋白质较多，则粪便有明显的蛋白质分解产物产生的臭味，大便1～2次/天，且易发生便秘。

（4）混合喂养儿粪便：喂人乳加牛乳者的粪便与喂牛乳者相似，但前者较软而黄。添加淀粉类食物可使大便增多，稠度稍减，稍呈暗褐色，但臭味加重。添加各类蔬菜、水果等辅食后大便外观与成人粪便相似，1～2次/天。

（二）小儿呼吸系统生理特点

1. 呼吸频率与节律 年龄越小，呼吸频率越快，但小儿因呼吸中枢发育不完善，容易出现呼吸节律不齐，尤以早产儿、新生儿最显著。

2. 呼吸类型 由于婴幼儿呼吸肌发育不全，呼吸时胸廓活动范围小而膈肌活动明显，于是呈腹式呼吸。随着年龄增长，呼吸肌逐渐发育成熟，小儿开始行走时，膈肌和腹腔脏器逐渐下降，肋骨由水平位逐渐倾斜，此时表现为胸式呼吸。

3. 呼吸功能特点

（1）潮气量：年龄越小，潮气量越少。

（2）肺活量：小儿约为50～70ml/kg。安静时年长儿仅用肺活量的12.5%来呼吸，婴幼儿则需用30%左右。

(3) 气道阻力：小儿气道阻力大于成人，气管管径随发育而增大，气道阻力随年龄增大而递减。

通过以上呼吸功能特点显示，小儿各项呼吸功能的储备能力均较低。当患呼吸系统疾病时，较易发生呼吸衰竭。

(三) 小儿循环系统生理特点

1. 心率 小儿的心率相对较快，主要是由于新陈代谢旺盛，组织需要更多的血液供给，而心脏排出量有限，只有通过增加心率以满足机体的需要。同时婴幼儿心迷走神经兴奋性较低，心交感神经的作用占优势，故心率较快。心率随年龄增长而逐渐减慢，新生儿平均120～140次/分，1岁以内110～130次/分，2～3岁100～120次/分，4～7岁80～100次/分，而8～14岁70～90次/分。

小儿脉搏次数极不稳定，易受各种因素的影响，如进食、活动、哭闹以及发热等。因此，应在小儿安静时测量脉搏。凡脉搏显著增快，而在睡眠时不见减慢者，应考虑患有器质性心脏病。

2. 血压

动脉血压：动脉血压的高低主要取决于排出量的多少和外周阻力的大小。婴儿由于排出量较少，血管口径较粗，动脉管壁柔软，故动脉血压较低，以后随年龄增长而逐渐升高。为了便于推算，可采用下列公式：收缩压＝（年龄×2）＋80mmHg，此数值的2/3为舒张压。收缩压高于此标准20mmHg为高血压；低于此标准20mmHg为低血压。小儿年龄越小则血压越低，一般收缩压低于75～80mmHg为低血压。正常情况下，下肢血压比上肢约高20mmHg。

(四) 小儿造血和血液特点

1. 造血特点 在胚胎期和出生后的不同发育阶段，小儿造血的器官有所不同。

(1) 胚胎期造血：血细胞的生成最先在卵黄囊的血岛，继而在肝、脾、骨髓。

(2) 出生后造血：为胚胎造血的继续。出生后主要是骨髓造血，生成各种血细胞。淋巴组织是产生淋巴细胞的场所。异常情况下可出现骨髓外造血。

1) 骨髓造血：为出生后主要造血器官。各种血细胞均在骨髓生成。婴幼儿全身骨骼均含红骨髓，全部参与造血，所以造血的代偿能力差。当造血需要增加时，容易出现骨髓外造血。

2) 骨髓外造血：骨髓外造血是指肝、脾、淋巴结又恢复到胎儿时期的造血状态，出现肝、脾、淋巴结肿大，同时周围血象出现幼稚红细胞和（或）幼稚粒细胞。正常情况下，骨髓外造血极少。由于出生后前几年骨髓造血储备能力差，当出现某些异常情况（如严重感染、溶血性贫血等），造血功能增强时，小儿又恢复到胎儿时期的造血状态，即骨髓外造血。当病因去除后，又恢复到正常的骨髓造血。

2. 血液特点

(1) 红细胞数目和血红蛋白含量：由于胎儿期处于相对缺氧状态，红细胞数及血红蛋白含量均较高，生后几天内有较多的红细胞自行破坏（生理性溶血），至生后10天左右，红细胞数和血红蛋白含量比出生时约减少20%。以后由于婴儿生长发育迅速，循环血量增加较快，而此时促红细胞生成素水平较低，骨髓生成红细胞的能力下降，至生后2～3个月会出现轻度贫血，称为“生理性贫血”。3个月以后，促红细胞生成素生成增加，红细胞数和血红蛋白含量逐渐上升，至 12 岁时达到成人水平。

（2）白细胞计数及分类：初生时白细胞数可达（15～20）$\times 10^9$/L，出生后 6～12 小时为（21～28）$\times 10^9$/L，然后逐渐下降，至生后 1 周左右时平均为 12×10^9/L，婴儿时期维持在 10×10^9/L 左右，以后为（8～10）$\times 10^9$/L，8 岁后接近成人水平。

在白细胞分类中，其特点表现为粒细胞与淋巴细胞的比例变化突出。初生时中性粒细胞约占 0.06～0.65，淋巴细胞约占 0.30～0.35。生后 4～6 天两者比例相等（第一次交叉），以后在婴儿期淋巴细胞占优势，其比例约为 0.60，而中性粒细胞约占 0.35，至 4～6 岁时两者又相等（第二次交叉）。7 岁以后白细胞分类与成人相似。嗜酸性粒细胞、嗜碱性粒细胞和单核细胞比例各年龄段差别不大。

（3）血小板：血小板数与成人相似。

（五）小儿泌尿系统解剖生理特点

1. 输尿管　婴幼儿输尿管较长而弯曲，管壁肌肉及弹力纤维发育不良，容易扩张、受压及扭曲而导致梗阻，造成尿潴留而诱发感染。

2. 尿道　新生女婴尿道长仅 1cm（性成熟期 3～5cm），尿道外口暴露且接近肛门，易受细菌侵袭，故上行性感染比男婴多。男婴尿道较长，但常有包茎，积垢时也可引起上行性细菌感染。

3. 肾功能　新生儿出生时肾小球滤过率平均约为 20ml/min，早产儿更低，生后 1 周为成年人的 1/4，3～6 个月为成年人的 1/2，6～12 个月为成年人的 3/4，故过量的水分和溶质不能有效地排出，同时新生儿及婴幼儿对 Na^+ 的调节幅度有限，在应激状态下，容易发生水钠潴留。初生婴儿对尿的浓缩能力不及年长儿和成人，尿液最高渗透压仅为 700mmol/L（成人可达 1400mmol/L）。小儿肾功能在 1～1.5 岁时达到成人水平。

4. 尿液特点　出生后头几天尿色较深，稍混浊，放置后有红褐色沉淀，为尿酸盐结晶。正常婴幼儿尿液呈淡黄色且透明，但在寒冷季节放置后可出现乳白色沉淀，为盐类结晶。新生儿尿中可有微量蛋白质，与滤过膜通透性较高有关，以后正常小儿尿中不应有蛋白质。清洁新鲜尿液离心后沉渣镜检：红细胞＜3 个/HP，白细胞＜5 个/HP，管型一般不出现。可疑者可做 12 小时尿细胞计数（Addis）：若蛋白含量＜50mg，红细胞＜50 万，白细胞＜100 万，管型＜5000 个则为正常。

小儿尿量个体差异较大。正常婴儿每日排尿量为 400～500ml，幼儿为 500～600ml，学龄前儿童为 600～800ml，学龄儿童为 800～1400ml。当学龄儿童每日排尿量少于 400ml，学龄前儿童少于 300ml，婴幼儿少于 200ml 时，即为少尿。每日尿量少于 50ml 为无尿。

第二节　老年生理

随着年龄的增长，机体在结构和功能上发生的进行性退化，称老化（ageing）。

一、老年人的年龄划分标准

世界卫生组织（WHO）对老年人年龄的划分有两个标准：在发达国家将 65 岁以上的人群定义为老年人，而在发展中国家，特别是亚太地区，则将 60 岁以上的人群称为老年人。

老年期常被视为生命中的一个重要阶段，事实上对老年期还可以再划分为不同阶段。世界卫生组织根据现代人在生理和心理上的变化，将人的年龄界限又做了新的划分：44岁以下为青年人（puber）；45～59岁为中年人（the middle-aged）；60～74岁为年轻老人（the young old）；75～89岁为老老年人（the old old）；90岁以上为非常老的老年人（the very old）或长寿老年人（the longevous）。

我国民间常以“年过半百”为进入老年，并习惯以“花甲之年”代表老年，以“古稀之年”代表高寿。我国国务院规定退休年龄为：男60岁，女55岁，高级脑力劳动者65～70岁。中华医学会老年医学学会于1982年建议：我国以60岁以上为老年人。老年分期又划分为：45～59岁为老年前期，60～89岁为老年期，90岁以上为长寿期。

二、老年人各系统的生理变化

（一）循环系统生理变化

随着年龄的增加，心肌收缩力会下降，心排出量也会减少。一般在无压力状态下，老年人并未受到心脏功能变化的影响，只有当心脏需承受额外负担时，才会出现节律不齐。

动脉系统的正常老化包括动脉管壁变厚、胶原纤维增加、弹性纤维减少、钙质沉积以及变形。多数老年人有动脉粥样硬化，内脏器官血流量减少，特别是肾脏；弹性血管硬化，收缩压升高，同时阻力血管管腔变小，外周阻力增大，舒张压也升高；由于压力感受器敏感性下降，可出现体位性低血压，容易跌倒而受伤。80岁时，血管的舒张能力可下降50%，心脏负担更重。

随着年龄的增加，窦房结纤维组织增加，传导细胞减少，心率将减慢。安静时心排出量无明显变化，活动时可出现心排出量下降，影响各脏器的血流量。老年人脑、冠状动脉以及肾的血流量少于青年人，脑血流量下降可致眩晕及意识模糊，冠状动脉血流量下降可致心脏供血不足，从而使机体对活动的耐受力和应激反应能力降低。突然的情绪变化和某些疾病可加重老年人心脏负担，导致心功能衰竭甚至死亡。

（二）呼吸系统生理变化

老年人常见骨质脱钙疏松、椎体下陷、脊柱弯曲后凸及胸骨前突，使胸廓前后径变大，横径相对变小而呈桶状胸。肋软骨钙化使得肋骨的活动能力降低，肋间肌和呼吸辅助肌萎缩，收缩力下降。老年人胸椎与肋骨、肋骨与胸骨之间的关节发生生理性改变致使关节僵直。老年人胸壁肌肉弹性减低，肋间肌和膈肌出现肌弛缓症，使正常胸廓结构发生改变影响胸廓的呼吸运动，进而影响肺通气和肺容量。

随着年龄的增加，肺组织重量减轻，肺泡数目减少，肺泡壁弹性纤维逐渐减少，肺泡弹性下降，导致肺不能有效地扩张，终末细支气管和肺泡塌陷，使肺通气不足。另外，由于弹性纤维和胶原纤维减少，肺弹性回缩力减弱，气道阻力增加，残气量增多，肺活量减少。

肺动脉壁随年龄增加可相继出现肥厚、纤维化、透明化等改变，肺静脉内膜硬化使肺静脉和肺动脉压力增高。增龄后肺毛细血管容积降低，血流量减少，通气血流比值改变，使肺换气功能减弱。

由于咳嗽反射功能和支气管壁纤毛运动减弱，呼吸道排出分泌物及异物的能力降低。支气管分泌免疫球蛋白减少，细菌易在呼吸道停留而导致呼吸道感染。

（三）消化系统生理变化

1. 口腔

（1）牙齿及牙周组织：随着年龄的增长，牙齿咬合面的釉质和牙本质逐渐磨损，牙龈萎缩使牙根暴露，牙釉质变薄、发黄，使釉质下牙本质神经末梢外露，对冷、热、酸、甜、咸、苦、辣等刺激过敏，易引起酸痛，严重者牙髓暴露可致剧痛。牙髓血管内膜变厚，管腔变窄，牙髓血供减少，使牙齿容易折裂。牙槽骨萎缩，牙齿部分或全部脱落，牙列变松，食物残渣易残留，使龋齿、牙龈炎的发病率上升，而牙齿的脱落又会加速牙槽骨萎缩。

（2）口腔黏膜：黏膜上皮萎缩、表面过度角化而增厚，易引起慢性炎症，严重时可引起口腔黏膜疼痛，产生溃疡。

2. 胃肠运动　老年人的胃肠蠕动减慢，食物排空延缓，同时消化管的扩张对胆碱能药物的刺激反应性降低，使老年人食量下降。因平滑肌退化、弹性降低，导致胃肠道张力低下，容易造成胃肠扩张，内脏下垂和憩室形成，进一步影响胃肠功能，极易引起消化系统疾病的发生。

3. 消化腺分泌　多数老年人胃肠道腺体绒毛萎缩变性使胃酸、胃蛋白酶、胰淀粉酶以及胰脂肪酶等的分泌量减少，活性亦降低，因此老年人的消化、吸收功能低下。老年人还因动脉硬化、血管阻塞性病变而影响消化器官的供血而进一步导致消化器官功能低下，影响维生素、铁、钙等的吸收。

4. 胃肠道黏膜　胃肠道黏膜变薄。因免疫功能下降，胃肠道黏膜上皮化生、恶变率上升。胃酸的分泌减少，对胃内细菌的杀灭作用亦减退，胃黏膜上皮细胞分泌黏液减少，胃黏膜容易受到机械损伤、自身消化和细菌侵袭。小肠因血管硬化，血供减少，使有效吸收面积减少，造成营养不良。大肠黏液分泌减少，对水分的吸收能力减弱。同时心、脑、肺等疾病都可影响胃肠功能，出现不同程度的胃肠道症状，有的还并发应激性消化溃疡或胃肠黏膜弥漫性出血。因老年人服药机会多、药品种类杂以及治疗措施多，易引起医源性消化道黏膜损伤。

5. 肝脏　老年人肝脏体积明显缩小，肝细胞数量减少，纤维组织增多，肝血流速度也随年龄增大而逐渐下降，肝合成蛋白质功能降低，虽然血清总蛋白无异常，但清蛋白有下降趋势。肝细胞内各种酶的活性降低，随之解毒功能降低，易引起药物不良反应而造成肝损伤。由于肝功能减退，对胆汁的分泌、排泄功能也减弱，可出现胆汁淤滞或药物性肝炎等，还可直接或间接导致全身各脏器受损。

（四）泌尿系统生理变化

老年人肾萎缩，肾单位减少，肾血管退化变性，弹性降低。小动脉紧张性增高，肾血流阻力增大，血流量减少。同时肾小球滤过率、肾小管和集合管的重吸收及分泌功能均随增龄而下降。由于尿浓缩能力、调节水盐代谢和酸碱平衡能力降低，故易发生脱水或酸碱中毒。但肾的代偿能力较强，一般情况下，不会导致肾功能不全。

膀胱的改变主要是肌层萎缩、变薄、纤维组织增生。男性老人常有前列腺肥大，而女性老人膀胱出口处有腺体增生，这都会影响排尿，使膀胱内残留尿液增加。由于神经反射功能的改变，老人膀胱常发生不自主收缩，从而引起尿失禁、尿频、尿急和夜尿增多等。

（五）生殖系统的生理变化

生育期到老年期的过渡时期，称为更年期。更年期由于性腺功能减退，内分泌功能失调以及自主神经功能失调而引起的一系列症状，称为更年期综合征。女性更年期出现较早，约在45～50岁之间，且症状比较明显，主要有心血管、神经、精神及代谢三方面的症状。心血管方面的症状主要有潮红、潮热、头晕、心悸、出汗、畏寒，还可出现心绞痛，也常见高血压、眩晕、耳鸣、眼花等。神经精神方面的症状有记忆力减退、失眠、抑郁、焦虑、激动等。代谢方面的症状有肥胖、关节肌肉疼痛、骨质疏松等。而男性更年期出现较晚，一般在55～65岁之间，且症状不明显。

老年期生殖器官进一步萎缩，性激素分泌极少，导致性功能衰竭。

（六）内分泌系统生理变化

甲状腺功能下降，使老年人代谢率降低，因此若饮食不节制，体重容易增加。有的老年人有怕冷、皮肤干燥、心跳减慢、倦怠等类似黏液性水肿的表现。血中胆固醇增加，动脉硬化加重。肾上腺皮质功能减退，对外伤、感染、手术等有害刺激的耐受能力降低。虽然老年人胰岛素的分泌量变化不大，但由于肝细胞膜上的胰岛素受体与胰岛素的结合能力下降，因而对胰岛素的反应不敏感，易致糖尿病。

（罗小玲）

生理学实验指导

生理学实验是生理学教学过程的重要环节。按照卫生部教材办公室对于“护理学专业五年一贯制规划教材”的统一要求，编写本实验指导。

第一部分 实验总论

一、实验课目的与要求

（一）实验目的

生理学实验教学是学生了解获得生理学知识的科学途径；巩固所学的生理学基本理论；通过有代表性的生理学实验项目，使学生初步掌握生理学实验的基本知识、基本方法和基本技能；养成仔细观察、准确记录、合理分析、科学解释的良好习惯；培养学生严肃的工作纪律，严格的工作态度，严密的工作方法和实事求是的工作作风。

（二）基本要求

1. 实验前

（1）仔细阅读实验指导，了解实验目的、要求、操作步骤和操作方法。

（2）结合实验内容，复习有关理论知识，做到充分理解。

（3）预测该实验各观察项目可能出现的结果。

2. 实验时

（1）首先清点实验器材，若有缺失应立即报告指导教师。实验器材的放置力求整齐、清洁、有条不紊。

（2）认真听取指导教师的讲解和示教演示，要特别注意指导教师所指出的各项操作要点和注意事项。

（3）按照实验步骤，以严肃认真的态度顺序操作，不得进行与实验无关的活动。要注意保护实验动物和标本，节省实验器材和药品。

（4）仔细、耐心地观察实验过程中出现的现象，要随时记录并联系理论知识思考实验现象出现的原因和意义。

3. 实验后

（1）将实验器材洗净擦干，整理清点。如有损坏或丢失应立即报告指导教师。

（2）整理实验室卫生，将实验动物残体送交指定地点妥善处理，禁止乱扔乱放。

（3）认真整理实验记录，按要求书写实验报告，按时交给指导教师评阅。

二、实验报告的书写

实验报告的内容可按每个实验的具体要求书写，文字力求简洁、通顺，字迹清楚、整洁，正确使用标点符号。实验报告的一般要求如下：

（一）在实验报告上应注明班级、组别、姓名、日期。

（二）写出实验题目、实验目的和实验对象。

（三）实验仪器和方法可以简写或从略。

（四）实验结果

实验结果是实验报告的重要部分，应客观、准确地记录实验现象，并根据实验记录书写实验报告。实验结果的整理，应注意以下几点：

1. 凡属于测量性质的结果，例如：高低、长短、快慢、轻重、多少等，均应以正确的单位及准确的数值定量写出，不可笼统描述。例如心率变化不能只写心率加快或减慢，而要写出心率加快或减慢的具体数值。

2. 有曲线记录的实验，应用原始曲线作为实验结果。曲线上应有实验标记。

3. 有些实验的结果，为了便于比较分析，可用表格或绘图来表示。

（五）讨论

讨论是根据理论知识对实验结果进行客观、深入的解释和分析，可以提出并论证自己的观点。对于非预期结果，应分析其可能的原因。

（六）结论

实验结论是从实验结果中归纳出的一般性、概念性的判断，也就是这一实验所能证实的概念、原则或理论的简明总结。结论中不应罗列具体结果，在实验中没有得到充分证明的理论分析不应写入结论中。

三、常用手术器械

（一）蛙类手术器械

1. 剪刀　粗剪刀用于剪蛙类的皮肤、骨骼和较为粗硬的组织；组织剪刀用于肌肉等软组织；眼科剪刀用于剪心包、血管和神经。

2. 镊子　组织镊用于夹捏皮肤、标本残端、肌腱等不影响实验标本兴奋性的组织；眼科镊用于夹捏心包、血管。

3. 探针　用于破坏蛙的脑与脊髓。

4. 玻璃分针　用于分离血管、神经。

5. 蛙心夹　使用时将一端夹于心尖，另一端经连线系于张力换能器的张力片上，以记录心搏曲线。

6. 锌铜弓　用于刺激神经肌肉，检查兴奋性。

7. 蛙板　用于蛙或标本的固定，便于操作。

（二）哺乳类手术器械

1. 剪刀　粗剪刀用于剪毛、皮肤；组织剪刀用于剪肌肉等软组织；眼科剪刀用于剪心包、血管或神经。

2. 手术刀　用于切开皮肤和脏器，个别情况用钝性刀片刮除皮下组织。

3. 镊子　组织镊用于夹捏皮肤、标本残端、肌腱等不影响实验标本兴奋性的组织；眼科镊子用于夹捏心包、血管。

4. 止血钳　除止血外，主要用于夹捏皮肤、肌肉及钝性分离皮下组织和肌肉。

5. 气管插管　用于保持麻醉动物呼吸道的畅通。

6. 血管插管　主要作为血管与压力换能器之间的耦合装置。根据不同的用途可将血管插管分为动脉插管、静脉插管和心内插管。

7. 动脉夹　用于可逆性阻断血流。

8. 玻璃分针　用于分离血管、神经。

9. 手术台　兔手术台适于兔类手术；犬手术台适于犬类手术。

四、常用实验仪器

（一）换能器

换能器是把非电能信号转换成电能信号的一种装置，又称传感器，可直接与记录仪或计算机化生物功能实验系统连接。生理学实验中最常用的是压力换能器和张力换能器。

（二）记录仪

记录仪是集信号放大、记录于一体的记录设备，配合适当的换能器和引导电极，可完成机械信号和频率较低的生物电信号记录。

（三）电子刺激器

对组织的刺激方法有多种，因电刺激的各种参数易于控制，对组织损伤小，在生理学实验中电刺激是最常用的刺激方法。电子刺激器的种类繁多，对电子刺激器的基本要求是：刺激脉冲的波宽（持续时间）、波幅（强度）、重复率应分别可调，以适应实验需求。

（四）计算机生物功能实验系统

计算机生物功能实验系统是新近发展的实验设备，它集多通道信号放大、信号采集与处理、信号显示、信号剪辑、电刺激于一体，可完全代替电子刺激器、放大器、记录仪、示波器等实验设备。计算机化生物功能实验系统种类较多，软件操作各有差异，具体应用时需注意以下几点：

1. 根据被测信号的输入通道选择通道序号；根据被测信号的性质选择信号类型；根据信号的强弱调节增益；根据信号的频谱调节时间常数和滤波；根据信号的疏密程度调节显示速度。如用压力传感器经第二通道输入动脉血压信号，则通道序号选择 2 通道；信号类型选择压力；根据信号的强弱调节增益；血压的低频成分为直流，时间常数选 DC；血压的高频成分不大于 100Hz，滤波选 100Hz；根据血压波形的疏密程度调节显示速度。

2. 根据所进行的实验项目，标记实验条件。如进行血压调节实验的“注射肾上腺素”项目时，应标记出“肾上腺素”。

3. 需要进行电刺激时，应预先设置刺激参数（如刺激重复率、波宽、强度等），然后启动电刺激。

4. 所有实验项目进行完毕后，重新显示实验结果，剪辑有用信息，打印剪辑的结果，便于撰写实验报告。

五、常用生理溶液及其配制

生理学实验中常用的生理盐溶液有多种，成分和用途各有差异（实验总论表 1）。配制时先将各溶质配成基础溶液，稀释混合，加蒸馏水至所需容量。葡萄糖在临用前加入。

实验总论表 1　常用生理溶液及其配制

成　分	任氏液(g) (用于两栖类)	乐氏液(g) (用于哺乳类)	台氏液(g) (用于哺乳类小肠)	生理盐水(g)	
				两栖类	哺乳类
氯化钠	6.5	9.0	8.0	6.5	9.0
氯化钾	0.14	0.42	0.2	—	—
氯化钙	0.12	0.24	0.2	—	—
碳酸氢钠	0.2	0.1～0.3	1.0	—	—
磷酸二氢钠	0.01	—	0.05	—	—
氯化镁	—	—	0.1	—	—
葡萄糖	2.0(可不加)	2.0	1.0	—	—
蒸馏水	加至 1000ml	加至 1000ml	加至 1000ml	加至 1000ml	加至 1000ml

六、常用实验动物的麻醉

在实施手术前，需将动物麻醉。不同种属的动物对不同麻醉药的敏感性不同，各种麻醉药对动物生理功能的影响和麻醉持续时间也不同。因此，麻醉药的选择对实验的顺利进行和获得理想的实验结果非常重要。理想的麻醉药应具备以下三个条件：①麻醉完善，麻醉持续时间大致满足实验要求；②对动物的毒性及所观察的指标影响最小；③使用方便。常用麻醉药剂量和给药途径见实验总论表 2。

实验总论表 2　常用麻醉药剂量和给药途径

麻醉药名称	给药途径	动物种类及用量（mg/kg）				备　注
		犬	猫	兔	大鼠	
戊巴比妥钠	静脉注射	25～35	25～35	20～30	25～35	常用浓度为 1%～3%，对兔类易抑制呼吸
	腹腔注射	25～35	25～35	25～35	40～50	
硫喷妥钠	静脉注射	15～20	16～25	15～20	25～50	水溶液不稳定，需临时配制。麻醉持续时间短
氨基甲酸乙酯（乌拉坦）	静脉注射	1000	1000	1000		常用浓度为 20%，动物苏醒缓慢，慢性动物实验不宜选用
	腹腔注射	1000	1000	1000		
氯醛糖	静脉注射	60～100	60～80	80～100	55～65	对中枢功能影响较小，常用浓度为 1%，常与氨基甲酸乙酯混合应用
	腹腔注射	60～100	60～90	80～100	55～65	

第二部分 实验各论

根据生理学教学和护理专业的实际需要，筛选 27 个有代表性实验项目。建议各学校根据教学实际情况选用其中部分内容。使用时请注意，文中涉及的实验图号、表号是按照教材中的章排序的。如实验十七中的图命名为图 8-1、图 8-2，因是教材中第八章的实验内容，其他亦是如此。

实验一 蛙坐骨神经-腓肠肌标本制备

【实验目的】 掌握蛙类的捉拿和破坏脑脊髓的方法，掌握坐骨神经-腓肠肌标本的制备技术，了解神经-肌肉标本在实验中的应用。

【实验原理】 蛙类的某些生命活动和生理功能与哺乳类动物相似，保持离体组织活动要求的条件比较低，动物来源丰富。在生理学实验中常用坐骨神经-腓肠肌标本观察神经、肌肉的兴奋性及肌肉收缩的特点等。制备具有正常兴奋收缩功能的坐骨神经-腓肠肌标本是生理学实验的基本操作技术之一。

【实验对象】 青蛙或蟾蜍。

【实验器材】 蛙类手术器械、培养皿、固定针、手术线等。

【实验药品】 任氏液。

【实验步骤与方法】

1. 破坏脑和脊髓 取青蛙或蟾蜍一只，用自来水冲洗干净。用左手握住，以示指压其头部前端使其尽量前俯，右手持探针自枕骨大孔处垂直刺入，到达椎管，再将探针改变方向刺入颅腔，左右搅动充分捣毁脑组织，然后将探针抽回至进针处，向后刺入脊椎管，反复提插捣毁脊髓。此时，青蛙四肢松软，呼吸消失，表明脑和脊髓已完全破坏，否则应按上述方法重新进行。

2. 剪除躯干上部及内脏 左手握住青蛙后肢，用拇指压住骶骨，用粗剪刀在骶髂关节水平以上 0.5～1.0cm 处剪断脊柱，此时躯干上部与内脏自然下垂，沿脊柱两侧剪除一切内脏及头胸部。

3. 剥皮 左手握住脊柱断端，右手从脊柱断端撕下皮肤，剥离至大腿时，如阻力较大，可先剥离一侧，再剥离另一侧。将皮肤全部剥除后，将标本置于盛有任氏液的培养皿中。洗净双手和用过的全部手术器械。

4. 分离两腿 用镊子夹住脊柱断端，两后肢下垂，尾骨上翘，用粗剪刀从背侧剪去尾骨，然后沿中线将脊柱剪成左右两半，再从耻骨联合中央剪开，注意勿损伤坐骨神经。将已分离的标本置于盛有任氏液的培养皿中备用。

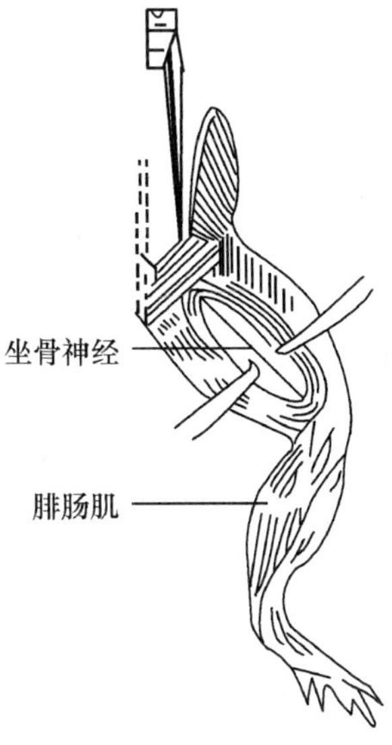

实验图 1-1 坐骨神经走行位置

5. 游离坐骨神经 取一侧下肢，背位固定于蛙板上，用玻璃分针沿脊柱侧游离坐骨神经腹部部分，再将标本腹位固定于蛙板上，用玻璃分针循股二头肌和半膜肌之间的坐骨神经沟（实验图 1-1），纵向分离暴露坐骨神经的大腿部分，直到分离至胫腓神经分叉处。用粗剪刀剪下与坐骨神经相连的脊柱，用眼科剪刀自上而下剪断所有坐骨神经分支，将连着 3～4 节椎骨的坐骨神经搭在腓肠肌上，用粗剪刀自膝关节周围向上剪除并刮净所有大腿肌肉，在距膝关节 1cm 处剪断股骨。保留部分即为坐骨神经小腿标本（实验图 1-2A）。

6. 分离腓肠肌 用镊子在跟腱下方穿线结扎，在结扎点的趾端剪断跟腱，逐步游离腓肠肌至膝关节处。左手用镊子夹住标本的胫骨部分，使已游离的坐骨神经和腓肠肌下垂；右手持粗剪刀伸进腓肠肌与小腿之间，在膝关节处剪断小腿。保留部分为带有下段股骨的、具有坐骨神经支配的腓肠肌标本（实验图 1-2B）。

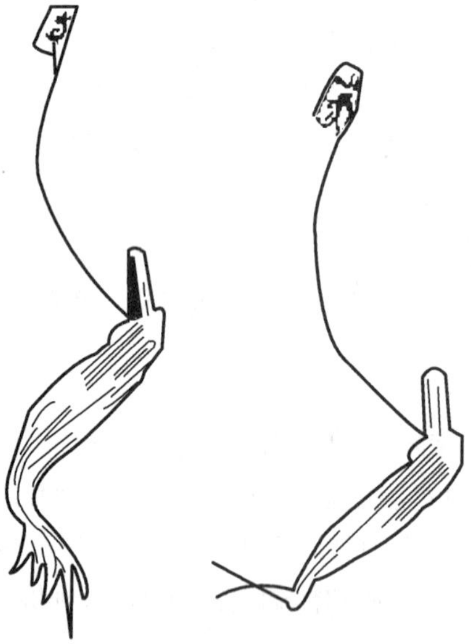

A　　　　B

实验图 1-2 坐骨神经小腿标本和坐骨神经腓肠肌标本

7. 检查标本兴奋性 将锌铜弓的电极部分在任氏液中蘸湿后迅速接触坐骨神经，如腓肠肌发生明显收缩，表明标本具有正常的兴奋性。

【注意事项】

1. 破坏蟾蜍脑和脊髓时用纱布包其背部和上下肢，小心避免蟾蜍的毒素溅入眼内，一旦出现该情况，应立即用清水冲洗。

2. 用玻璃分针分离神经，避免对神经的过度牵拉与金属器械的接触。

3. 操作中应经常用任氏液湿润标本，防止干燥。

思考题

1. 什么叫兴奋性？如何检查神经-肌肉标本的兴奋性？

2. 阐述刺激神经引起肌肉收缩的过程。

实验二 反射弧的分析

【实验目的】 分析反射弧的五个组成部分，观察反射弧的完整性与反射活动的关系。

【实验原理】 反射弧包括感受器、传入神经、神经中枢、传出神经和效应器五部分。反射弧的结构和功能的完整是实现反射活动的必要条件。反射弧的任一部分受到破坏，反射活动均不出现。

【实验对象】 青蛙或蟾蜍。

【实验器材】 蛙类手术器械一套、铁支架、铁夹、电刺激器、刺激电极、棉球、培养皿、广口瓶。

【实验药品】 0.5% H_2SO_4和1.0%H_2SO_4 溶液。

【实验步骤与方法】

1. 破坏青蛙或蟾蜍脑部，保留脊髓。用铁夹夹住青蛙下颌，悬挂在铁支架上。
2. 用盛有0.5%H_2SO_4 溶液的培养皿，将青蛙左后肢的趾尖浸于硫酸溶液中，观察有无屈腿反射。然后用盛有自来水的广口瓶洗去皮肤上的硫酸溶液。
3. 在左踝关节处的皮肤上作一环形切口，剥掉左脚趾皮肤，重复步骤2，结果有何变化？
4. 按步骤2的方法以硫酸溶液刺激右侧趾尖，并观察结果。
5. 在右侧大腿背侧剪开皮肤，在股二头肌和半膜肌之间分离，找出坐骨神经，在坐骨神经上做两个结扎，在两结扎点之间剪断神经，重复步骤4，并观察结果。
6. 以重复电刺激右侧坐骨神经中枢端，观察对侧腿的反应。
7. 将浸泡1.0%H_2SO_4 的纸片贴于蛙的皮肤，观察四肢反应。
8. 破坏青蛙脊髓，重复步骤6。
9. 电刺激右侧坐骨神经外周端，观察同侧腿的反应。
10. 电刺激右侧腓肠肌，观察其反应。

【注意事项】

1. 剥掉趾部皮肤时，趾尖不要残留皮肤，否则刺激时仍能引起反射。
2. 用硫酸液刺激时部位应限于趾尖，刺激后，应立即洗净。

思考题

1. 根据各项实验结果分析其产生的原因。
2. 说出上述各项目实验结果哪些属于反射活动，哪些不属于反射活动，为什么？

（徐筱跃）

实验三 刺激与反应、单收缩和强直收缩

【实验目的】 观察并分析不同刺激强度时骨骼肌的收缩反应，加深理解刺激、反应和兴奋性的概念；观察不同刺激频率对肌肉收缩形式的影响。

【实验原理】 活的组织具有兴奋性，肌肉组织兴奋的外在表现是收缩。活的组织能接受刺激产生反应，但刺激要引起组织发生反应，需要一定的时间、刺激强度和强度-时间

变化率。本实验所用的是蟾蜍或蛙的坐骨神经-腓肠肌标本。

给骨骼肌单个有效刺激，肌肉将发生一次收缩，称为单收缩。给肌肉连续的有效刺激，若后一刺激落在前一次刺激引起的肌肉收缩的舒张期，则出现舒张不完全的锯齿状的收缩波形，称为不完全强直收缩。再增加刺激频率，若后一刺激落在前一次刺激引起收缩的收缩期，肌肉将呈现持续收缩状态，看不出舒张期的痕迹，称为完全强直收缩。

【实验对象】 蟾蜍或蛙。

【实验器材】 蛙类手术器械、刺激电极、铁支架、双凹夹、张力换能器、生物功能实验系统等。

【实验步骤与方法】

1. 制备坐骨神经-腓肠肌标本。

2. 连接实验装置（实验图 2-1）。

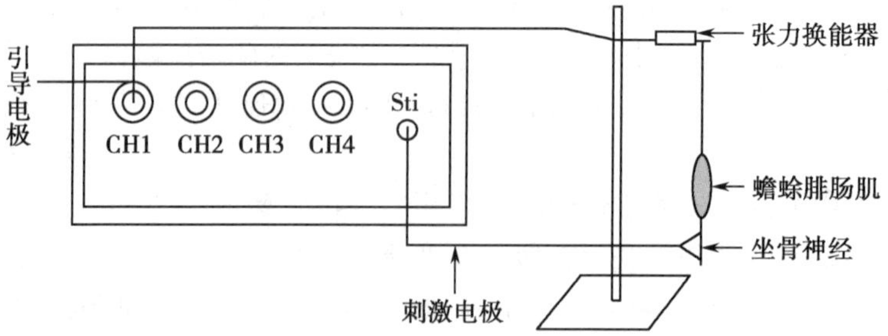

实验图 2-1 刺激与反应、单收缩和强直收缩实验装置示意图

3. 选择“实验项目→肌肉神经实验→刺激强度与反应的关系”实验模块，弹出“设置强度频率与反应关系实验参数”对话框，选择相应参数，记录肌肉收缩曲线。

先由小到大改变刺激强度，找出阈强度。在阈强度的基础上继续增大刺激强度，观察肌肉收缩幅度的变化。

4. 选择“实验项目→肌肉神经实验→刺激频率与反应的关系”实验模块，弹出“设置刺激频率与反应关系实验参数”对话框，在对话框中自行设置刺激频率为 1Hz、6Hz、20Hz 的一连串刺激，或单击“经典实验”按钮，由系统自动设置实验参数。记录肌肉的单收缩、不完全强直收缩和完全强直收缩。

5. 单击“停止”按钮停止实验。

【注意事项】

1. 在制备标本时，避免过度牵拉神经，避免用手和金属器械接触和夹持标本，避免动物皮肤的分泌物、血液等污染标本；不可用水冲洗标本，以免影响组织功能。

2. 经常给标本滴加任氏液，保持标本良好的兴奋性。

3. 连续刺激时，刺激持续时间不能过长，每次刺激后要间隔一段时间，让肌肉有短暂休息，以免标本疲劳。

4. 可根据实际需要调整刺激频率。

思考题

1. 刺激强度与肌肉收缩幅度之间有什么关系，为什么？
2. 单收缩、不完全强直收缩、完全强直收缩是如何形成的？
3. 为什么在一定范围内增加刺激频率，肌肉收缩的幅度也随之增大？

（杨祎新）

实验四　出血时间、凝血时间的测定

【实验目的】 学习出血时间和凝血时间的测定方法。

【实验原理】 出血时间是指用小针刺破指尖或耳垂，测定血液从自然流出到停止所用的时间，正常约 1～3 分钟。出血时间的测定可反映毛细血管及血小板功能。凝血时间是指从血液流出体外至凝固所用时间。血液离体后接触带负电荷的物体表面（如玻璃器材）时，凝血过程启动，一系列凝血因子相继激活，最后纤维蛋白原变为纤维蛋白。因此，凝血时间只反映血液本身的凝固过程是否正常，而与血小板的数量及毛细血管的脆性关系较小。玻片法测定的正常人凝血时间为 2～5 分钟。

【实验对象】 人。

【实验器材】 一次性使用无菌采血针、载玻片、秒表、大头针、滤纸条。

【实验药品】 碘附、消毒棉球。

【实验步骤与方法】

1. 用碘附棉球消毒耳垂或中指指端腹面。

2. 待碘附挥发后，持一次性无菌采血针自指腹侧迅速刺入，深度 2～3mm，立即出针，让血液自然流出，勿挤压。用清洁干燥的载玻片接取一大滴血液，2 分钟后，每隔 30 秒用大头针的针尖挑血一次，直至挑起细纤维状血丝为止，表示开始凝血。从血液流出至挑起细纤维状血丝的时间为凝血时间。

3. 用干棉球轻轻拭去第一滴血液，待血液重新自然流出，立即开始计时，每隔 30 秒用滤纸条吸引血滴一次，直至吸不到血液为止，即出血时间。

【注意事项】

1. 皮肤必须严格消毒。
2. 用滤纸吸引血液时，切勿触及伤口，以免影响检测结果的准确性。

思考题

1. 试述测定出血时间和凝血时间的临床意义。
2. 出血时间长的患者凝血时间是否一定会延长？

实验五　血液凝固和影响血液凝固的因素

【实验目的】 以血液凝固时间作为指标，分析各种因素对血液凝固的影响，可加深对生理止血过程的理解。

【实验原理】 血液凝固是一个有多种凝血因子参与的酶解激活过程。根据凝血过程启动的激活因子来源不同，可将血液凝固分为内源性激活途径和外源性激活途径。内源性激活途径是指参与血液凝固的所有凝血因子存在血浆中，外源性激活途径是指受损组织释放组织因子启动的凝血过程。

【实验对象】 家兔。

【实验器材】 兔手术台、注射器、常规手术器械、细线、动脉夹、动脉插管、试管 8 支、试管架、小烧杯 1～2 个、秒表。

【实验药品】 25%氨基甲酸乙酯溶液、肝素（8U/ml）、2%草酸钾溶液、生理盐水、液状石蜡、肺组织浸液（取兔肺剪碎，洗净血液，浸泡于 3～4 倍量的生理盐水中过夜，收集的滤液即为肺组织浸液，存于冰箱中备用）。

【实验步骤与方法】

1. 静脉注射氨基甲酸乙酯溶液，按 5ml/kg 的量，将兔麻醉，仰卧固定于手术台上。正中切开颈部，分离一侧颈总动脉，远心端用线结扎阻断血流，近心端夹上动脉夹。在动脉当中斜向剪一小切口，插入动脉插管（或细塑料导管），结扎导管以备取血。

2. 取试管 8 支，标号后顺序放置于试管架上，分别按实验表 3-1 要求处理备用。

实验表 3-1 试管处理方法

试管编号	处理方法	试管编号	处理方法
1	液状石蜡润滑整个试管内面	5	肝素 8U
2	棉花少许	6	草酸钾溶液 1～2ml
3	37℃水浴中	7	肺组织浸液 0.1ml
4	浸在盛有碎冰块的烧杯中	8	不做任何处理（对照管）

3. 放开动脉夹，每管加入血液 2ml 并迅速摇匀 5、6、7 号试管，即刻开始计时。之后每隔 15 秒将试管倾斜一次，观察液面是否随之倾斜。若液面不随试管倾斜，表示血液已凝固。分别记录各试管凝固所经历的时间。若有多余的血，将其盛于小烧杯中。

4. 如果加肝素和草酸钾的试管不出现血凝，可再向两管内分别加入 0.025mol/ml 的 $CaCl_2$ 溶液 2～3 滴，观察血液是否发生凝固。

【注意事项】

1. 采血的过程尽量要快，以减少计时的误差。

2. 判断凝血的标准要力求一致。一般以倾斜试管达 45°时，试管内血液不见流动为准。

3. 8 支试管的口径大小及加入血量要相对一致，不可相差太大。

思考题

试将实验表 3-2 填写完整。

实验表 3-2 影响血液凝固的因素

实验条件		凝血时间与对照管相比	分析原因
粗糙面	石蜡润滑内壁		
	棉花少许		
温度	37℃水浴		
	浸在盛有碎冰块的烧杯中		
肝素 8U	加 $CaCl_2$ 溶液 2～3 滴前		
	加 $CaCl_2$ 溶液 2～3 滴后		
草酸钾溶液 1～2ml	加 $CaCl_2$ 溶液 2～3 滴前		
	加 $CaCl_2$ 溶液 2～3 滴后		
	肺组织浸液		

实验六 ABO 血型系统鉴定

【实验目的】 学会用玻片法测定 ABO 血型，加深理解血型分型的依据。

【实验原理】 在 ABO 血型系统，根据红细胞膜上是否含有 A、B 抗原而分为 A、B、AB、O 四型。血型鉴定是将受试者的红细胞分别加至含有抗 A 和抗 B 的血型定型试剂中，观察有无红细胞凝集现象发生，从而确定受试者的血型。

【实验对象】 人。

【实验器材】 一次性使用无菌采血针、双凹载玻片、记号笔、小玻棒、消毒棉签、显微镜。

【实验药品】 碘附、抗 A 血型定型试剂、抗 B 血型定型试剂。

【实验步骤与方法】

1. 取抗 A 血型定型试剂一滴，滴在载玻片一端的小凹中央，用记号笔标明“A”。取抗 B 血型定型试剂一滴，滴在载玻片另一端小凹中央，用记号笔标明“B”。

2. 用碘附消毒受试者的耳垂或指端腹面皮肤后，用采血针刺破皮肤，擦去第一滴血，待血液流出时用消毒的小玻棒一端蘸血少许涂在抗 A 血型定型试剂内并搅匀，然后用小玻棒的另一端蘸血少许涂在抗 B 血型定型试剂内并搅匀。

3. 10 分钟后肉眼观察有无红细胞凝集现象（见图 3-10）。若无凝集，可用清洁小玻棒混合，等 30 分钟后，在显微镜下观察。根据有无凝集现象判定受试者的血型类型。若有疑问，应重新检测一次。

【注意事项】

1. 皮肤必须严格消毒。

2. 滴加血型定型试剂的滴管和小玻棒应专用。搅动血型定型试剂时，切不可使两种定型试剂发生混合。

3. 注意凝集现象与红细胞叠连的区别。红细胞凝集时，肉眼观察呈朱红色颗粒，且液体变得清亮。

思考题

1. 简述血液凝固、红细胞凝集与红细胞叠连三者有何不同。

2. 在无血型定型试剂的情况下，已知某人为 A 或 B 型血，能否用其血去检查未知血型？

（潘丽萍）

实验七 正常人体心音听诊

【实验目的】 通过本实验使学生了解听诊器的结构，心音的听诊部位。学会听诊器的使用方法和学会分辨第一心音和第二心音。

【实验原理】 心音是心动周期中由心肌收缩、心瓣膜关闭等引起震动所产生的声音，即第一心音和第二心音。

【实验对象】 人。

【实验器材】 听诊器。

【实验步骤与方法】

1. 确定听诊部位 被检者坐在检查者对面，解开上衣。检查者观察或用手触诊被检者心尖搏动位置，对照实验图 4-1 确定心音听诊部位。

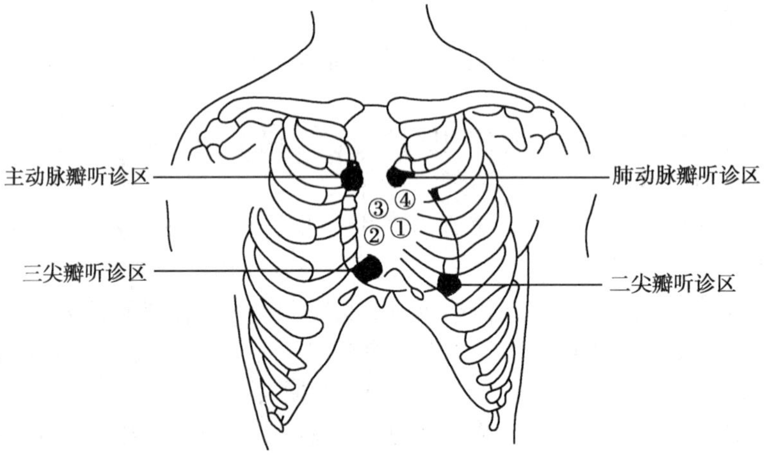

实验图 4-1 心的体表投影和听诊部位

二尖瓣听诊区：左侧第五肋间锁骨中线稍内侧（心尖区）。

主动脉瓣听诊区：胸骨右缘第二肋间。

肺动脉瓣听诊区：胸骨左缘第二肋间。

三尖瓣听诊区：胸骨右缘第四肋间或剑突下。

2. 听心音 检查者戴好听诊器，注意听诊器耳件的弯曲方向与外耳道一致，用右手的示指、拇指和中指轻持听诊器胸件，紧贴于被检者胸壁，依次听取心音，通常顺序是二尖瓣区-主动脉瓣区-肺动脉瓣区-三尖瓣区。注意区分第一心音、第二心音。

【注意事项】

1. 室内必须保持安静。

2. 听诊器橡皮管勿与衣物等摩擦，以免影响听诊。

3. 注意呼吸音对心音听诊的影响。

思考题

1. 心音的听诊区是否就在各瓣膜的相应解剖部位？

2. 怎样区别第一心音和第二心音？

实验八　人体心电图描记

【实验目的】 通过本实验要求学生学会临床常用的导联及引导电极放置的部位，初步学会测量方法并能辨认正常心电图波形（见图 4-8）并理解其意义。

【实验原理】 心脏在收缩前先发生电位变化，其电位变化由窦房结开始，经心脏特殊传导系统顺序传遍心房、心室肌。心脏电位变化通过周围组织和体液传导到体表，将心电图机的引导电极放置在人体体表的一定部位，记录出来的电位变化波形，称心电图。它是反映心脏兴奋的产生、传导和恢复过程的电位变化。

【实验对象】 人。

【实验器材】 心电图机、分规和检查床。

【实验药品】 导电膏或生理盐水。

【实验步骤与方法】

1. 描记心电图

（1）接好电源线、地线和导联线，打开电源开关，预热 3～5 分钟。

（2）被检者静卧检查床上，肌肉放松。在手腕、足踝和胸前安好引导电极。在放置电极处，涂少许导电膏或盐水，以保证导电良好。

（3）导联线连接方法按规定：红色-右手，黄色-左手，绿色-左足，黑色-右足，白色-胸壁。

（4）调整心电图机放大倍数，以 1mV 标准电压，推动描笔向上移动 10mm，即心电图纸上纵坐标为 10 个小格。走纸速度选择 25mm/s。

（5）按压导联键，依次记录Ⅰ、Ⅱ、Ⅲ、aVR、aVL、aVF、V1、V3、V5 9 个常用导联的心电图。

（6）记录完毕，关机，切断电源。

（7）取下心电图纸，标明导联和被检者姓名、性别、年龄、日期。

2. 分析心电图　选标准Ⅱ导联波形做以下分析：

（1）辨认波形：认出 P 波、QRS 群、T 波、PR 间期和 QT 间期。

（2）测量波幅和时间：用分规测量 P 波、QRS 波群、T 波的时间和电压，测定 PR 间期和 QT 间期的时间。

（3）计算心率：心率＝60/RR 间期（次/分钟）。心电图中最大 R-R 间期和最小 R-R 间期相差在 0.12 秒以上，称为心律不齐。

思考题

1. 何为导联？常用心电图导联有哪些？

2. P 波与心房收缩有何关系？

实验九　人体动脉血压测量

【实验目的】 了解血压计的结构，学会间接测量人体动脉血压的方法并能准确测量出人体肱动脉的收缩压的舒张压。

【实验原理】 人体血压是用血压计与听诊器加以测定的。测量部位通常为上臂的肱动脉。根据血管音的变化来测量血压。通常血液在血管内连续流动时没有声音，当将空气打入缠绕于上臂的袖带时，使其压力超过收缩压，便可完全阻断肱动脉的血流，此时，用听诊器在其远端听不见声音。此后缓慢放气以逐渐降低袖带内的压力，当外加压力稍低于肱动脉收缩压而高于舒张压时，血液可断续流过血管，形成涡流而发生声音，所听见的第一声音时水银柱所对应的刻度作为收缩压值。如继续放气，袖带继续减压。当袖带内压力刚低于舒张压时，血管内的血流由断续变为连续，声音突然由强变弱或消失，此时的外加压力作为舒张压值。

【实验对象】 人。

【实验器材】 血压计、听诊器。

【实验步骤与方法】

1. 熟悉血压计的结构　血压计由水银检压计、袖带和气球 3 部分组成。检压计是一个标有刻度的玻璃管，上端与大气相通，下端与水银槽相通。袖带是一个外包布套的橡皮囊，借橡皮管分别与检压计的水银槽和气球相通。气球是一个带有螺丝帽的橡皮球，借充气和放气用。测量前应检查血压计是否完好，水银是否充足，气球是否漏气等。

2. 作测量准备　被检者脱去一侧衣袖，靠桌旁静坐，前臂平放在桌上，掌心向上，使上臂、检压计的零刻度线与心脏处于同一水平。将袖带缠绕于上臂，其下缘应在肘关节上 2cm。在肱动脉搏动处，放置听诊器胸件。

3. 测量收缩压　用气球向袖带打气加压，使检压计上的水银柱升到 180mmHg 左右。随即稍松开气球螺丝帽，徐徐放气，逐渐降低袖带内压力，使水银柱缓慢下降，同时仔细听诊，当开始听到“崩”样的第一声时，检压计上所示水银柱刻度，即为收缩压。

4. 测量舒张压　继续缓慢放气，声音逐渐增强，而后突然变弱，最后消失。在声音由强突然变弱这一瞬间，检压计上所示水银柱刻度即代表舒张压。血压记录常用“收缩压/舒张压”，单位为 mmHg（或 kPa）。

5. 测量结束后，及时放出袖带内气体，关闭开关（实验图 4-2）。

【注意事项】

1. 室内保持安静，被测者应先休息后并且心境要平静。

2. 不要将听诊器胸件置于袖带底进行测量。

3. 测量时，血压计、手臂、心脏应在同一水平线上。

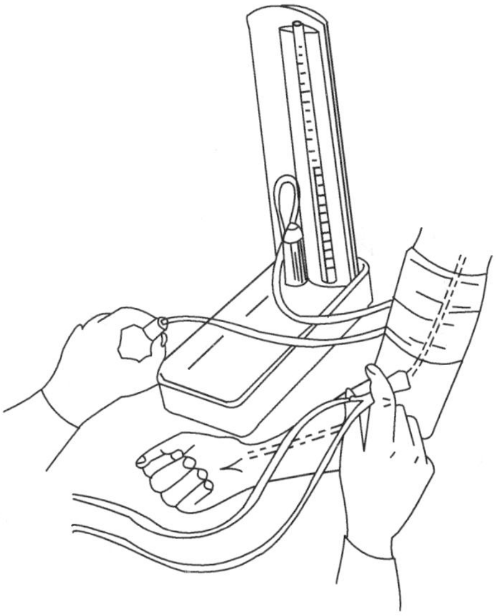

实验图 4-2 人体动脉血压的测量

思考题

1. 如何确定收缩压和舒张压的数值?
2. 哪些因素可以影响动脉血压?

实验十 蛙心搏动观察及心搏起源分析

【实验目的】 通过结扎方法和局部温度的变化来观察蛙心起搏点及不同部位的自律性高低。

【实验原理】 哺乳动物心脏各部位自律组织的自律性不同。窦房结自律性最高，正常的心脏搏动每次都由窦房结发出，依次激动心房肌、房室交界、房室束、心室内传导组织和心室肌，引起整个心脏的兴奋和收缩。由于窦房结是控制正常心脏搏动的部位，故称正常起搏点；其他自律性组织受窦房结的控制，本身的自律性表现不出来，只起兴奋传导作用，称为潜在起搏点。当窦房结的兴奋传导障碍时，潜在起搏点可取代窦房控制心脏的活动。两栖类动物的起搏点是静脉窦，它产生的兴奋传到心房，心室引起收缩。用机械结扎的方法阻断心内传导组织的兴奋传导，有助于观察两栖类动物（如蟾蜍和青蛙）心脏的正常起搏点和不同部位自律性的高低。

【实验对象】 蛙或蟾蜍。

【实验器材】 蛙类手术器械一套，蛙板、蛙心夹、滴管、线、小离心管。

【实验药品】 任氏液。

【实验步骤与方法】

1. 暴露心脏　用探针破坏蛙脑和脊髓后，将蛙仰卧固定于蛙板。在胸骨下方夹起皮肤，用粗剪刀剪一小口。再用镊子提起胸骨，将剪刀伸入胸腔内（剪刀紧贴胸壁，勿伤及心、血管）向两侧下颌角方向，连同皮肤、肌肉和骨骼一起剪开，形成一“倒三角形”创口。此时，可见心在心包内搏动，用眼科镊子夹起心包膜，用眼科剪将其剪开，充分暴露心脏。

2. 观察和辨认蛙心的结构　结合实验图 4-3，认出心室、心室上方两心房、房室沟（房室之间的凹）。心室右上角连着动脉干，动脉干根部膨大部分称为动脉圆锥，动脉干向上分成左右两支。用玻璃针从动脉干背面穿过，将心尖翻向头侧。两心房下段颜色较紫红的膨大部分即是静脉窦。静脉窦与心房之间的半月形白色条纹称窦房沟。

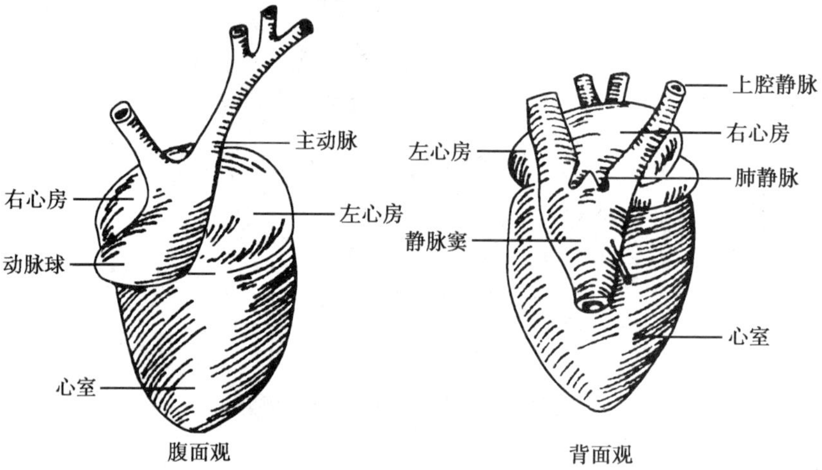

实验图 4-3　蛙心结构示意图

3. 观察与记录

（1）观察静脉窦、心房、心室的跳动顺序，并记录它们在单位时间内的跳动次数。

（2）用盛有 35～40℃热水的小试管（可用加热的刺针柄）或用小冰块先后分别地接触心室、心房和静脉窦以改变它们的温度，并分别观察和记录心脏跳动频率的改变。

（3）斯氏第一结扎：记录正常心脏跳动后用细镊子在主动脉干下穿一线备用，再用玻璃分针将心尖翻向头端，暴露心脏背面，找到静脉窦和心房交界的半月形白线（窦房沟），然后将预先穿入的线沿着半月形白线处进行结扎，以阻断静脉窦和心房间的传导，观察静脉窦、心房、心室是否还在跳动（实验图 4-4）。待一段时间后，心房、心室又恢复跳动时，观察记录下的静脉窦、心房、心室跳动频率有何变化并进行分析。

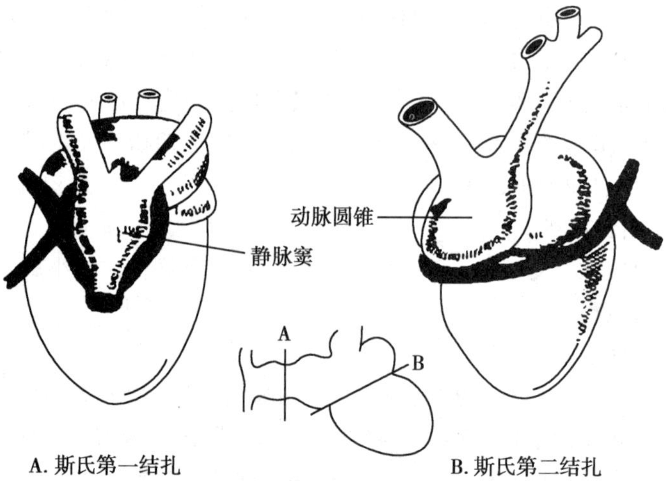

实验图 4-4　斯氏结扎示意图

(4) 斯氏第二结扎：心房、心室恢复跳动后，在心房、心室交界处（房室沟）作一结扎，观察心房、心室及静脉窦各自跳动频率，并与结扎前比较是否相同。当心室停止跳动若干时间后又恢复跳动，再观察并记录心房、心室跳动的频率。根据上述现象，分析、讨论这些现象说明什么。

(5) 将观察记录的蛙心搏动情况填入实验表 4-1。

实验表 4-1　温度与结扎对蛙心起搏的影响

<table>
<tr><th colspan="2">实验条件</th><th>静脉窦（次/分）</th><th>心房（次/分）</th><th>心室（次/分）</th></tr>
<tr><td colspan="2">正常状态</td><td></td><td></td><td></td></tr>
<tr><td rowspan="2">心室</td><td>加温 35～40℃</td><td></td><td></td><td></td></tr>
<tr><td>冰块降温</td><td></td><td></td><td></td></tr>
<tr><td rowspan="2">心房</td><td>加温 35～40℃</td><td></td><td></td><td></td></tr>
<tr><td>冰块降温</td><td></td><td></td><td></td></tr>
<tr><td rowspan="2">静脉窦</td><td>加温 35～40℃</td><td></td><td></td><td></td></tr>
<tr><td>冰块降温</td><td></td><td></td><td></td></tr>
<tr><td colspan="2">斯氏第一结扎</td><td></td><td></td><td></td></tr>
<tr><td colspan="2">斯氏第二结扎</td><td></td><td></td><td></td></tr>
</table>

【注意事项】

1. 剪胸骨和胸壁时，剪刀要紧贴胸壁，以免损伤心脏和血管。
2. 剪开心包膜时要小心，切勿损伤心脏。
3. 在改变心脏局部温度操作中，接触部位要准确，时间不宜过长，尽量减少该局部温度过快波及其他部位而影响效果。
4. 结扎部位要准确，每次结扎不宜扎得过紧过死，以能阻断兴奋性传导为合适。
5. 实验过程中，应经常向心脏标本上滴任氏液以保持心脏湿润，防止干燥。
6. 记录静脉窦、心房及心室跳动频率，要求同步进行，避免误差。

思考题

1. 何谓窦性心率？何谓异位心率？
2. 如何解释在结扎后，心房没有立即恢复跳动？但如果刺激（机械或点刺激）即可发生跳动，为什么？

实验十一　期前收缩和代偿间歇

【实验目的】 学习在体蛙心跳曲线的记录方法，通过观察期前收缩和代偿间歇，加深对心脏兴奋性周期性变化规律及特点的认识。

【实验原理】 心肌的兴奋性随心动周期发生系列性变化。心肌兴奋后其兴奋性变化的显著特点是有效不应期长，相当于整个收缩期加上舒张早期，此期任何强大刺激均不能引起心肌再次兴奋收缩。随后相继出现相对不应期和超常期，因这两期处于心肌舒张期内，其兴奋性逐渐恢复，故此期心肌可接受刺激发生兴奋和收缩。正常情况下，窦房结每次兴奋传到心房或心室的时间都在他们前次兴奋的有效不应期之后，因此整个心脏能按窦房结的节律而兴奋。如果心室在有效不应期之后受到人工的或窦房结以外的病理性刺激，则可引起一个提前出现的兴奋和收缩，称为期前收缩（早搏）。期前收缩也有自己的有效不应期，此间传来的窦房结的兴奋，恰好落在期前收缩的有效不应期内，则不能引起心室的兴奋和收缩，形成一次“脱失”。直到下一次窦房结的兴奋传到心室时，才能引起心室收缩。因此，在一次期前收缩之后，往往出现一段较长的心室舒张期，即代偿间歇（见图 4-7）。

【实验对象】 蛙或蟾蜍。

【实验器材】 Pclab 生物功能实验系统、张力换能器、电子刺激器、刺激电极。蛙手术器械一套、铁支架、双凹活动夹。棉线、蛙板、蛙心夹、玻璃小烧杯、滴管。

【实验药品】 任氏液。

【实验步骤与方法】

1. 暴露心脏 取蟾蜍或蛙一只，用探针破坏脑和脊髓后，将蛙仰卧固定在蛙板上，用粗剪刀于胸骨下方 2cm 处剪开胸骨表面皮肤，以镊子提起胸骨剑突，并用剪刀向胸骨上作一 V 字形切口，剪断左右锁骨，使创口呈倒三角形。即可见心脏包在心包中，用眼科镊提起心包，用眼科剪小心剪开心包膜，暴露出心脏。

2. 用连线的蛙心夹在心舒张期夹住心尖约 1mm，将线连至张力换能器，再输入 PCLAB 生物功能实验系统的生物信号输入接口。

3. 电刺激装置 将刺激电极接触心脏，固定于铁支架上，使心室无论收缩或舒张均与刺激电极的两极接触。或将两电极分别夹在前肢肌肉和蛙心夹上，将电极连入 BL-420 生物功能实验系统的刺激输出接口。单击“启动刺激器按钮”选择单刺激，设计刺激参数。

4. 仪器调试 打开计算机，进入生物功能实验系统操作界面，选择：实验项目→循环实验→期前收缩和代偿间歇。

5. 观察与记录

（1）记录正常的心跳曲线，并辨认出曲线的收缩期和舒张期。

（2）用中等强度的单个阈上刺激，分别在心室舒张期的早、中、晚期刺激心室（注意每刺激一次后，要待恢复几个正常心跳曲线之后再行第二次刺激）。观察心跳曲线有何变化。注意能否引起期前收缩，它的后面是否出现代偿间歇。

（3）以上述同等刺激强度的电刺激，在心室收缩期给予心室一次刺激，观察心跳曲线有否改变；如增加刺激强度，在心缩期再给予一次刺激，心跳曲线有否发生改变？为什么？

【注意事项】

1. 实验中应经常用任氏液湿润心脏。

2. 每刺激一次心室后，要让心脏恢复 2～3 次正常搏动后，再行下次刺激。

3. 心跳曲线的上升支应代表心室收缩，下降支代表心室舒张，如相反则应将换能器倒向。

4. 选择适当的阈上刺激强度时，可先用刺激电极刺激蟾蜍的腹壁肌肉，以检测强度是否适宜。

思考题

1. 试述期前收缩和代偿间歇产生的原因。
2. 心肌有效不应期长有何生理意义？

实验十二　哺乳动物动脉血压的调节

【实验目的】 观察神经和体液因素对正常动物心血管活动的调节。

【实验原理】 机体对血压的调节主要通过神经和体液调节来实现的，而颈动脉窦、主动脉弓压力感受器反射是维持动脉血压相对稳定的重要方式。

心脏活动受交感神经与副交感神经节后纤维支配。心交感神经节后纤维释放去甲肾上腺素，作用于心肌β受体，使心率变快、传导速度加快、收缩力增强，致使心排出量增加，动脉血压上升。而副交感神经节后纤维末梢释放乙酰胆碱，作用于心肌M受体，使心率变慢、传导速度减慢、收缩力减弱，致使心排出量减少，动脉血压下降。交感缩血管神经末梢释放去甲肾上腺素，与血管平滑肌α受体结合使血管收缩、外周阻力加大、血压升高。颈动脉窦与主动脉弓压力感受性反射，是心血管反射性调节中最重要的调节机制，刺激减压神经时，可使心率减慢、心缩力减弱、小血管舒张、血压下降。因此，又称减压反射。

体液因素中肾上腺素和去甲肾上腺素对心血管活动具有重要的调节作用。肾上腺素对心脏作用强，能使心脏兴奋，心排出量增加，血压升高。去甲肾上腺素对血管作用强，使血管收缩，外周阻力增大，血压升高。两者对心血管都有作用，但亦有区别。

【实验对象】 家兔。

【实验器材】 PCLab微机实验系统、压力换能器、保护电极、哺乳类动物手术器械、兔解剖台、万能支柱、动脉插管1个、三通管2个、丝线、小烧杯1个、橡皮胶管2根、钠石灰瓶一个、气夹2个、2ml和20ml注射器各一个。

【实验药品】 1%肝素、1∶10 000肾上腺素、20%苯佐卡因和3%乳酸。

【实验步骤与方法】

1. 动物麻醉和固定　用20%苯佐卡因沿耳缘静脉缓慢注射（每公斤体重5ml），麻醉成功标准为角膜反射消失、四肢肌紧张减弱、呼吸深而平稳。最后将麻醉动物仰卧位固定在手术台上。

2. 手术　剪去颈部兔毛，沿正中线切开皮肤5～7cm，用止血钳分离皮下组织，暴露胸舌骨肌，用止血钳于正中线分开肌肉，即可暴露气管。用止血钳将气管上方的皮肤和肌肉拉开，即可在气管两侧见到与气管平行的左、右颈总动脉。颈总动脉旁有三条神经与动脉平行，迷走神经最粗，交感神经较细，减压神经最细。首先分离减压神经和交感神经，然后分离出颈总动脉和迷走神经，每条神经分离出2～3cm，在各条神经下穿不同颜色丝线标注备用，颈总动脉下也穿一条丝线备用（实验图4-5）。本实验可分离左侧颈总动脉以测量血压，分离右侧神经作刺激用。右侧颈总动脉也要分离好，并仔细分离出该侧的颈动脉窦，准备夹闭时用。

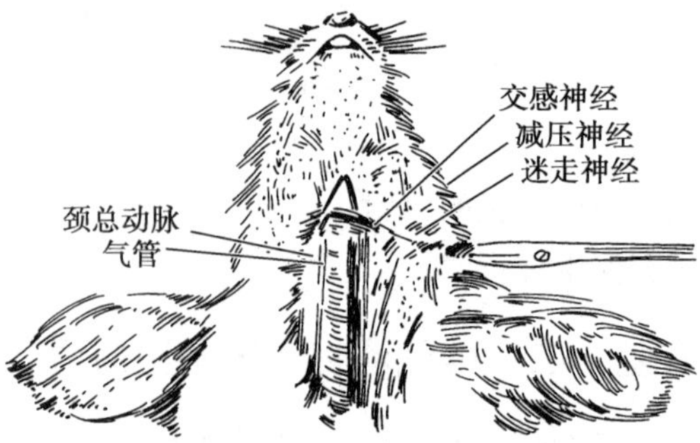

实验图 4-5 兔颈部神经血管示意图

3. 动脉插管　插管前用注射器注入少许抗凝剂肝素在内待用，排除管内气体。固定于万能支架上，钝性分离左颈总动脉，尽可能分离靠近头侧的动脉，在其远心端穿线结扎。以动脉夹夹住动脉的近心端，靠近心端备一线，结扎处与动脉夹之间的动脉长度越长越好，一般至少有 3cm 左右。用眼科剪刀在尽可能靠近远心端结扎处作一斜形切口，约切开管径的一半，然后将动脉插管向心脏方向插入血管，用已穿好的丝线扎紧插入血管的插管尖嘴部分，以防插管从插入处滑出。插好后保持插管与动脉的方向一致，防止血管壁被插管口刺破。

4. 启动 Pclab 系统

(1) 接通微机电源，进入 Pclab 系统。

(2) 连接实验装置

1) 将刺激输出插头连接至刺激输出插孔上。

2) 将压力换能器置于输入通道，抬起上方开关，置于 DC 位置。插管主管以橡皮管连接，用注射器通过动脉插管侧管上的三通连接，用抗凝剂驱除插管内及压力腔内的全部空气。然后封闭压力换能器的侧管和动脉管的侧管，移去注射器，若此时系统内液体未见减少，说明系统无漏气现象，可进行下一步实验。

3) 软件设置：点击快捷工具栏上的“采样条件设置”快捷按钮，打开“采样条件”设置窗口。设置显示模式：连续记录；采样间隔：1 毫秒；采样通道：2 通道。

点击屏幕右上角，设置通用：血压；放大图形：间隔 10；上限：20Hz，前置放大器；CH2：100；设置：0 点；点击屏幕下方，压缩比例为 20∶1。

5. 开始实验　打开动脉夹，点击屏幕开始。

(1) 观察记录正常血压曲线。

(2) 用动脉夹夹闭右侧颈总动脉 5 秒钟，观察血压和心率的变化，并予以标记。

(3) 刺激右侧减压神经，观察血压与心率的变化，并标记。

(4) 静注肾上腺素：从耳缘静脉注入 1∶10 000 的肾上腺素 0.3ml，观察血压、心率及耳部血管口径的变化，并进行标记。

(5) 刺激迷走神经：以双线结扎右侧迷走神经，从两线间剪断分别以保护电极刺激迷走神经中枢端和外周端，观察心率及血压变化并标记。

(6) 刺激交感神经：先观察比较两耳血管网情况及耳朵颜色，然后结扎切断右颈交感神经，并以保护电极刺激交感神经外周端。观察切断前、后及电刺激对右耳颜色及血管网的影响并标记。

（7）刺激减压神经外周端及中枢端：以双线结扎切断减压神经后，以保护电极刺激减压神经的外周端及中枢端，观察对比心脏变化并标记。

6. 结果处理

（1）拉动图窗下方滚动条，回放图形。

（2）拖动鼠标，选定需打印图形，输入题头文档名称，点击处理窗并打印。

【注意事项】

1. 麻醉深浅要适度，注射时间不少于3分钟，至角膜反射、肌紧张消失为止，不能过量。

2. 实验过程中，需保持动脉插管与颈总动脉的平行位置，以免刺破动脉。

3. 压力换能器“自动调零”时，压力腔与大气相通。插管前在动脉导管压力传感器内应事先充盈肝素溶液，并排空气泡。

4. 手术动作要轻，以免动脉破损。

5. 实验结束后，要认真清洗压力传感器，并清洗各器械及实验用品。

思考题

1. 心血管活动的神经、体液调节有哪些？

2. 血压保持稳定的负反馈调节机制如何？

3. 电极刺激迷走神经中枢端和外周端，血压变化如何？

4. 刺激减压神经外周端及中枢端，血压变化如何？

5. 夹闭颈总动脉后，血压变化如何？

（苏莉芬）

实验十三　人体肺通气功能的测定

【实验目的】 本实验通过学习单筒肺量计的使用及了解肺通气量功能的测定方法，加深对肺容量各组成部分的理解。

【实验原理】 人体在新陈代谢过程中，需要不断地消耗氧并产生二氧化碳。为了实现机体与环境之间的气体交换，肺必须不断地与外界环境进行通气活动。通过肺量计测定人体肺容量和肺通气量可评定肺的通气功能。

【实验对象】 人。

【实验器材】 单筒肺量计、橡皮吹嘴、鼻夹、75%酒精棉球、钠石灰。

【实验步骤与方法】

实验仪器准备

1. 实验前先将支架和滑轮提起，向肺量计外筒注入清水至水槽水平面指示刻度，调整0位调节螺帽，使浮筒不充气时记录笔尖处于零位。

2. 向钠石灰筒内装入钠石灰（钠石灰如有粉末可先过一下筛），装好记录纸，接通电源，检查机器运转情况。

3. 将连有三通阀门的螺纹管与呼气和吸气管相接，转动三通阀门，开放肺量计，提起浮筒，让筒内装有一定量空气（4～5L），转动三通阀门，关闭浮筒上的排气开关，检查肺量计是否漏气，放下记录笔尖与记录纸接触。

4. 用消毒后的橡皮吹嘴套在三通阀门接口上，受试者取站立姿势，将吹嘴的薄片置于口腔前庭，并用牙齿咬住吹嘴上的两个突起。

5. 用鼻夹夹鼻，使受试者只能用口经三通阀门呼吸外界空气，待适应后，在呼气末旋转阀门，使之与肺量计相通，使受试者呼吸浮筒内的空气，即可进行描记，变速器开关选择“3”。

【观察项目】

1. 潮气量　记录受试者平静呼吸曲线约半分钟，多次呼出或吸入气量的平均值即潮气量。

2. 补吸气量　让受试者在平静吸气末再作最大限度的吸气直至不能吸气为止所吸入的气体量，为补吸气量，即平静吸气末以后曲线的延长部分。

3. 补呼气量　稍待呼吸平静后，令受试者在平静呼气末继续呼气直至不能再呼为止所呼出的气体量，为补呼气量，即平静呼气末以后曲线的延长部分。

4. 肺活量　令受试者平静呼吸4～5次后，作一次最大限度吸气，然后尽力呼气所呼出的气体量为肺活量，即整个曲线的变化幅度。

5. 用力呼气量　令受试者做最大限度吸气，在吸气末屏气1～2秒，按下变速器“1”，立即令受试者用最快的速度呼气，直至不能呼出为止。关闭记录开关。此期间纸速为每秒一大格，在纸上可读出呼气开始后第一秒末、第二秒末和第三秒末所呼出的气量，计算它们各占全部呼出气量的百分率。

6. 最大通气量　变速器开关选择“2”，此时记录纸每15秒前进一大格。令受试者在15秒内尽力作最深最快的呼吸，计算15秒内吸入或呼出气体的总量，乘以4，即每分最大通气量。

【注意事项】

1. 每次使用单筒肺量计前，应检查是否漏气、漏水。
2. 实验时应注意避免从鼻孔或口角处漏气。
3. 测试前，受试者可做必要练习，掌握测试方法。
4. 受试者使用口嘴前，均应进行消毒，做到口嘴一用一消毒，避免交叉感染。

思考题

分析肺活量的组成，比较肺活量和用力呼气量的异同。

实验十四　呼吸运动的调节

【实验目的】 本实验的目的是学习呼吸运动的记录方法，观察某些因素对呼吸运动的影响。根据实验结果，分析、理解某些因素对呼吸运动的调节作用。

【实验原理】 呼吸运动能够有节律地进行，其深度、频率能随着内外环境的变化而改变以适应机体代谢的需要，都是在神经系统的调节和控制下实现的。体内多种刺激可以通过作用于中枢或经不同的感受器反射性地影响呼吸运动。

【实验对象】 家兔。

【实验器材和药品】 兔手术台、哺乳类动物手术器械、婴儿称、计算机化生物功能实验系统、张力换能器、注射器（20ml、5ml）、50cm长的橡皮管、家用剪刀、蛙心夹、纱布、缝合线、保护电极、二氧化碳气囊、缺氧装置。

【实验药品】 生理盐水、20%苯佐卡因、3%乳酸。

【实验步骤与方法】

（一）动物准备

1. 麻醉固定动物　家兔称重后，由耳缘静脉缓慢注射20%苯佐卡因（5ml/kg）。将麻醉好的动物仰卧位固定于兔手术台上。

2. 气管插管及分离迷走神经　用家用剪刀剪掉颈部兔毛，沿颈部正中纵行切开皮肤，分离出气管，在其下穿一缝合线，于喉下剪开气管，作一倒T字切口，插入气管插管，以缝合线结扎固定。将气管插管带短乳胶管的一侧夹闭，另一侧供实验项目应用。再于两侧颈总动脉旁小心分离出两侧的迷走神经，在其下方穿线备用，用盐水纱布覆盖手术野。

（二）实验仪器准备

接通所用仪器的电源。将张力换能器的导线端与所选的信号输入通道连接。用丝线将张力换能器的受力片与蛙心夹相连，将蛙心夹夹在剑突部位呼吸明显处的皮肤上。调节显示速度、灵敏度和描记基线，使呼吸曲线清晰可辨。电刺激输出接保护电极。刺激方式为连续单刺激；频率为20～50次/秒；波宽为0.3～0.5毫秒；强度为7～10V。

【观察项目】

1. 观察正常呼吸曲线　注意记录曲线与吸气相和呼气相的关系。

2. 吸入二氧化碳　将装有二氧化碳的气囊管口对准气管插管，缓慢释放二氧化碳，观察呼吸深度和频率的变化，效应出现后立即夹闭气囊管口。

3. 缺氧　将缺氧装置接气管插管，观察呼吸效应，效应出现后将缺氧装置卸下。

4. 增大无效腔（长管呼吸）　将一段长橡皮管接气管插管，观察呼吸效应，效应出现后将长橡皮管卸下。

5. 注射乳酸　呼吸平稳后，于耳缘静脉注射3%乳酸2ml，观察呼吸效应。

6. 剪断迷走神经　结扎左侧迷走神经，在结扎点外周端剪断迷走神经，观察呼吸效应；稍后用同样方法剪断右侧迷走神经，观察呼吸效应。

7. 刺激迷走神经中枢端　启动电刺激，用保护电极刺激迷走神经中枢端，观察呼吸效应。

【注意事项】

1. 做每项实验前都应有正常呼吸曲线对比。

2. 麻醉动物时，要掌握好麻醉药物剂量，避免过深或过浅麻醉，影响正常呼吸。

3. 气管插管要注意止血，保持呼吸道通畅。

4. 吸入CO_2出现呼吸明显变化时，应立即停止。

5. 在做每项实验时，必须等前面实验结果出现后，动物状态又恢复到实验前正常情况后才可进行下一步实验。

思考题

根据实验结果，分析产生的原因。

（胡　敏）

实验十五 胃肠运动的观察

【实验目的】 观察胃和小肠的运动形式和胃肠运动的调节。

【实验原理】 正常情况下胃肠运动的形式包括紧张性收缩、蠕动、分节运动等。其活动受神经体液因素的调节。副交感神经兴奋通过末梢释放乙酰胆碱能加强胃肠运动，胆碱酯酶抑制剂新斯的明也能加强胃肠运动，M受体阻断剂阿托品则抑制胃肠运动；内脏大神经（属交感神经）的多数节后纤维末梢释放去甲肾上腺素抑制胃肠运动。

【实验对象】 家兔。

【实验器材】 哺乳类动物手术器械一套、兔手术台、电子刺激器、保护电极、注射器。

【实验药品】 20％苯佐卡因、1∶100 000乙酰胆碱、1∶100 000肾上腺素、阿托品注射液、生理盐水。

【实验步骤与方法】

1. 麻醉　用20％苯佐卡因由兔耳缘静脉将其麻醉（计量略低于每公斤体重1g）。

2. 固定　将家兔固定在手术台上，剪去颈部的毛，沿正中切开皮肤与肌肉，分离气管，做气管插管。

3. 腹部手术　剪去腹部的毛，自剑突下沿腹部正中线切开腹壁，暴露胃和肠。在膈下食管的前方找出迷走神经前支，分离穿线，套以保护电极。

4. 保温　用温生理盐水（38～40℃）浸浴胃肠（或以手术台加温），保持腹腔内温度37～38℃，并防止胃肠表面干燥。

5. 观察正常情况下的胃肠运动　胃、小肠的紧张性收缩、蠕动以及小肠的分节运动。

6. 用适宜频率和强度的电脉冲，刺激膈下迷走神经，观察胃肠运动的变化。可反复刺激直至出现明显反应。

7. 调节电刺激的频率、强度，刺激内脏大神经，观察胃肠运动的变化。

8. 在胃和小肠上各滴上3～5滴1∶100 000乙酰胆碱，出现反应后立即用温热生理盐水冲洗掉。

9. 在胃和小肠上各滴上3～5滴1∶100 000肾上腺素，观察胃肠运动的变化。

10. 先以电刺激膈下迷走神经，当出现明显反应时，从耳缘静脉注射阿托品0.5～1.0mg。观察胃肠运动的变化。再直接电刺激胃和小肠，观察胃肠运动的变化。

【注意事项】

1. 麻醉用药不宜过量，要求浅麻醉，电刺激时强度适中。

2. 实验过程中注意保温和防止器官干燥。

思考题

1. 正常胃肠运动的形式有哪些？

2. 使胃肠运动增强和减弱的药物有哪些？

（郭　兵）

实验十六　人体体温测量

【实验目的】 学会人体体温的测量方法，说明正常体温及其相对稳定的意义。

【实验原理】 测量体温的部位有腋窝、口腔和直肠，以测量腋窝和口腔温度最常用，不同测量部位的体温正常值不同。人体体温有一定的生理变动，但变化范围不超过 1℃，劳动或剧烈运动时，体温可升高 1～2℃。

【实验对象】 人。

【实验器材】 水银体温计（腋表、口表）、干棉球。

【实验药品】 酒精棉球。

【实验步骤与方法】

1. 熟悉水银体温计的结构和原理　水银体温计有腋表、口表和肛表三种，均由标有刻度的真空玻璃毛细管和下端装有水银的玻璃球组成。腋表球部长而扁，口表的球部细而长，肛表的球部粗而短。水银受热膨胀后，沿着毛细管上升。在球部和管部连接处，有一狭窄部分，防止上升的水银遇冷下降。

2. 实验准备　将浸泡于消毒液中消毒好的体温计取出，用酒精棉球擦拭，并将水银柱甩至 35℃以下。注意检查体温计是否完好无损。

3. 测量体温

（1）腋窝测温法：受检者静坐数分钟，解开上衣，擦干腋下汗水。检查者将体温计水银端放于受检者腋窝深处紧贴皮肤，令受检者屈臂紧贴胸壁，夹紧体温计，10 分钟后取出，检视并记录。

（2）口腔测温法：受检者静坐数分钟，检查者将口表水银端斜放于受检者舌下，令受检者闭口用鼻呼吸，勿用牙咬体温计，3 分钟后取出，用干棉球擦干，检视记录。

（3）测量运动后体温：受检者去室外运动 5 分钟，立即回室内测量口腔和腋下温度各一次，检视记录，比较同一人、同一部位运动前后体温有何变化。

【注意事项】 甩体温计时不可触及他物，防止碰碎。

思考题

试述测量腋窝和口腔温度的注意事项和人体体温测量的临床意义。

（韩玉霞）

实验十七　影响尿生成的因素

【实验目的】 观察影响尿生成的若干因素及其作用机制。

【实验原理】 尿生成过程包括肾小球的滤过、肾小管和集合管的重吸收及分泌三个基本过程。本实验通过急性实验条件下施加多种因素影响上述过程，以观察尿的质和量的变化。

【实验对象】 家兔。

【实验器材】 计算机生物信号采集系统、血压换能器、受滴器、烧杯、保护电极、铁支架、双凹夹、哺乳类动物手术器械、三通开关、导尿管、试管、试管夹、酒精灯、注射器（1ml、5ml、10ml、20ml）、针头。

【实验药品】 肝素生理盐水、20%苯佐卡因、20%葡萄糖溶液、1∶10 000 去甲肾上腺素、呋塞米、神经垂体素、生理盐水、班氏试剂。

【实验步骤与方法】

1. 实验仪器的准备

（1）接通计算机生物信号采集系统电源，开机并启动实验软件系统，选择：实验项目-泌尿实验-影响尿生成的因素实验模块，软件将自动设置实验参数。

（2）将压力换能器的导线端插入所选的通道（实验图 8-1），压力腔侧口接一个三通开关，压力腔正中口经一个三通开关接动脉插管（内充满肝素生理盐水），用于记录动脉血压。

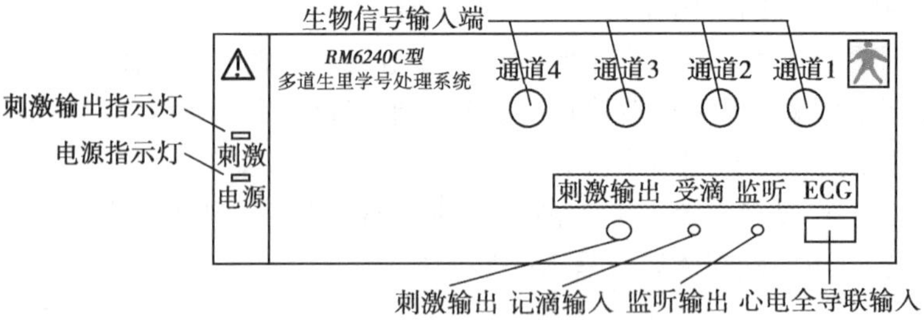

实验图 8-1 尿生成实验连接示意图

（3）用可调双凹夹固定受滴器，使受滴器的电极端稍微向下倾斜。将受滴器的信号引导线的插头插入记滴输入口，另一端与受滴器连接，用于记录尿滴。

（4）将刺激电极插头插入电刺激输出口，另一端与保护电极连接，用于施加电刺激。

2. 手术

（1）麻醉、固定动物：家兔称重后，经耳缘静脉缓慢注入 20%苯佐卡因（5ml/kg），待动物麻醉后将其仰卧固定于兔手术台上。

（2）颈部手术：剪去颈部兔毛，沿颈部正中切开皮肤，分离气管并插入气管插管，结扎固定。分离右侧迷走神经，穿线备用。分离左颈总动脉，远心端结扎，用动脉夹夹闭近心端。在结扎处的稍下方剪一小斜口，插入动脉插管，结扎固定。松开动脉夹，观察血压。

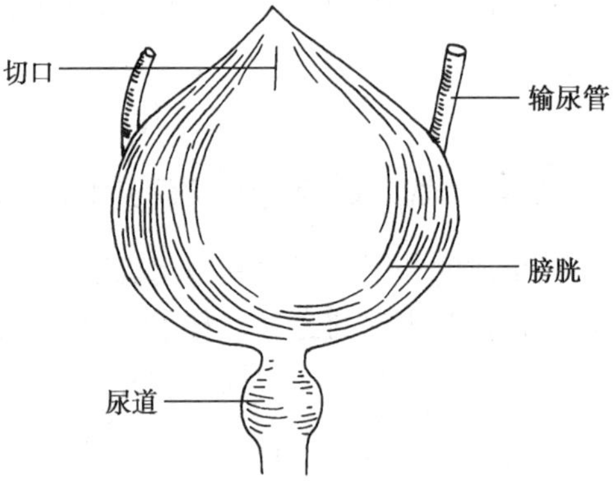

实验图 8-2 膀胱切口示意图

（3）尿液收集：可采用膀胱插管法（若为雄性家兔，可不做膀胱插管，而采用直接插导尿管)，即在耻骨联合前方，沿正中线作长 2～3cm 的皮肤切口，沿腹白线剪开腹腔，将膀胱移出体外。在膀胱顶部中心作一小切口（实验图 8-2)，插入导尿管，用粗线结扎固定以关闭其切口，导尿管的另一端通过橡皮管与记滴器相连，使尿滴垂直落在受滴器两电极上。

3. 观察项目

(1) 描记一段正常血压曲线和尿液滴数作对照。

(2) 耳缘静脉中等速度注射 38℃生理盐水 20ml，观察尿量和血压有何变化。

(3) 调节电刺激参数至适当（刺激方式为连续单刺激；频率为 20～50 次/秒；波宽为 0.3～0.5 毫秒；强度为 7～10V)。在右侧迷走神经的头端结扎，在结扎点的头端剪断，用保护电极电刺激迷走神经近心端，使血压维持在 6.5kPa 约 20 秒，观察尿量有何变化。

(4) 取尿液数滴加到装有 1ml 班氏试剂的试管中作尿糖定性实验（试管在酒精灯上加热煮沸，冷却后观察溶液和沉淀物的颜色改变。蓝色为阴性，颜色变为绿色、黄色或砖红色，则为阳性，且含糖量依次升高)。

(5) 尿糖定性实验后，由耳缘静脉注入 20%葡萄糖溶液 5ml，观察尿量和血压有何变化。待尿量明显变化后，再取尿 2 滴作尿糖定性试验。

(6) 耳缘静脉注射 1：10 000 去甲肾上腺素 0.3ml，观察尿量和血压有何变化。

(7) 耳缘静脉注射呋塞米 5mg/kg，观察尿量和血压有何变化。

(8) 耳缘静脉缓慢注射神经垂体素 0.5ml (6U/ml)，观察尿量和血压有何变化。

(9) 整理实验结果，关闭所用仪器的电源。

【注意事项】

1. 手术操作应轻柔，避免过多的损伤刺激。膀胱插管前，应先将家兔尿道夹闭。

2. 本实验需要进行多次静脉注射，故应注意保护耳缘静脉，静脉穿刺从耳尖开始，逐步移向耳根。

3. 每进行一项实验，均应等待血压和尿量基本恢复到对照值后再进行，以排除其他因素对实验结果的影响。

思考题

请以表格形式列出每一实验项目的动物血压和尿量的变化结果，分析产生机制并得出实验结论。

（郑向红）

实验十八 视调节反射和瞳孔对光反射

【实验目的】 观察人眼视物由远到近时的调节反射和瞳孔对光反射，学会瞳孔对光反射检查方法。

【实验原理】 人眼由远至近视物或由近至远视物时会发生调节反射。当由远至近视物时，引起晶状体凸度增加，同时发生缩瞳和两眼辐辏；由近至远视物时，即发生相反的变化。瞳孔的大小随光线的强弱而发生变化，强光下瞳孔缩小，弱光下瞳孔扩大，称为瞳孔对光反射。

【实验对象】 人。

【实验器材】 手电、火柴。

【实验步骤与方法】

1. 视调节反射

（1）观察正常瞳孔大小：检查前，嘱受试者向5m外远视，但不可注视灯光，观察其瞳孔大小。

（2）观察反射活动：检查者竖立手指（一般用示指），要求受试者注视，将竖立的手指由远移近，观察瞳孔变化和眼球向内聚合的情况。但两者速度不同，观察瞳孔变化要求检查者较迅速地由1m外移向眼前球，停留于距眼球20cm处。眼球向内聚合则要求较慢移动。检查时应各作一次，以便于分别观察瞳孔变化和眼球向内聚合的情况。

2. 瞳孔对光反射

（1）受试者坐在光线较暗处，检查者先观察其两眼瞳孔大小。

（2）直接对光反射：聚手电光圈，手电光由外向内移动，直接照射左侧瞳孔后，立即移开手电光，观察光照前后左侧瞳孔大小的变化。正常人受照射光刺激后，瞳孔立即缩小，移开照射光后瞳孔随即复原。

（3）间接对光反射：用手将被检查者的两眼视野分开，两眼直视前方，检查者用手电筒照射一侧瞳孔，观察另一侧瞳孔大小是否也有变化。

以同法检查右侧直接和间接对光反射，并比较两侧瞳孔变化是否相同。正常瞳孔直径约3～4mm，两侧等大等圆，差异不超过0.25mm。瞳孔直径小于2mm为瞳孔缩小，大于5mm为瞳孔扩大。

【注意事项】

1. 检查视调节反射时，当目标由远移近时，受试者眼睛必须始终注视目标，固定不动。

2. 检查瞳孔对光反射时，受试者两眼需要直视远处，不可注视手电光。

思考题

1. 光照一侧瞳孔，另一侧瞳孔为何也会缩小？

2. 瞳孔调节反射和瞳孔对光反射的反射弧是否一致？

实验十九 视力测定

【实验目的】 初步学会视力（视敏度）的测定方法，了解视力测定原理。

【实验原理】 能看清楚文字或图形所需要的最小视角是确定人的视敏度（视力）的依据。临床上常用国际标准视力表来检查视力。该视力表有12行从大到小的图形。当受试者站在5m远处，注视视力表上1.0行的E字符号，每一字画的宽度和每两笔之间的距离均为1.5mm。此时相距1.5mm的两个光点所发出的光线将交叉并通过节点，交叉所形成的夹角（即视角）为1′，视力表规定能看清此行图形的视力为1.0，作为正常视力的标准（见图9-5）。利用简化眼可算出此时视网膜像的大小正好为5μm。因此把能够辨认1.0行E字作为眼的正常视力的判断标准。

【实验对象】 人。

【实验器材】 国际标准视力表、遮眼板、指示棒、米尺。

【实验步骤与方法】

1. 将视力检查表挂在光线充足且光照均匀的墙上，表上 1.0 那一行（对数视力表上 5.0）与一般被检者眼等高。

2. 受试者站立或坐在距视力表 5m 处，如室内距离不够 5m 长时，则在 2.5m 处，置一平面镜来反射视力表。

3. 用遮眼板将左眼遮蔽（注意勿压迫眼球），用右眼看视力表。检查者用指示棍自上而下，由大至小，依次向下逐行指示表上的符号，令受试者说出表上“E”或“C”缺口方向，直到受试者完全不能辨认为止。受试者所能分辨的最后一行符号旁所标注数值，代表在 5m 距离看清楚该行时的视力。

4. 用同法检查另一眼的视力。

5. 如受试者对最上一行符号（即视力值为 0.1）都无法辨认，则令受试者向前移动，直至能辨认最上一行为止，此时再测量受试者与视力表的距离，按下列公式推出其视力。

受试者视力＝0.1×距离（m）/5m

【注意事项】

1. 在实验过程中受试者可略休息，避免由于眼疲劳而影响实验结果。

2. 用眼罩遮眼时，勿压迫眼球，以防影响视力。

思考题

1. 当物距不变时，人的视力与他所能看清的最小的字和图形的大小有什么关系？

2. 当字的大小不变时，人的视力与他所能够看清楚字所需要的最远距离的大小有什么关系？

实验二十 色觉检查

【实验目的】 学习检查色觉的方法。

【实验原理】 色觉检查就是辨别由各种颜色组成的色谱或图案，以检查人的辨色能力。色觉检查结果一般分为：正常、色弱、单色能辨（通常称为色盲，是指有任何一种颜色不能辨别）和单色不能辨四种。

正常人的眼睛不仅能够感受光线的强弱，而且还能辨别不同的颜色。人辨别颜色的能力叫色觉，是指视网膜对不同波长光的感受特性，即在一般自然光线下分解各种不同颜色的能力。凡不能准确辨别各种颜色者为色觉障碍。临床上按色觉障碍的程度不同，可分为色盲与色弱。色盲中以红绿色盲较为多见，蓝色盲及全色盲较少见。色弱者主要表现辨色能力迟钝或易于疲劳，是一种轻度色觉障碍。

【实验对象】 人。

【实验器材】 色盲检查图（假同色图）。

【实验步骤与方法】

1. 细读检查图的说明。

2. 在明亮自然光线下，检查者翻开检查图，让受试者在距离 0.5m 处，尽快识读出图案中的数字或图形，注意回答正确与否。检查时色盲本应放正，每一图不得超过 30 秒。

读错或不能读出，根据检查图的说明，便能确定受试者有无色盲，及属于何种色觉异常。

【注意事项】

1. 色觉检查环境需光线明亮，但不宜有强反射及直射光。

2. 环境要安静。

思考题

你知道目前常用的色觉检查图有哪几种类型的检查图式吗?

实验二十一　声波的传导途径

【实验目的】 学习听力检查方法；比较气传导和骨传导的听觉效果；了解听力检查的临床意义。

【实验原理】 外界声波传入内耳的途径有两条：一是声波经外耳道空气传导引起鼓膜震动，再经听骨链和前庭窗传入耳蜗，这种传导方式称为气传导（气导）。气传导是引起正常听觉的主要途径。另一条是声波直接引起颅骨的震动，从而引起耳蜗内淋巴的震动，这种传导方式称为骨传导（骨导）。正常人气导的效率远大于骨导。临床上，若气导时间大（长）于骨导时间，称为任内试验阳性；反之，若气导时间缩短而小于骨导时间，则称为任内试验阴性。用来比较两耳骨传导的试验叫韦伯试验。当耳的传导功能异常时，气导和骨导的正常关系受到破坏。依据以上两种试验结果可鉴别传音性耳聋（由传音装置障碍所致的耳聋）和感音性耳聋（由感音装置障碍所致的耳聋）。

【实验对象】 人。

【实验器材】 音叉（频率为 256Hz 或 512Hz）、橡皮锤、棉球。

【实验步骤与方法】

1. 任内试验（又称气、骨导对比试验）　比较同侧耳的气传导和骨传导。

（1）室内保持安静，受试者闭目静坐。

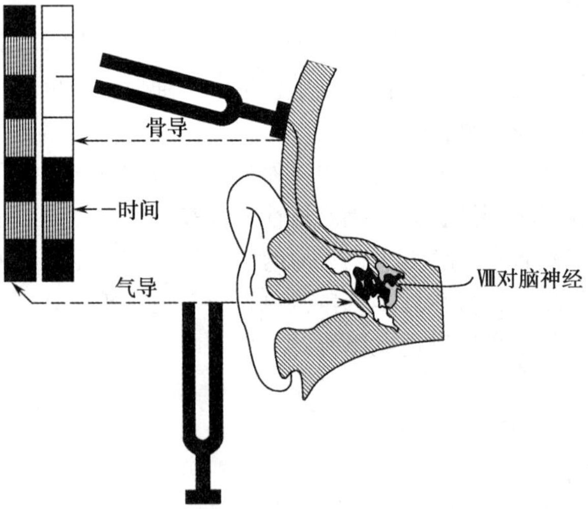

实验图 9-1　任内试验

（2）任内试验阳性：受试者背对检查者而坐，检查者用橡皮锤敲响音叉后，立即将音叉置于受试者一侧颞骨乳突处（骨导）。当受试者表示听不见声音时，立即将音叉移至同侧的外耳道处（气导），询问受试者能否听到声音。然后，先将敲响的音叉置于外耳道口处，当受试者听不见声音时，立即将音叉移至同侧乳突部，询问受试者能否听到声音。如气导时间＞骨导时间，称为任内试验阳性（实验图 9-1）。

（3）任内试验阴性：用棉球塞住受试者一侧外耳道，模拟传音性耳聋。重复上述试验，观察结果，若气导时间≤骨导时间，临床上称为任内试验阴性。

2. 韦伯试验　又称骨导偏向试验，比较两耳骨导听力的强弱。

（1）检查者取 C256 或 C512 震动的音叉，将柄底置于前额正中发际处，令其比较两耳听到的声音强度是否相等。正常人两耳所感受的声音强度是相等的。

（2）用棉球塞住受试者一侧外耳道，重复上述实验，询问受试者两耳听到的声音强度是否一样，偏向哪侧？传导性耳聋偏向患侧，神经性耳聋偏向健侧（实验图 9-2）。

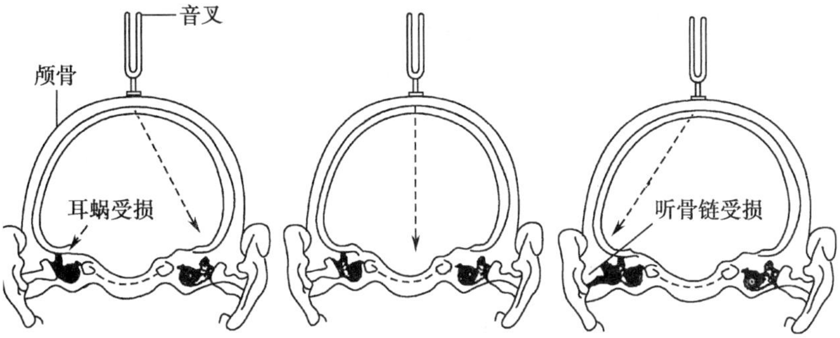

实验图 9-2　韦伯试验

临床上根据上述任内试验和韦伯试验结果，大致可判断耳聋的性质。见实验表 9-1。

实验表 9-1　声音传导测试结果判断

检查方法	结　　果	临床判断
任内试验	阳性（气导＞骨导）	正常耳
	阴性（气导＜骨导）	传音性耳聋
韦伯试验	两耳相同（两侧骨导相同）	正常耳
	偏向患侧（患侧气导干扰减弱）	传音性耳聋
	偏向健侧（患侧感音功能障碍）	感音性耳聋

【注意事项】

1. 室内必须保持安静以免影响听觉效果。

2. 叩击音叉时不要用力过猛，切忌在桌面上或在其他坚硬物体上敲打，以免损坏音叉。

3. 测气导时应使音叉枝的震动方向正向外耳道口，距外耳道口 1cm，并注意叉枝勿触及耳廓及头发。

思考题

1. 气导与骨导有何区别?
2. 传音性耳聋和感音性耳聋的发生与表现有何不同?
3. 用任内试验和韦伯试验怎样鉴别两种耳聋?

（黄霞丽）

实验二十二　人体腱反射检查

【实验目的】 熟悉人体腱反射的检查方法，加深对牵张反射的理解。

【实验原理】 牵张反射是人体最简单的躯体运动反射，包括肌紧张和腱反射两种类型。腱反射是指快速牵拉肌腱时发生的牵张反射，是一种单突触反射，中枢在脊髓前角，腱反射的减弱或消退，常提示反射弧的传入、传出通路中断或反射中枢受损；腱反射的亢进，则提示高位中枢的病变。临床上常通过检查腱反射来了解神经系统的功能状态（实验表 10-1）。

实验表 10-1　临床常检查的腱反射

反射名称	检查方法	传入神经	中枢部分	传出神经	效应器	反应表现
肱二头肌腱反射	叩击肱二头肌肌腱	肌皮神经	颈髓 5～6 节	肌皮神经	肱二头肌	肘关节屈曲
肱三头肌腱反射	叩击肱三头肌肌腱	桡神经	颈髓 6～7 节	桡神经	肱三头肌	肘关节伸展
膝反射	叩击膝下股四头肌肌腱	股神经	腰髓 2～4 节	股神经	股四头肌	膝关节伸展
跟腱反射	叩击跟腱	胫神经	骶髓 1～2 节	胫神经	腓肠肌	踝关节跖屈

【实验对象】 人。

【实验器材】 叩诊锤。

【实验步骤与方法】

1. 肱二头肌腱反射（屈肘反射）　受试者端坐位，检查者用左手托住受试者右肘部，左前臂托住受试者的前臂，并以左手拇指按于受试者的右肘部肱二头肌肌腱上，然后用叩诊锤叩击检查者自己的左拇指。正常反应为肱二头肌收缩，表现为前臂呈快速的屈曲动作。

2. 肱三头肌腱反射（伸肘反射）　受试者上臂稍外展，前臂及上臂半屈成 90°。检查者以左手托住其右肘部内侧，然后用叩诊锤轻叩尺骨鹰的上方 1～2 cm 处的肱三头肌肌腱。正常反应为肱三头肌收缩，表现为前臂呈伸展运动。

3. 膝反射　受试者取坐位，双小腿自然下垂悬空。检查者以右手持叩诊锤，轻叩膝盖下股四头肌肌腱。正常反应为股四头肌收缩，表现为小腿伸直动作。

4. 跟腱反射　受试者跪于椅子上，下肢于膝关节部位呈直角屈曲，踝关节以下悬空。检查者用叩诊锤轻叩跟腱。正常反应为腓肠肌收缩，表现为踝关节跖屈。

【注意事项】

1. 检查者动作轻缓，消除受检者紧张情绪；受试者应予以充分合作，避免精神紧张，四肢尽量保持放松。

2. 各项实验都须检查左右两侧，比较两侧有无差异。

3. 用叩诊锤叩击肌腱时，叩击的部位要准确，叩击的力度要适中。

思考题

1. 以膝反射为例，说明从叩击股四头肌肌腱到引起小腿伸直动作的反射过程。

2. 脊休克期腱反射将发生怎样的变化？为什么？

3. 帕金森病或截瘫患者腱反射将发生何变化？为什么？

实验二十三　破坏动物一侧迷路的效应

【实验目的】 破坏动物一侧迷路，以观察迷路在维持姿势平衡及调节肌紧张的作用。

【实验原理】 内耳迷路中的前庭器官是感受头部空间位置与运动的器官，通过它可反射性地影响肌紧张，从而调节机体的姿势与平衡。当动物的一侧迷路被破坏后，其肌紧张协调发生障碍，在静止和运动时失去正常的姿势。

【实验对象】 蛙或蟾蜍。

【实验器材】 蛙类手术器械一套、滴管、纱布、脸盆。

【实验药品】 消毒棉球、乙醚。

【实验步骤与方法】

1. 观察正常蛙的跳跃、游泳活动，注意身体是否平衡，动作是否协调。

2. 用乙醚麻醉蛙后，将蛙的腹面朝上。用镊子夹住蛙的下颌并向下翻，使其口张开。用手术刀或剪刀沿颅底骨切开或剪除颅底黏膜，可看到十字形的副蝶骨。副蝶骨左右两侧的横突即迷路所在部位，将一侧横突骨质剥去一部分，可看到粟粒大小的小白丘，是迷路位置的所在部位（实验图 10-1）。用探针刺入小白丘深约 2mm 破坏迷路。7～10 分钟后，观察蛙静止和爬行及游泳的姿势。可观察到动物头部偏向迷路破坏一侧，游泳时亦偏向迷路破坏一侧。

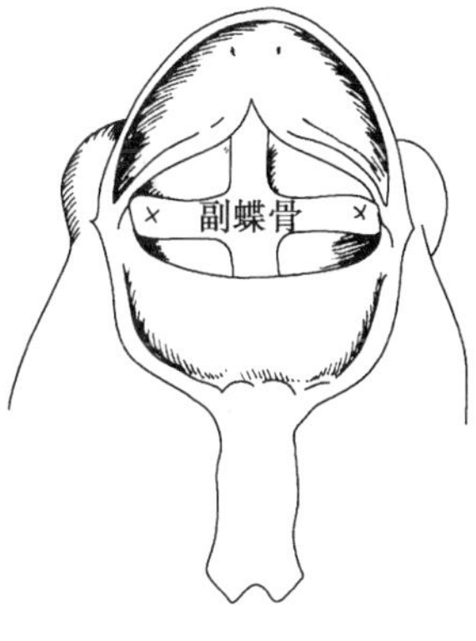

实验图 10-1　蛙迷路的位置

【注意事项】 破坏蛙迷路时，不可刺得太深（2mm 深即可），以免损伤中枢神经。

思考题

1. 分析前庭器官在维持身体姿势中的作用。

2. 破坏动物的一侧迷路功能会出现哪些变化？如何解释这些变化？

实验二十四　毁损小鼠一侧小脑的观察

【实验目的】 破坏小鼠一侧小脑观察其运动的改变，加深对小脑功能的认识。

【实验原理】 小脑具有维持身体平衡、调节肌紧张和协调随意运动等功能。当小脑损伤后，随着破坏程度的不同，可表现出不同程度的肌紧张失调及平衡失调。

【实验对象】 小白鼠。

【实验器材】 哺乳动物手术器械一套、大头针、麻醉口罩。

【实验药品】 乙醚、棉球。

【实验步骤与方法】

1. 将小白鼠放入装有乙醚棉球的烧杯里麻醉（注意仔细观察呼吸，若呼吸变慢时则表示动物已麻醉）。

2. 将麻醉后的小白鼠俯位固定在蛙板上，沿头顶正中线剪开皮肤直达耳后部，将颈肌向下剥离。透过透明的颅骨即可看清小脑的位置，用大头针刺穿颅骨，直达小脑（1～2mm），先伸向前方，再自前向后，搅毁该侧小脑（实验图 10-2）。

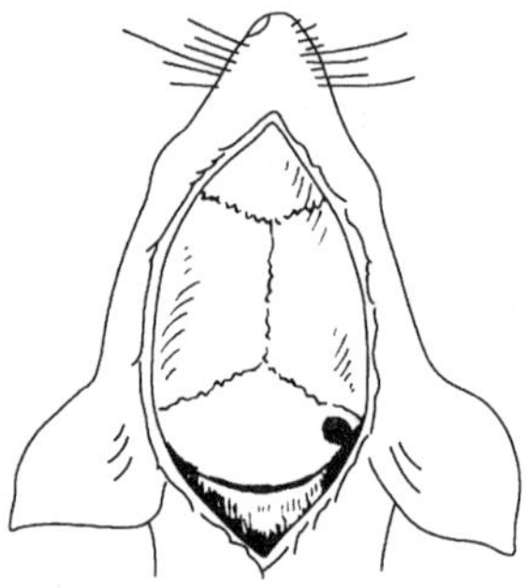

实验图 10-2　小鼠小脑的位置示意图

图中黑点示刺入位置

3. 待小白鼠清醒后，可见其向一侧旋转或翻滚。如损伤较轻，小鼠向健侧旋转；当损伤重时，则向损伤侧翻滚。

4. 将实验用完的小白鼠拉断颈椎处死。

思考题

1. 小脑的主要功能是什么？
2. 毁损小白鼠小脑后会出现哪些反应？

实验二十五　去大脑强直

【实验目的】 学习去大脑的方法，观察去大脑强直现象。分析高位中枢对肌紧张的调节作用，加深脑干对肌紧张调节作用的理解。

【实验原理】 中枢神经系统对肌紧张具有易化和抑制作用，通过两者的作用使骨骼肌保持适当的紧张度，以维持机体的正常姿势。若在中脑上、下丘之间离断动物的脑干，则抑制肌紧张的作用减弱而易化肌紧张的作用相对加强，动物将出现四肢伸直、头尾昂起、脊柱后挺的角弓反张现象，这就是去大脑强直。

【实验对象】 家兔（体重 2.0～3.0kg，雄雌不拘）。

【实验器材】 哺乳动物手术器械一套、骨钻、咬骨钳、竹刀、骨蜡或止血海绵、纱布、脱脂棉、细线。

【实验药品】 3%戊巴比妥钠、生理盐水。

【实验步骤与方法】

1. 麻醉　从兔耳缘静脉按每公斤体重 1ml 的量缓慢注入 3%戊巴比妥钠。

2. 颈部手术　将麻醉后的家兔仰卧固定在手术台上，剪去颈部及头顶的毛，于颈部正中线切开皮肤，分离肌肉、暴露气管后做气管插管；找出气管左、右两侧的颈总动脉，均穿线以备结扎。

3. 横断脑干　将兔转为俯卧位，四肢固定。用手托住头部，由两眉连线中点上方至枕部将头皮纵行切开，用刀柄向两侧剥离肌肉与骨膜；兔头水平放置，在矢状缝旁开0.5mm左右的颅顶处用骨钻开孔，再用咬骨钳将创口扩大，暴露整个大脑上表面。手术过程中，若颅骨出血可用骨蜡止血，特别是向对侧扩展时，要注意勿伤及颅骨内壁的矢状窦，以免大出血。剪开硬脑膜。结扎两侧颈总动脉。将动物的头托起，从大脑半球后缘轻轻翻开枕叶，即可见到四叠体（上丘较大，下丘较小），用手术刀柄在上、下丘之间与水平呈60°果断向颅底横切，将脑干完全切断。

4. 松绑四肢几分钟后，可见兔的四肢伸直，头后仰，尾上翘，呈角弓反张状态。

附：非开颅法去大脑强直的实验方法。

家兔麻醉、皮肤切开同开颅法。暴露人字缝、矢状缝和冠状缝，在人字缝与冠状缝连线（即矢状缝）的前2/3和后1/3交界处向左或向右旁开5mm为穿刺点。用探针在穿刺点上钻一小孔，在颅顶呈现水平状态时，用7号注射针头自小孔垂直插入颅底并左右划动，完全横断脑干，数分钟后，可见动物四肢慢慢伸直，头后仰，尾上翘，呈角弓反张状态。如效果不明显，可将针略向前倾斜，再次重复横断脑干动作，即可出现去大脑强直现象。

【注意事项】

1. 麻醉不要过深。

2. 切断脑干处的定位要准确，若切割部位太低，可损伤延髓呼吸中枢，引起呼吸停止；反之，横切部位过高，则可能不出现去大脑强直现象。

思考题

1. 家兔产生去大脑强直的机制是什么？

2. 去大脑强直实验对临床神经反射检查有何启示？

实验二十六　兔大脑皮层运动区功能定位

【实验目的】 学习哺乳动物的开颅方法；观察大脑皮层运动区的刺激效应。

【实验原理】 大脑皮层运动区是躯体运动的高级中枢，它通过锥体系和锥体外系下行通路，控制脑干和脊髓运动神经元的活动，从而控制肌肉运动。皮层运动区对肌肉运动的支配呈有序的排列状态，且随动物的进化逐渐精细，鼠和兔的大脑皮层运动区功能定位已具有一定的雏形。电刺激大脑皮层运动区的不同部位，能引起特定的肌肉或肌群的收缩运动。

【实验对象】 家兔。

【实验器材】 电刺激器、刺激电极、哺乳类动物手术器械一套、小骨钻、小咬骨钳、骨蜡（或止血海绵）、纱布。

【实验药品】 3%戊巴比妥钠、生理盐水、液状石蜡。

【实验步骤】

1. 仪器装置　按操作规程连接实验用的电刺激器和刺激电极。

2. 麻醉　用3%戊巴比妥钠以每公斤体重1ml从耳缘静脉注射，轻度麻醉。

3. 手术　将动物俯卧位固定，剪去头部的毛，从眉间至枕部矢状线切开皮肤及骨膜，用刀柄向两侧剥离肌肉并刮去颅顶骨膜。用小骨钻小心钻开颅骨，勿损伤硬脑膜。用小咬骨钳扩大创口，暴露一侧大脑表面，勿伤及矢状窦。需要时用骨蜡（或明胶海绵）止血。小镊子夹起硬脑膜并仔细剪掉，暴露出大脑皮层，滴上少量温热液状石蜡，以防皮层干燥（实验图10-3）。

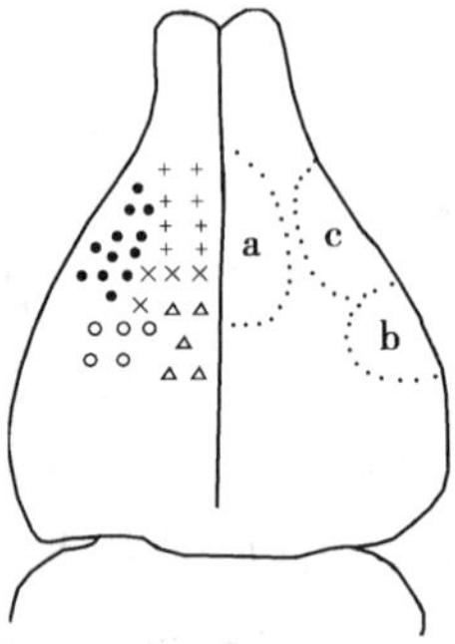

实验图10-3　刺激兔大脑皮层的运动效应

a. 中央后区；b. 脑岛区；c. 下颌运动区
白圈表示动头；黑圈表示动下颌；三角形代表动前肢；
＋表示动颜面肌；×表示动前肢和后肢

【观察项目】 术毕解开动物固定绳，以便观察动物躯体的运动效应。打开刺激器，选择适宜的刺激参数（波宽0.1～0.2毫秒，频率20～50Hz，刺激强度10～20V，每次刺激时间约5～10秒，每次刺激间隔约1分钟）。用双芯电极接触皮层表面，逐点依次刺激大脑皮层运动区的不同部位，观察躯体运动反应，并将结果标记在大脑半球侧面观的示意图上。

【注意事项】

1. 麻醉不要过深。

2. 开颅术中应随时止血，注意勿伤及大脑皮层。

3. 使用双极电极时，为防止电极对皮层的机械损伤，刺激电极尖端应烧成球形。

4. 刺激大脑皮层时，刺激不宜过强，刺激的强度应从小到大进行调节，否则影响实验结果，每次刺激应持续5～10秒。

思考题

1. 大脑皮层对躯体运动的支配有什么特点？

2. 大脑皮层运动区的大小与什么密切相关？

3. 人大脑皮层运动区中为什么口和手的代表区较大？

（朱洁平）

实验二十七　胰岛素引起低血糖的观察

【实验目的】 通过给小白鼠腹腔注射胰岛素引起惊厥反应后，再给予葡萄糖进行解救，从而加深理解胰岛素的生理作用。

【实验原理】 胰岛素是体内唯一降低血糖的激素。胰岛素有促进组织细胞对葡萄糖的摄取和利用，加速糖原合成，并抑制其分解，促进葡萄糖转变为脂肪，抑制糖异生等作用，使血糖的去路增加、来源减少、血糖降低。给小白鼠注射大剂量的胰岛素，会引起血糖降低，脑组织对血糖浓度降低非常敏感，可出现共济失调、惊厥、角弓反张，甚至昏迷、死亡。在惊厥出现时，立即给小白鼠皮下注射葡萄糖溶液，症状将逐渐缓解，而后恢复正常。

【实验对象】 小白鼠 6 只。

【实验器材】 1ml 注射器 2 支、鼠笼 2 个、800ml 烧杯 1 只、1000ml 烧杯 1 只、恒温水浴箱 1 个。

【实验药品】 2U/ml 胰岛素溶液、50%葡萄糖溶液、酸性生理盐水（pH 值 2.5～3.5）。

【实验步骤与方法】

1. 取 6 只禁食 18～24 小时的小白鼠，称重、标记、记录后，将其分为实验组 4 只、对照组 2 只分别放入鼠笼中。

2. 给实验组动物腹腔注射胰岛素溶液（每 10g 体重 0.1ml）后，放入 1000ml 的烧杯中，再将烧杯置于 37℃的恒温水浴箱中，记下时间。

3. 给对照组动物腹腔注射酸性生理盐水（每 10g 体重 0.1ml）后，放入 800ml 烧杯中，再将烧杯置于 37℃的恒温水浴箱中，记下时间。

4. 注意观察和比较两组动物的神态、姿势及活动情况。当实验组动物出现角弓反张、乱滚等惊厥反应时，再记下时间，并立即给其中 2 只小鼠皮下注射 50%葡萄糖溶液（每 10g 体重 0.1ml）进行抢救，另外 2 只小鼠则不进行抢救。

【结果记录】

实验动物分组		腹腔注射 酸性生理盐水	腹腔注射 胰岛素溶液	皮下注射 50%葡萄糖溶液	结果记录
对照组 2 只		每 10g 体重 0.1ml	—	—	
实验组	2 只	—	每 10g 体重 0.1ml	每 10g 体重 0.1ml	
	2 只	—	每 10g 体重 0.1ml	—	

【注意事项】

1. 胰岛素溶液要用 pH 值 2.5～3.5 的酸性生理盐水配制，因为胰岛素在酸性环境中才有效。

2. 酸性生理盐水的配制：将 10ml 0.1mol/L 的盐酸溶液加入 300ml 生理盐水中，将其 pH 值调整在 2.5～3.5 之间，如果偏碱可再加入同样浓度的盐酸进行调整。

思考题

试分析对照组动物、出现惊厥后注射葡萄糖的动物，以及出现惊厥而未经抢救的动物的表现及所产生的原因。

（杨汎雯）

教学大纲

一、课程性质和任务

生理学是研究正常人体功能活动及其规律的实验科学，是护理学专业重要的基础课程之一。本课程内容包括绪论、细胞基本功能、血液、血液循环、呼吸生理、消化和吸收、能量代谢和体温、尿的生成与排出、感觉器官、神经系统的功能、内分泌、生殖等生理学方面的基本知识。生理学的教学任务是使学生掌握和了解现代生理学的基本理论、基本知识，了解生理学的发展现状，学会从分子、细胞、器官、系统水平，特别是从整体水平，理解人体生理学功能的调节以及机制，为学习其他医学基础课程、护理、临床课程、护理操作技能等提供理论基础，为医护人员提高自身业务素质和增强适应职业变化的能力奠定坚实基础，从而更好地从事临床护理和社区卫生护理工作。

二、课程教学目标

1. 知识目标

(1) 掌握：在理解的基础上掌握生理学重要的概念、基础理论和基本知识，并能灵活运用所学知识解决实际问题。

(2) 熟悉：熟悉生理学与临床疾病相关的生物、心理、社会因素及评估和干预方法。

(3) 了解：了解人体生理学的新理论、新知识和新进展，了解生理学的研究方法和前沿动态。

2. 技能目标

(1) 学会：学会生理学实验常见液体的用途及配制方法，学会使用常见的生理学实验仪器。并要求学生能按照实验指导，正确地进行实验操作，培养学生仔细观察和准确记录实验过程并分析实验现象的能力，教会学生规范书写实验报告。

(2) 熟练掌握：掌握常用实验动物麻醉药的选择和麻醉方法，能熟练认识和使用常用的手术器械，熟悉常用标本的制备方法，熟悉常见的动物手术操作流程以及实验结果的处理方法。要求学生能熟练运用生理学知识并掌握血压、脉搏、体温等重要生命体征检查和测量的基本技能和方法。

3. 职业素质与道德

(1) 培养学生热爱护理工作、救死扶伤、爱岗敬业、乐于奉献、精益求精的职业素质和良好的职业道德情操。

(2) 培养学生严谨求实、开拓创新的学习精神，培养学生的科学思维能力。

(3) 培养团结协作、助人为乐的团队精神和良好品德。

三、教学时间分配

教学内容	学时		
	理论	实践	合计
一、绪论	3	1	4
二、细胞的基本功能	5	1	6
三、血液	5	2	7
四、血液循环	9	4	13
五、呼吸	5	2	7
六、消化	4	2	6
七、能量代谢和体温	2	1	3
八、肾脏的排泄	6	2	8
九、感觉器官	2	2	4
十、神经系统	8	4	12
十一、内分泌	5	1	6
十二、生殖	2		2
十三、各年龄段生理	2		2
合计	58	22	80

四、教学内容和要求

生理学是五年一贯制护理学专业的考试课程，建议总学时为80学时。理论教学可以安排58学时，实验课22学时。

教学内容	教学要求					
	理论			实践		
	掌握	熟悉	了解	掌握	熟悉	了解
一、绪论						
1. 生命的基本特征						
(1) 新陈代谢	√					
(2) 兴奋性	√					
(3) 生殖			√			
2. 内环境及其稳态						
(1) 内环境	√					
(2) 稳态		√				
3. 人体功能的调节						
(1) 人体生理功能的调节方式		√				
(2) 人体功能调节的反馈控制系统			√			
实验一 蛙坐骨神经-腓肠肌标本制备				√		
实验二 反射弧的分析				√		

续表

教学内容	教学要求					
	理论			实践		
	掌握	熟悉	了解	掌握	熟悉	了解
二、细胞的基本功能						
1. 细胞膜的基本功能						
（1）细胞膜的物质转运功能	√					
（2）细胞膜的信号转导功能			√			
2. 细胞的生物电现象						
（1）静息电位		√				
（2）动作电位		√				
3. 肌细胞的收缩功能						
（1）神经-肌接头处的兴奋传递		√				
（2）骨骼肌细胞的微细结构			√			
（3）骨骼肌的收缩原理			√			
（4）骨骼肌的收缩形式			√			
（5）影响肌肉收缩的因素			√			
实验三　刺激与反应、单收缩和强直收缩						√
三、血液						
1. 血液的组成和理化特性						
（1）血液的组成	√					
（2）血液的理化特性			√			
2. 血浆						
（1）血浆的成分及作用			√			
（2）血浆渗透压	√					
3. 血细胞						
（1）红细胞	√					
（2）白细胞		√				
（3）血小板		√				
4. 血液凝固与纤维蛋白溶解						
（1）血液凝固	√					
（2）纤维蛋白溶解		√				
5. 血量、血型与输血						
（1）血量	√					
（2）血型		√				
（3）输血	√					

续表

教学内容	教学要求					
	理论			实践		
	掌握	熟悉	了解	掌握	熟悉	了解
实验四　出血时间、凝血时间的测定				√		
实验五　血液凝固和影响血液凝固的因素				√		
实验六　ABO 血型系统鉴定				√		
四、血液循环						
1. 心脏生理						
（1）心脏的泵血过程		√				
（2）心肌细胞的生物电现象			√			
（3）心肌的生理特性	√					
（4）心音和心电图		√				
2. 血管生理						
（1）各类血管的功能特点			√			
（2）血流量、血流阻力和血压		√				
（3）动脉血压和动脉脉搏	√					
（4）静脉血压和静脉血流		√				
（5）微循环			√			
（6）组织液和淋巴液		√				
3. 心血管活动的调节						
（1）神经调节	√					
（2）体液调节	√					
4. 器官循环						
（1）冠脉循环		√				
（2）肺循环		√				
（3）脑循环		√				
实验七　正常人体心音听诊				√		
实验八　人体心电图描记						√
实验九　人体动脉血压测量				√		
实验十　蛙心搏动观察及心搏起源分析					√	
实验十一　期前收缩和代偿间歇					√	
实验十二　哺乳动物动脉血压的调节				√		
五、呼吸						
1. 肺通气						
（1）肺通气的动力	√					

续表

教学内容	教学要求					
	理论			实践		
	掌握	熟悉	了解	掌握	熟悉	了解
(2) 肺通气的阻力			√			
(3) 肺通气功能的评价		√				
2. 呼吸气体的交换						
(1) 气体交换的原理	√					
(2) 肺换气	√					
(3) 组织换气		√				
3. 气体在血液中的运输						
(1) 氧的运输	√					
(2) 二氧化碳的运输		√				
4. 呼吸运动的调节						
(1) 呼吸中枢			√			
(2) 呼吸运动的反射性调节		√				
实验十三　人体肺通气功能的测定				√		
实验十四　呼吸运动的调节				√		
六、消化与吸收						
1. 概述						
(1) 消化管平滑肌的生理特性			√			
(2) 消化道的神经支配及其作用		√				
(3) 胃肠激素			√			
2. 口腔内消化						
(1) 唾液及其作用			√			
(2) 吞咽			√			
3. 胃内消化						
(1) 胃液的分泌	√					
(2) 胃的运动		√				
4. 小肠内消化						
(1) 胰液的分泌	√					
(2) 胆汁的分泌和排出	√					
(3) 小肠液的分泌			√			
(4) 小肠的运动		√				
5. 大肠的功能						
(1) 大肠液的分泌			√			

续表

教学内容	教学要求					
	理论			实践		
	掌握	熟悉	了解	掌握	熟悉	了解
（2）大肠内细菌的作用			√			
（3）食物中纤维素对胃肠功能的主要影响			√			
（4）大肠的运动和排便	√					
6. 吸收						
（1）概述	√					
（2）主要营养物质的吸收		√				
实验十五　胃肠运动的观察				√		
七、能量代谢和体温						
1. 能量代谢						
（1）机体能量的来源和利用			√			
（2）影响能量代谢的因素		√				
（3）基础代谢	√					
2. 体温						
（1）正常体温及生理变动	√					
（2）机体的产热和散热		√				
（3）体温调节			√			
实验十六　人体体温测量				√		
八、肾脏的排泄						
1. 肾的结构及血液循环特点						
（1）肾的结构特点			√			
（2）肾的血液循环特点			√			
2. 尿的生成过程						
（1）肾小球的滤过作用	√					
（2）肾小管、集合管的重吸收和分泌作用		√				
（3）尿的浓缩和稀释			√			
3. 尿生成的调节						
（1）神经调节		√				
（2）自身调节		√				
（3）体液调节		√				
4. 尿液及其排放						
（1）尿液		√				
（2）尿的排放		√				

续表

教学内容	教学要求					
	理论			实践		
	掌握	熟悉	了解	掌握	熟悉	了解
实验十七　影响尿生成的因素					√	
九、感觉器官的功能						
1. 感受器的一般生理						
(1) 感受器和感觉器官			√			
(2) 感受器的一般生理特性			√			
2. 视觉器官						
(1) 眼的折光功能	√					
(2) 眼的感光功能			√			
(3) 与视觉有关的几种生理现象	√					
3. 位、听觉器官						
(1) 耳的听觉功能		√				
(2) 内耳的位置觉和运动觉功能			√			
实验十八　视调节反射和瞳孔对光反射				√		
实验十九　视力测定					√	
实验二十　色觉检查						√
实验二十一　声波的传导途径						√
十、神经系统的功能						
1. 神经系统功能活动的一般规律						
(1) 神经元和神经纤维		√				
(2) 神经元之间的信息传递	√					
(3) 神经递质			√			
(4) 中枢兴奋传递的特征		√				
(5) 中枢抑制			√			
(6) 中枢易化			√			
2. 神经系统的感觉功能						
(1) 脊髓与脑干的感觉传导功能		√				
(2) 丘脑及其感觉投射系统	√					
(3) 大脑皮层的感觉分析功能	√					
(4) 痛觉	√					
3. 神经系统对躯体运动的调节						
(1) 脊髓对躯体运动的调节		√				
(2) 脑干对肌紧张的调节		√				

续表

教学内容	教学要求					
	理论			实践		
	掌握	熟悉	了解	掌握	熟悉	了解
(3) 小脑对躯体运动的调节		√				
(4) 基底神经节对躯体运动的调节			√			
(5) 大脑皮层对躯体运动的调节		√				
4. 神经系统对内脏功能的调节						
(1) 自主神经系统的结构和功能特点	√					
(2) 自主神经的主要功能及其生理意义		√				
(3) 自主神经的递质和受体	√					
(4) 内脏活动的中枢调节		√				
5. 脑的高级功能与脑电活动						
(1) 脑的高级功能		√				
(2) 脑电活动、觉醒与睡眠			√			
实验二十二　人体腱反射检查					√	
实验二十三　破坏动物一侧迷路的效应						√
实验二十四　毁损小鼠一侧小脑的观察						√
实验二十五　去大脑强直						√
实验二十六　兔大脑皮层运动区功能定位						√
十一、内分泌						
1. 激素的概况						
(1) 激素作用的一般特征			√			
(2) 激素的分类			√			
(3) 激素的作用机制			√			
2. 下丘脑与垂体						
(1) 下丘脑与垂体的功能联系			√			
(2) 腺垂体	√					
(3) 神经垂体			√			
3. 甲状腺和甲状旁腺						
(1) 甲状腺激素	√					
(2) 甲状旁腺素与降钙素			√			
4. 肾上腺						
(1) 肾上腺皮质激素	√					
(2) 肾上腺髓质激素			√			
5. 胰岛						

续表

教学内容	教学要求					
	理论			实践		
	掌握	熟悉	了解	掌握	熟悉	了解
(1) 胰岛素	√					
(2) 胰高血糖素			√			
实验二十七　胰岛素引起低血糖的观察						√
十二、生殖						
1. 男性生殖						
(1) 睾丸的功能			√			
(2) 睾丸功能的调节		√				
2. 女性生殖						
(1) 卵巢的功能			√			
(2) 卵巢功能的调节	√					
十三、其他年龄段生理						
1. 小儿生理						
(1) 小儿各年龄分期			√			
(2) 小儿各系统的解剖生理特点			√			
2. 老年生理						
(1) 老年人的年龄划分标准			√			
(2) 老年人各系统的生理变化			√			

中英文名词对照索引

E

F

G

H

J

K

L

M

N

O

P

Q

R

S

T

W

X

参考文献

1. 彭波．生理学．第 2 版．北京：人民卫生出版社，2010.
2. 朱大年．生理学．第 7 版．北京：人民卫生出版社，2008.
3. 钟国隆．生理学．第 4 版．北京：人民卫生出版社，2002.
4. 白波．生理学．第 1 版．北京：人民卫生出版社，2004.
5. 古天明．生理学基础．北京：高等教育出版社，2005.
6. 姚泰．生理学．第 1 版．上海：复旦大学出版社，2005.
7. 唐四元．生理学．第 2 版．北京：人民卫生出版社，2010.
8. 杨袆新．生理学．第 1 版．南京：东南大学出版社，2009.
9. 姚泰．生理学．第 6 版．北京：人民卫生出版社，2003.
10. 贺石林，李俊成，秦晓群．临床生理学．北京：科学出版社，2001.
11. 刘泰逢．心肌细胞电生理学——离子通道、离子载体和离子流．北京：人民卫生出版社，2005.
12. Berne BM. Physiology. 北京：北京大学出版社，2005.
13. Ganong WF. Review of Medical Physiology. 22th edition. New York：McGraw-Hill，2005.
14. Boron WF，Boulpaep EL. Medical Physiology. Philadephia：Elsevier Science，2003.
15. 胡崎．生理学．第 4 版．合肥：安徽科学技术出版社，2000.
16. 高明灿．生理学．西安：第四军医大学出版社，2005.
17. 汪依民．生理学．南昌：江西科技出版社，2007.
18. 顾承麟．生理学．北京：科学出版社，2007.
19. 徐玲．人体机能学基础及护理应用．北京：科学出版社，2007.
20. 周朋进．生理学．北京：中国科学技术出版社，2010.
21. 张冬梅．生理学．第 2 版．北京：科学出版社，2007.
22. 白波，高明灿．生理学．第 2 版．北京：人民卫生出版社，2009.
23. 丁报春，尤家騄，马建中．生理科学实验教程．北京：人民卫生出版社，2007.
24. 王庭槐．人体生理学．第 2 版．北京：高等教育出版社，2005.
25. 樊小力．生理学．第 1 版．北京：人民卫生出版社，2002.
26. 汪光宣．生理学．第 1 版．南京：东南大学出版社，2006.
27. 化前珍．老年护理学．第 2 版．北京：人民卫生出版社，2006.
28. 刘玲爱．生理学．第 5 版．北京：人民卫生出版社，2003.
29. 杨壮来．人体结构学．北京：人民卫生出版社，2006.
30. 陆再英，钟南山．内科学．第 7 版．北京：人民卫生出版社，2010.

31. 杨宝峰．药理学．第 7 版．北京：人民卫生出版社，2010.
32. 王会平，林国华．新编生理学实验教程．杭州：浙江大学出版社，2005.
33. 丁启龙，李运曼．生理学实验与指导．北京：中国医药科技出版社，2004.
34. 沈晓明，王卫平．儿科学．第 7 版．北京：人民卫生出版社，2008.